"十二五"职业教育国家规划教材

经全国职业教育教材审定委员会审定

HULI LIYI

护理礼仪

（第二版）

李晓阳 主编

刘振华 副主编

高等教育出版社·北京

内容提要

本教材是"十二五"职业教育国家规划教材，参照国家颁发的最新护理职业技能标准和职业技能鉴定规范，结合护理礼仪课程近年的教学实际编写而成。

全书分上篇"基础理论"和下篇"模拟实训"两部分。上篇的编写内容依次为：护士仪容礼仪、护士举止礼仪、护士服饰礼仪、护士言谈礼仪、护士社会交往礼仪、护理工作礼仪、护患礼仪和男护士护理礼仪等项目，其中男护士护理礼仪为新增的项目。下篇的编写内容分别为：第一章"基本概述"和第二章"模拟实训"。

本教材注重建立和推行"教学做一体化"课程教学模式，强调护理礼仪教学要以护理工作所需的礼仪言行为目标，积极引导学生在学中做，做中学，不断提高护理礼仪学习质量，切实掌握护理礼仪服务本领。

本教材附有配套的网络教学资源，通过封底所附的学习卡，可登录网站（http：//sve.hep.com.cn），获取相关教学资源。

本教材供全国卫生职业院校中、高职护理类专业学生使用，也供全国卫生职业院校的在职人员参考使用。

教材是教学过程的重要载体，加强教材建设是深化职业教育教学改革的有效途径，推进人才培养模式改革的重要条件，也是推动中高职协调发展的基础性工程，对促进现代职业教育体系建设，切实提高职业教育人才培养质量具有十分重要的作用。

为了认真贯彻《教育部关于"十二五"职业教育教材建设的若干意见》（教职成〔2012〕9号），2012年12月，教育部职业教育与成人教育司启动了"十二五"职业教育国家规划教材（高等职业教育部分）的选题立项工作。作为全国最大的职业教育教材出版基地，高等教育出版社整合全国的优质出版资源，积极参与了该项工作，通过立项的选题品种最多、规模最大，充分发挥了教材建设主力军和国家队的作用。目前，已获立项的建筑工程技术、医药卫生、学前教育等专业的高等职业教育教材相继完成了编写工作，通过全国职业教育教材审定委员会审定并公示后，陆续出版。

高等教育出版社国家规划教材的作者中有参与制定高等职业教育新专业教学标准的专家，有高等职业教育国家专业教学资源库建设项目的主持人，有学科领域的领军人物，有企业的专业人员，他们是保证教材编写质量的基础。

高等教育出版社国家规划教材主要突出以下五个特点：

1. 执行新标准。以《高等职业学校专业教学标准（试行）》为依据，服务经济社会发展和人的全面发展。教材内容与职业标准对接，突出综合职业能力培养。

2. 构建新体系。教材整体规划、统筹安排，注重系统培养，兼顾多样成才。遵循技术技能人才培养规律，构建服务于中职高职衔接、职业教育与普通教育相互沟通的现代职业教育教材体系。

3. 找准新起点。教材编写遵循易用、易学、易教的原则，强调以学生为中心，符合职业教育的培养目标与学生认知规律。

4. 推进新模式。在高等职业教育工学结合、知行合一的人才培养模式下，改革教材编写体例，创新内容呈现形式，推进"任务驱动""项目化""工作过程导向""理实一体化"等教学模式的实施，突显了"做中学、做中教"的职业教育特色。

5. 配套新资源。秉承高等教育出版社打造数字化教学资源的传统与优势，教材内容与高等职业教育国家专业教学资源库紧密结合，纸质教材配套多媒体、网络教学资源，形成数字化、立体化的教学资源体系，为促进职业教育教学信息化提供有力支持。

为了更好地为教学服务，高等教育出版社将以国家规划教材为基础，组织教师培训和教学研讨活动，通过与教师互动以及滚动建设立体化教学资源，把教材建设提高到一个新的水平。

高等教育出版社

2014年7月

护理礼仪（第二版）
编写委员会

（以姓氏拼音为序）

迟延辉　大连大学职业技术学院
高　燕　襄樊职业技术学院
李　霞　新疆昌吉卫生学校
李晓阳　怀化医学高等专科学校
刘振华　青海卫生职业技术学院
彭小燕　怀化医学高等专科学校
孙勋荣　怀化医学高等专科学校

亲爱的同学们！欢迎你们抱着好奇想学的心情，积极迈入护理礼仪课堂，前来学习、掌握护理礼仪基本知识和实践技能。

护理礼仪是我国职业院校护理专业开设的一门必修课程，对培养你们知书达礼、以礼待人的服务能力，逐步成为高素质实用型护理专业人才具有十分重要的作用。

为此，我们在《护理礼仪》编写过程中，依据你们的求知心理和执业需求，紧密结合临床护理实际，以适宜的学习、生活情景或临床故事为每个项目的开头，并展示该项目学习目标；项目的主体则由"学一学"、"练一练"、"想一想"等求知活动组成，依托这些求知活动来完整表达该项目的主要内容。同时按需增加了男护士护理礼仪内容，增设了知识链接、温馨提示、小贴士等栏目，力求帮助你们拓展视野；最后以案例分析、复习思考题和参考文献为结尾。从而形成了必需实用，生动易懂，"宽度"适宜，"深度"恰当的教材结构，较好地体现了职业性和实用性，突出了护理礼仪教育特点。

使用本教材学习，你们将全程参与"学中做，做中学"教学活动，有效增长护理礼仪知识和护理礼仪服务能力，同步优化护理礼仪人文素质，成功获取"毕业证"和"护士执业资格证"双证书，成为具有较强岗位胜任力的护理新人。

希望同学们勤奋学习，严格实训，苦练素质，不断进步，并及时对本教材提出宝贵的修改意见，以便我们进一步优化完善，主编邮箱是1967305307@qq.com，谢谢同学们！

李晓阳

2014年6月

　　护理礼仪作为礼仪的重要组成部分，是在护理职业领域内约定俗成的一种能体现当前社会道德观念和风俗习惯，具体表达礼节动作、容貌举止的特殊行为规范，既来源于护理实践，又须直接应用于护理服务，具有很强的实践性、应用性与普及性，对培养知书达理的高素质护士、提高护理服务质量和优化护士整体形象具有重要意义和实际作用，也是护士务必共同遵守的基本道德和言行标准。

　　护理礼仪课程（以下简称本课程）是中、高等职业学校护理专业和助产专业开设的一门必修课程。本课程的教学目的旨在通过护理礼仪基础知识传授和实践技能培训，正确引导学生逐步养成良好的职业素质，按需掌握扎实的基本知识和过硬的实践技能，继而能在临床护理实践中，熟练运用所学的知识、技能和练就的职业素质为病人提供优质的护理礼仪服务。

　　本课程的教学目标涉及三个层面，其中知识培养目标要求学生掌握护理礼仪基本知识，熟悉护理礼仪行为规范和实践办法，并能将所学的知识与技能有效应用于临床护理实践之中，以适时满足病人的各种礼仪需求；能力培养目标要求学生熟练掌握和运用护理礼仪基本技能，从事护患沟通、病情观察、健康咨询和卫生保健指导等服务工作，并借助礼仪性语言技巧和手势表达技巧与病人建立良好的护患关系；素质培养目标要求学生牢固树立"内炼礼仪素养，外树礼貌形象"的意识，主动掌握护理礼仪基础理论，积极进行护理礼仪实践技能的模拟实训，逐步养成严格要求，精益求精，规范娴熟，富有成效的职业习惯，用以礼敬人、以礼待人和以礼暖人的执业素质，力争获得病人及其家属的欢迎与好评。

　　本课程教材建设注重知识结构创新，能自觉遵循中、高职护生的求知规律，主动联系护理礼仪教学实际，全力狠抓教材编写的顶层设计，巧妙用项目与任务代替章节，积极以实施方案方式对每个项目的实体进行优质打造，通过合理分工，精心编写，使各个项目的开头均形成以生活、学习和临床故事为内涵的情景展示，接着列出项目目标；随后用"学一学"、"想一想"、"练一练"等求知活动阐述、讲授各项任务的主要内容；同时以知识链接、温馨提示、小贴士等栏目为补充内容，力求帮助学生汲取新知，拓展视野；最后以项目评价和复习思考题构成的评价反馈为结尾，直接为学生提供课后复习和理性思考的空间等，客观完整地叙述了绪论与八个项目的知识点、实训环和素质链，进而形成了以护士的仪容礼仪、护士的举止礼仪、护士的服饰礼仪、护士的言谈礼仪、护士的社会交往礼仪、护理工作礼仪、护患礼仪和男护士护理礼仪等为主要内涵及其配套多媒体课件的护理礼仪理论知识和技能实训体系，体现了有利于护士学习、实践护理礼仪规范的特色。

本课程的教学内容结构由基础理论和模拟实训上下两部分组成。上篇基础理论主要内容是护理礼仪基本知识，其教学目的旨在通过护理礼仪基本知识的传授，帮助学生夯实必需的护理礼仪理论基础，理论教学时数高职为30学时、中职为20学时；下篇模拟实训主要内容为护理礼仪基本技能和模拟实训方法，该篇的教学目的在于围绕护理礼仪基本技能等实训项目，严按模拟实训方法与要求，逐项规范培训学生的护理礼仪服务能力，模拟实训教学时数高职为15学时、中职为12学时；上下两篇总学时高职为45学时、中职为32学时。本课程的教学要求是紧扣课程教学目标，既注重护理礼仪基本知识讲授，又全程渗透对学生护理礼仪基本技能和服务素质的养成教育，为他们今后的护理礼仪服务奠定坚实的知识、能力、素质基础。

本教材紧扣临床护理与护理教学实践，结合护士的专业特点，系统阐述了护士应掌握的礼仪知识和应用技巧。理论简明扼要，内容丰富系统，配有适量图片，注意要领训练，格式新颖活泼，目标一目了然，结合临床教学，突出使用规范。我们相信，通过本课程的学习与训练，可使广大护士一读就懂，一看会做，一练即熟，一做则通，随后会以完美的形象和良好的内在气质出现在社会公众面前，从而可有效提高护士队伍整体素质和护理工作水平。

本教材的使用主要通过课堂教学和模拟实训，要求施教时以理论讲授、课堂讨论、范例分析和动态介绍为主要教法，自学预习、思考提问、实地调查和完成作业为主要学法，角色扮演、利用环境、学练结合和增强技能为护理礼仪模拟实训主要练法，充分发挥教为主导、学为主体的教学优势，力争达到本课程教学应有的育人质量水准。

本教材的学时分配为：

内 容	三年制中职 护理专业（学时）	三年制和五年制 高职护理专业（学时）
绪 论	2	2
上 篇 基础理论		
项目一 护士仪容礼仪	1	2
项目二 护士举止礼仪	3	4
项目三 护士服饰礼仪	1	2
项目四 护士言谈礼仪	2	3
项目五 护士社会交往礼仪	2	3
项目六 护理工作礼仪	3	5
项目七 护患礼仪	2	3
项目八 男护士护理礼仪	4	6
下 篇 模拟实训		
第一章 基本概述	1	2
第二章 模拟实训		

内　容	三年制中职护理专业（学时）	三年制和五年制高职护理专业（学时）
一、护士仪容礼仪模拟实训	1	1
二、护士举止礼仪模拟实训	2	3
三、护士服饰礼仪模拟实训	1	2
四、护士言谈礼仪模拟实训	1	1
五、护士社会交往礼仪模拟实训	1	1
六、护理工作礼仪模拟实训	2	2
七、护患礼仪模拟实训	1	1
八、男护士护理礼仪	2	2
合　计	32	45

说明：下篇第二章模拟实训所列的数据均为实验课时数。

本书读者反馈信箱：zz dzyi@pub.hep.cn

本教材参编作者有怀化医学高等专科学校李晓阳教授、青海省卫生职业技术学院刘振华副教授、襄樊职业技术学院高燕副教授，大连大学高职学院迟延辉高级讲师、新疆昌吉卫生学校李燕讲师，怀化医学高等专科学校孙勋荣高级实验师负责制作配套的多媒体课件。

总之，本教材的改版是在高等教育出版社和作者所在学校的通力合作、全面支持和真诚帮助下，以及怀化医学高等专科学校护理系郑弘讲师和现代教育技术研究中心的计算机技术员黄军正同志的大力支持下顺利完成的，特在此表示诚挚的感谢。在本教材的编写过程中，我们广查资料，联系实际，精细构思，专心动笔，字里行间倾注了心血与热情，我们希望它对广大护士有用。由于水平有限，书中难免有不妥之处，敬请各位专家、同仁给予批评指正，多提宝贵意见。

编者　李晓阳

2014年6月

前　言

第一版

　　主动把握全国"技能型紧缺人才培养培训工程"启动良机，全方位适应卫生职业教育深化改革和创新发展的迫切需要，在高等教育出版社的组织下，我们编写了本教材，供全国卫生职业学校培养这类紧缺人才使用，以确保"技能型紧缺人才培养培训工程"的正常运转。

　　护理礼仪是护士在本职工作岗位上向病人提供护理服务时应当严格遵守的行为规范。它作为一种特殊行为规范，既来源于护理实践，又须直接应用于护理服务，具有很强的实践性、应用性与普及性，对培养知书达理的高素质护士、提高护理服务质量和优化护士整体形象具有重要意义和实际作用。因此，本教材的编写始终坚持了以现代职业教育理念、方法和技术引领、帮助卫生职业学校护理专业学生增强临床护理理性思维能力，有效提升护理执业水平，满足其从事护理本职工作需要的原则，从而合理形成了以护士的仪容礼仪、护士的举止礼仪、护士的服饰礼仪、护士的言谈礼仪、护士的社会交往礼仪、护理工作礼仪、护患礼仪等为主要内涵及其配套多媒体课件的护理礼仪知识和实践体系，体现了有利于护士学习、实践护理礼仪规范的特色。

　　1. 紧扣"技能型紧缺人才培养培训工程"护理专业育人目标，依据培养对象的求知特点，科学培养未来护士应掌握的护理礼仪等人文学科理论知识、实践技能与思维方法，具有较强的思想性、科学性、先进性、指导性和实用性。

　　2. 注重强化护理礼仪实践技能培训，有针对性地引导、教会广大护士正确实践护理礼仪规范，为城乡人民的卫生保健和治病康复需求提供优质的护理服务。

　　3. 客观反映了现代整体护理的战略思想与发展趋势和现代医学模式特色，详细介绍了护理 礼仪规范每项主要工作的作用、意义、规范做法和实际范例，使广大护士一读就懂，一看会做，一练即熟，一做则通。

　　4. 密切联系护理人才培养实际，合理把握深度、广度和难度，用知识点叙述、实践范例介绍 和多媒体课件制作等主要方法创新了教材编写体例、格式与结构，尤其是卫生职业学校护理专业现代护理立体化教材形式（含配套的多媒体教学课件），既可较好地适应护理礼仪规范的实践需要，又能与该层次护理专业其他规划教材自然衔接，避免重复，优势互补，构成体系，有利于广大护士更新知识、能力结构，优化护理执业素质。

本教材的使用主要通过课堂教学和模拟实训，要求施教时以理论讲授、课堂讨论、范例分析和动态介绍为主要教法，自学预习、思考提问、实地调查和完成作业为主要学法，角色扮演、利用环境、学练结合和增强技能为护理礼仪模拟实训主要练法，充分发挥教为主导、学为主体的教学优势，力争达到本课程教学应有的育人质量水准。

本教材参编作者有怀化医学高等专科学校李晓阳教授、青海省卫生职业技术学院刘振华高级讲师、哈尔滨医科大学分校杨丽艳副教授、襄樊职业技术学院高燕副教授，怀化医学高等专科学校孙勋荣高级实验师负责制作配套的多媒体课件，此课件将随后单独发行。

总之，本教材的出版是在高等教育出版社和作者所在学校的通力合作、全面支持和真诚帮助下，以及怀化医学高等专科学校护理系郑弘讲师和现代教育技术研究中心的计算机技术员黄军正同志的大力支持下顺利完成的，特在此表示诚挚的感谢。在本教材的编写过程中，我们广查资料，联系实际，精细构思，专心动笔，字里行间倾注了心血与热情，我们希望它对广大护士有用，同时也希望大家对其中的不足和今后的完善提出意见，以便将来改正。

本教材的学时分配为：

内　容	三年制中职 护理专业（学时）	三年制和五年制高职 护理专业（学时）
绪　论	2	3
上　篇　基础理论		
第一章　护士的仪容礼仪	1	1
第二章　护士的举止礼仪	2	3
第三章　护士的服饰礼仪	1	2
第四章　护士的言谈礼仪	2	3
第五章　护士的社会交往礼仪	2	2
第六章　护理工作礼仪	3	4
第七章　护患礼仪	2	2

内　容	三年制中职 护理专业（学时）	三年制和五年制高职 护理专业（学时）
下　篇　模拟实训		
第一章　基本概述	2	2
第二章　模拟实训		
第一节　护士仪容礼仪模拟实训	1	1
第二节　护士举止礼仪模拟实训	2	2
第三节　护士服饰礼仪模拟实训	1	1
第四节　护士言谈礼仪模拟实训	2	2
第五节　护士社会交往礼仪模拟实训	2	2
第六节　护理工作礼仪模拟实训	2	3
第七节　护患礼仪模拟实训	1	1
合　计	28	34

说明：下篇第二章模拟实训所列的数据均为实验课时数。

李晓阳

2004年8月

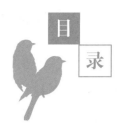

目 录

绪　论　　　　　　　　　　　　　　　　　1

上　篇　基础理论　　　　　　　　　　　17

项目一　护士仪容礼仪　　　　　　　　　19
　　任务一　护士日常生活中的仪容礼仪　　20
　　任务二　护士日常工作中的仪容礼仪　　34
　　评价反馈　　　　　　　　　　　　　　38

项目二　护士举止礼仪　　　　　　　　　39
　　任务一　手姿　　　　　　　　　　　　40
　　任务二　站姿　　　　　　　　　　　　44
　　任务三　蹲姿　　　　　　　　　　　　47
　　任务四　坐姿　　　　　　　　　　　　48
　　任务五　走姿　　　　　　　　　　　　52
　　任务六　行礼　　　　　　　　　　　　57
　　任务七　护士工作时的举止礼仪　　　　63
　　评价反馈　　　　　　　　　　　　　　65

项目三　护士服饰礼仪　　　　　　　　　67
　　任务一　着装与佩饰　　　　　　　　　68
　　任务二　护士的着装　　　　　　　　　83
　　评价反馈　　　　　　　　　　　　　　93

项目四　护士言谈礼仪　　　　　　　　　95
　　任务一　言谈礼仪基本知识　　　　　　96
　　任务二　言谈基本艺术　　　　　　　100
　　任务三　护士工作的言谈礼仪　　　　106
　　任务四　护理工作的言谈过程　　　　114
　　评价反馈　　　　　　　　　　　　　119

项目五　护士社会交往礼仪　　　　121

　　任务一　日常交往礼仪　　　122

　　任务二　主要社会活动礼仪　　　134

　　任务三　涉外礼仪　　　142

　　评价反馈　　　150

项目六　护理工作礼仪　　　153

　　任务一　护士的接待礼仪　　　154

　　任务二　护士在病区的工作礼仪　　　158

　　任务三　护士在手术室的工作礼仪　　　162

　　任务四　护理操作礼仪　　　167

　　任务五　常见护理操作礼仪范例　　　170

　　评价反馈　　　188

项目七　护患礼仪　　　191

　　任务一　对病儿的护理礼仪　　　192

　　任务二　对孕产妇的护理礼仪　　　196

　　任务三　对老年病人的护理礼仪　　　198

　　任务四　对年轻异性病人的护理礼仪　　　200

　　任务五　对中年病人的护理礼仪　　　202

　　评价反馈　　　204

项目八　男护士护理礼仪　　　207

　　任务一　男护士基本概述　　　208

　　任务二　男护士仪容、举止、着装礼仪　　　214

　　任务三　男护士言谈、社交礼仪　　　222

　　任务四　男护士护理操作礼仪及常见范例　　　237

　　评价反馈　　　243

下　篇　模拟实训　　　245

第一章　基本概述　　　247

第二章　模拟实训　　　251

绪　论

在某学校开设的《护理礼仪》第一堂课上，李老师说道："同学们，你们作为未来的护理新人，务必从现在起重视自身的礼仪素质培养。那么，礼仪与护理礼仪分别是什么？各有哪些特点、原则和作用？何谓护理礼仪修养？它的基本内容、培养意义和实践方法，都是这堂课要完成的学习任务。希望大家针对这些问题积极思考，踊跃回答，力争获得令人满意的结果。"

项目目标

1. 掌握礼仪的概念与特点、护理礼仪的概念、演变及影响。
2. 熟悉礼仪的基本原则与作用。
3. 了解护理礼仪修养的培养意义。

实施方案

学一学

在中华民族文化发生发展、规范完善的全过程中，礼仪文化一直相伴、贯穿于始终。它以高尚的道德准则和完备的礼仪规范，不仅使我国久享"文明古国"和"礼仪之邦"的美誉，而且成为衡量中华民族精神文明水准和社会进步的一把标尺，对中华文明的可持续发展和医疗卫生服务质量的有效提升发挥了重要的促进作用。因此，加强护理礼仪理论学习、技能训练和素质培养，是现代护理教育不可缺少的基础性工作，尤其值得我们深入研究、规范实施和有效优化。

一、礼仪基础知识

（一）礼仪的概念与特点

实际上，人们对礼仪的解释，通常伴随时代的进步而相应变化。如在中国远古时期，人们认为礼是对天地神灵和祖宗先辈所表示的敬意，于是把礼主要用于供神、祭祀等活动。进入封建社会，人们根据礼仪内容增多、用途变广的实际，逐步把礼仪当做社会等级的象征，主要用于区别人的贵贱、贤愚、尊卑、顺逆等社会地位，客观反映当时的社会政治制度与社会生活行为规范，进而成为阶级统治的工具。到了现代社会，人们通过对礼仪的深化改革，摒弃了原有的鬼神论内容，扬弃了腐朽没落的陈规旧矩，简化了烦琐复杂的表达形式，汲取了现代社会的道德观念、行为准则等内容，使礼仪的内涵获得了升华。

1. 礼仪的概念

礼仪是指客观体现一定的社会道德观念与风俗习惯，具体表达礼节动作、容貌举止的行为规范和行为准则。它属于道德体系中的社会公德范畴，起源于不同发展阶段的社会统治阶级，以及人们在长期社会交往中逐渐形成的，以风俗、习惯和传统做法为主要形式的各种行为规范，是人们为维系正常的社会生活与秩序而约定俗成、务必遵守的基本道德和言行标准。现代礼仪与古代礼仪的内涵差别在于：古代礼仪迷信色彩浓厚，带有明显的愚民性；现代礼仪则在继承古代礼仪文明成果的基础上，以强烈的反封建、反迷信特征，着重体现了人们的道德情操、品德修养、文明礼貌、平等尊重等基本要素，成为现代社会一种重要的沟通思想、交流感情、加深了解、表明心意的人际交往形式，既如实反映了社会的文明程度、道德风尚和人们的生活习惯，又生动展示了个人的文化修养、认知水准和沟通能力，是社会进步与发展不可缺少的润滑剂和推动器。

通常，礼仪与礼貌、礼节、仪表、仪式等几个基本概念存在一定的差别。所谓礼貌是人们在人际交往时通过语言、动作所表现出的谦虚和恭敬，主要反映了一个人的品质与素养。礼节是人们在社交场所通常用以表达尊重、友好、祝颂及哀悼等意愿的行为习惯，它是礼貌的具体表现，而仪表是一个人的容貌、服饰、姿态等外表。仪式则是在一定场合举行、有专门程序规范的活动。显然，这些有别于礼仪概念的基本知识，值得我们认真学习、灵活掌握和熟练应用。

2. 礼仪的特点

（1）共同规范性：作为人类的一种共同需要，礼仪从诞生至今就不受国家、民族、性别、年龄、阶级等因素的限制，始终存在于人类的所有交往活动之中。但它的存在不是随心所欲的，而是在严格的规范约束下，以一种在所有交际场合大家均能理解接受的"通用语言"方式，存在于人们的各种人际沟通活动中。尽管不同国家、民族所进行的礼仪活动内容、含义和受重视程度各不相同，但以这种"通用语言"为准绳，对他人言行的衡量和对自己行为的判断通常是一样的。

（2）时代差异性：事实上，礼仪在其发生、发展和不断完善的过程中，一直深受所处时代的社会风貌、政治背景、文化习俗等因素影响，又很受民族信仰、地理环境、交通条件诸因素作用，结果造成它在基本构成、主要内涵、表达形式和行为特征等方面出现不同程度的时代差异。

（3）约束限定性：礼仪作为人类的特殊行为规范，主要适用于需要相互表示礼貌的特定交际场合。尽管礼仪不像法律那样具有强制力，但它借助舆论监督和社会影响所产生的约束作用，可促使人们在适当范围内对它的自觉遵守。

（4）通俗延续性：通常，礼仪不仅规则简明，实用易学，运作方便，用之有效，体现了明显的通俗性；而且能相对延续，扬弃变更，继承精华，发扬优势，具有人类交际应酬活动必不可少的世代延续性。

（5）变动发展性：礼仪伴随人类社会历史的发展而生成、变化和发展，因而它不可能脱离相应的历史背景凭空杜撰、盲目存在，通常会以鲜明的时代特征加以呈现。此外，社会的发展与进步，各国、各地区、各民族之间交往的日益密切和不断加深，迫切要求礼仪与时俱进地适应新变化、推出新内容。对礼仪这种变动发展性，我们应正确认知，切实掌握，合理应用，胸中有数，这样才不至于盲目遵从脱离生活与时代的"教条主义"式礼仪，能及时应用全新适宜的礼仪规范，有的放矢地开展新的人际交往活动。

想一想
礼仪的基本概念是什么？礼仪的特点有哪些？礼仪与礼貌、礼节、仪表、仪式等有什么区别和分别如何应用？

（二）礼仪的基本原则与作用

1. 礼仪的基本原则

遵循礼仪规律，坚持礼仪原则，历来是有效学习、应用礼仪知识进行人际交往的一大关键。通常，应掌握、坚持的礼仪基本原则有：

（1）自觉遵守原则：任何人在人际交往过程中都有自觉遵守、合理应用礼仪规范的义务。否则，除交际沟通失败外，还会遭受公众指责。这种不约而同地督促每位沟通交往者自觉自愿以礼仪规范自己交往言行的现象，即为自觉遵守原则。只有掌握、坚持这条原则，才能保障礼仪的逐步推广和规范运用。

（2）自律克制原则：剖析礼仪规范的基本结构，可发现它主要由要求自己和责成他人两大部分构成，其中要求自己是礼仪规范的基准和起点，对学习、应用礼仪规范至关重要。实践证明，凡坚持自律克制原则，善于自我要求、自我克制、自我约束、自我反省、自我对照和自我检点，就能自觉地按礼仪规范办事做人，慎独律己，杜绝假、大空话和虚伪行为，成为别人愿意交往、沟通的真正朋友。

（3）宽容敬人原则：客观对待人际交往对象在思想、认识及品格等方面存在的差异，主动放弃用一个标准衡量所有人的片面做法，自觉给他人自我判断和个人行动的自由，宽待容忍那些与众、与己不相同的礼仪行为，尤其不能要求他人仿效自己。切实做到在严于律己的前提下，宽容待人，以诚相见，真心体谅、理解、容许、忍让他人，坚决防止咄咄逼人、斤斤计较、过分苛求、求全责备等交往弊病。同时，始终恭敬重视对方，注重把敬人放在人际交往活动的首位。努力促使自己不失敬于人，不损害对方的人格与尊严。真正与对方相互尊敬谦让，友好和睦，彼此诚挚相处，深情互信，灵活掌握、运用礼仪规范知识，引领、督促双方的人际交往真心坦诚，富有成效。

（4）真诚平等原则：表里如一，言行一致，诚实守信，待人真诚，是人际交往时获得对方接纳、理解和尊敬的一件法宝，实践者务必熟练掌握、坚持常用。因为只有这样，才能有效地克服姿态、风度及谈吐的先天不足，赢得对方的礼遇和信任；才能避免弄虚作假，言行不一，口是心非，投机取巧，交往前后各异，求人被求有别等背离礼仪基本宗旨的行为。同时，始终尊重对方，以礼相待。无论对方的年龄、性别、国籍、种族、信仰、文化、职业、地位、身份、财富诸要素现状如何，不管对方与自己的关系怎样，均一视同仁、礼遇相等，不允许出现近远不同、亲疏两样的厚此薄彼式的交际行为，防止损害正常的人际交往活动。

（5）从俗适度原则：人际交往时正确认识和尊重因不同国情、民族及文化背景所形成的"十里不同风，百里不同俗"的客观现实，坚持入乡随俗，注意确保自己的言行与绝大多数人的习惯做法相同，杜绝自高自大、以我画线、否定他人、唯我独尊的交往恶习，使礼仪规范运用得心应手、生动自如。同时，适度得体，注意经常优化交往技巧，努力做到把握分寸、符合规范、表达敬意、体现自律，想方设法保障人际交往的有效性。

小贴士

仪表要求的原则

1. 仪表的TPO原则

指仪表要随时间（time）、地点（place）、场合（occasion）的不同而相应变化。一是随时间变化：仪表应随每天的早、中、晚不同时间，每年的春、夏、秋、冬不同季节和每个时代的不同特点而相应变化。二是随地点变化：仪表应根据自己所处的环境而变化，使之能与不同的环境相匹配，以保障其不受环境的排斥。三是随场合变化：仪表应符合不同场合约定俗成的礼仪规则和现场气氛，能使交往对象感受到你的礼貌、教养、诚意和情绪。

2. 仪表的整体性原则

本原则强调仪表内在美与服饰外在美的整体性，要求将人作为一个整体来修饰，客观依据修饰对象的身材、体型、肤色、脸形、发型等要素，恰当选择服饰式样，合理搭配服饰色彩，使之浑然一体、协调一致，显示出整体美的仪表风采。

3. 仪表的个性化原则

个性化原则是指个人的仪表要在把握自身特点的基础上，进行突出自己长处，掩饰某些不足的"量体裁衣"，以致个人仪表形成生动自然、大方得体的特性。

4. 仪表的适度性原则

适度性原则是指仪表修饰要把握分寸，真正做到修饰程度恰当、饰品数量适宜，修饰技巧精湛，达到雕而无痕，自然适度，给人美感的修饰效果。

2. 礼仪的作用

通常，礼仪以其独特的作用联络个人、维系社会，成为人们约定俗成运用、遵守的行为规范和习惯。这些作用具体包括：

（1）沟通作用：实践证明，任何成功的人际交往与交往双方相互热情问候、亲切微笑、文雅谈吐、友善目光、得体举止等以礼相待的言行密切相关。因此，这种成功的沟通作用成了人类交流感情、达成共识、建立友谊和开展活动的群体生活纽带，是人们按礼仪规范进行人际交往必须借助、利用的力量。

（2）协调作用：作为人们社会交往活动的一种润滑剂和人际关系建立发展的适用调节器，礼仪对构建扶持一种新型人际关系，使之具有友爱、团结、平等和互助等特色起着十分重要的作用。人们交往时只要充分利用礼仪的这种作用，就可尊重取悦对方，产生信任好感，缓和矛盾冲突，加强紧密合作，进而达到亲切友好、平易近人，群体团结互助、充满乐趣之目的。

（3）维护作用：由于礼仪是人类社会文明发展程度的衡量标准和客观反映，因而对维护社会秩序和促进文明建设，具有法律不能替代、发挥的作用。礼仪的这种作用可有效地督促人们知书讲礼、文明守纪，理性地促成家庭和睦、社会稳定，进而营造和谐安定的社会环境，对良好社会风尚的形成产生深刻、广泛和持久的影响。

（4）美化作用：在人类的生活经验中产生的礼仪规范，十分讲究人的内在美和外在美的和谐统一；强调一个人塑造良好形象时，必须内外优化，整体配合，逐步形成内有美好心灵、外有优美举止和美丽仪表的有机整体。只有在个人重视自身美化的基础上，才能使人们相处更和睦、生活更温馨、事业更兴旺。

（5）教育作用：实际上，蕴涵丰富文化内涵的礼仪规范，历年来一直作为人类的教育工具，巧妙地以合理劝阻、客观评价、典型示范和熏陶影响等教育方式引领帮助人们纠正不良行为习惯，使人们逐步成为通情达理、助人为乐、精通业务、讲求奉献的好公民。此外，从教育角度而言，严格按礼仪规范交往的人本身还具有示范教育的作用，可直接给周围的人提供耳濡目染的教育机会，有利于人们祛除缺点，端正品行，净化心灵，陶冶情操，积极为社会主义精神文明建设贡献力量。

> **想一想**
> 护士在本职工作和日常生活中应怎样理解礼仪的概念，掌握礼仪的基本原则与作用？应当如何学会正确应用这些礼仪知识来加强礼仪修养，发挥礼仪的实际作用？

二、护理礼仪概述

（一）护理礼仪及其演变与影响

护理礼仪是指护士在本职工作岗位上向病人提供护理服务时应当严格遵守的礼仪行为规范。它属于一种特殊的行为规范类型，主要来源于护理实践，又须直接应用于护理服务，因而具有很强的实践性、应用性和普及性，对培养合格护士、提高护理服务质量和优化护士整体形象作用重大、影响深远。

事实上，医学模式转变带动了护理模式演变和护理礼仪的内涵更新。当WHO将健康正式定义为"健康是生理、心理及社会适应三个方面全部良好的一种状况，而不仅仅是没有生病或者体质健壮"时，人们对健康标准的再认识，产生了一种积极摆脱生物医学模式束缚，稳步向生物—心理—社会医学模式升华的理性飞跃，这种飞跃导致卫生服务范围迅猛拓展，直接开创出：①从生理服务扩大到心理服务；②从医院内服务扩大到医院外服务；③从医疗服务扩大到预防服务；④从技术服务扩大到社会服务等卫生服务新局面，继而督促人们依据上述卫生服务变化重新界定护理定义和构建新的护理模式。如1980年美国护理学会将护理定义为："护理是诊断和处理人类对存在的或潜在的健康问题的反应"。这种对护理概念的认识，激发了护理模式的相应变革，使之逐步转化为系统化整体护理模式，全方位地将护理中心从"疾病"转向为"病人"，以明显的先进性、全面性和适用性指导广大护士更新观念，加强学习，转变职能，优化素质，凭合格的"病人照顾者"、"平等合作者"、"健康促进者"和"病人权益维护者"等多种角色，重塑护理人员的良好职业形象。

知识链接：

1. 南丁格尔誓言

余谨以至诚

于上帝及会众面前宣誓

终身纯洁、忠贞职守

尽力提高护理之标准

勿为有损之事

勿取服或故用有害之药

慎守病人家务及秘密

竭诚协助医生之诊治

务谋病者之福利

谨誓

2. 护士守则

第一条：护士应当奉行救死扶伤的人道主义精神，履行保护生命、减轻痛苦、增进健康的专业职责。

第二条：护士应当对患者一视同仁，尊重患者，维护患者的健康权益。

第三条：护士应当为患者提供医学照顾，协助完成诊疗计划，开展健康指导，提供心理支持。

第四条：护士应当履行岗位职责，工作严谨、慎独，对个人护理判断及执业行为负责。

第五条：护士应当关心爱护患者，保护患者的隐私。

第六条：护士发现患者的生命安全受到威胁时，应当积极采取救护措施。

第七条：护士应当积极参与公共卫生和健康促进活动，参与突发事件时的医疗护理。

第八条：护士应当加强学习，提高执业能力，适应医学科学和护理专业的发展。

第九条：护士应当积极加入护理专业团队，参与促进护理专业发展的活动。

第十条：护士应当与其他医务工作者建立良好的关系，密切配合，团结协作。

3. 护士职业形象

由护士职业三要素（即信心、能力、可靠）构成，因这三要素的英文单词首字母均为"C"，故又称"CCC"精神。

（1）信心：相信自己的愿望或预见一定能成功实现的一种心理。

（2）能力：指完成本职工作或做事的本领。

（3）可靠：是对事物所反映出的可信程度。

4. 优秀护士的理想特征：

（1）外观整齐清洁，亲切自然；

（2）性格开朗，能给别人带来轻松愉快感；

（3）具有敬业精神；

（4）具有责任感和工作主动性；

（5）具有良好的沟通技巧；

（6）具有专业知识和娴熟的技能；

（7）有思想，有主意，有办法；

（8）待人谦恭有礼，懂得做人做事的礼节道理；

（9）人际关系良好，尊重病人、同事、亲友；

（10）言行品性可让人依赖；

（11）善良，有同情心，肯帮助别人。

5. 优秀护士的职业道德

忠诚、求精、守密、慎独、守法、敬业、勤业、爱业、守业。

6. 优秀护士的高尚人格

自信、庄重、自尊、独立、博学、慎思笃行。

护理模式的转变和护理服务范围的扩大，对广大护士的人文素质修养提出了更高的要求。因此，这些救死扶伤的白衣天使，既应具备丰富的护理基础知识与临床护理经验，又要具有较高的思想觉悟、完善的性格品质和强烈的敬业意识，真正做到：

1. 诚信第一，信誉至上

一个人的立身之本是诚信和信誉。作为一名护士，理应自觉地通过抓质量、创美名和赢信誉等护理服务活动，为树立良好的职业形象和促进医院的规范发展履行职责，尽到义务。切不可因疏忽大意或玩忽职守造成工作失误，导致自己产生诚信丧失、信誉危机的恶果，给医院和个人带来难以挽回的不良影响。

2. 学会交际，善于沟通

在护理服务实践中，主动学会与人打交道，善于同病人、医生、同行和领导沟通交流，是护士做人处事的一项基本功。只有把这项基本功扎实练好，才能借助沟通的力量拉近护患距离，动态了解病人的真实想法与实际需求，有的放矢地解答病人所提的各种疑问，用良知、诚意构建心心相印和真诚互见的护患关系。

3. 优质服务，多做奉献

护理服务作为一项专业技术性服务，历来充满艰辛、风险、危机与挑战。面对每日须接触、服务的那些疾病缠身、恐惧多疑、焦虑不安的病人，护士应严格按系统化整体护理模式的要求，从生理、心理和社会三维角度去关怀照顾、温暖体贴服务对象，想方设法及时满足他们的需求，以真心、暖心、舒心和耐心的服务理念对他们进行优质服务，在平凡的护理服务岗位上多作贡献，争创佳绩，用聪明才智和奋斗年华谱写白衣天使的敬业赞歌。

4. 精心细致，加强防护

自觉依据护理服务细节繁多、运作复杂的实际，主动养成专心致志、精细娴熟、遵循规律、严格操作的护理服务作风，采取精细周到与优质有效的护理服务举措，踊跃学习有关法律和规章制度知识，增强自我防范和自我保护能力，注意尊重病人权力，保护病人隐私，认真按章办事，扎实做好护士的本职工作。

> **想一想**
> 如何正确理解护理礼仪的基本概念，了解其演变过程及产生影响，从而直接为护士今后的护理礼仪修养奠定良好的认知基础？

（二）护理礼仪修养的培养意义

护理礼仪是护士内在修养的外在表现，是护士与病人、病人家属、医护人员及领导之间相互沟通的重要技巧。对护士进行系统的护理礼仪修养培养，可提升他们的人文素质水准，维护、改善个人形象，增进个人与群体之间的相互了解、理解和信任，使他们的言谈举止符合护士角色的基本要求，实现形象好、质量优的育人目标。

1. 有利于系统学习护理礼仪基础知识

认真开展护理礼仪素质培养，正确引领、督促全院护士学习礼仪服务规范，合理指导、要求他们掌握、用好日常礼貌用语，以及在病区、门诊、手术室等部门工作的规范指导性语言。如病区护士应熟练运用在处理病人入院、给药治疗、手术前后、操作失误、病人出院等情况时的指导用语，从而充分体现"以病人为中心"的护理服务理念，生动展示病人从入院到出院的整体护理全过程。同时，组织广大护士系统学习护理礼仪基础理论，按需聘请专家开展护理服务与哲学、护理服务与美学、护理服务与伦理学、护理服务与人际沟通等系列讲座，不断丰富护理礼仪的主题学习，深化如何提升服务质量的热点讨论，从而有效提高护理礼仪理论学习效率和规范应用水准。

2. 有利于规范护理礼仪基本技术

以"内练修养，外树形象"为培训主旨，有针对性地确定护理礼仪的培训内容、基本步骤和实施方法，紧密围绕日常工作中护士的语言服务和行为举止，严格按照要求分阶段地开展护士坐、立、行、走、持物、拾物等动作的规范化训练。

（1）集中培训阶段：严格挑选5～8名护士作为护理礼仪规范培训骨干，按计划分步骤地选送她们参加全国或省市护理礼仪规范培训。学成返回后再举办相应的培训班，严格以脱产方式对各科室挑选的护理骨干进行集中培训，采取现场自身示范、逐项模仿练习、定期阶段考核等举措，通过对照标准，严格培训，逐步帮助每位护理骨干牢固掌握和熟练运用所培训的内容，为护理礼仪的全员普及培养一支高素质示范员队伍。

（2）分散培训阶段：及时依靠已培训的护理骨干，巧妙利用业务时间，在各科护士长的协助配合下，由点及面地对每位护士进行护理礼仪培训，确保培训内容人人掌握，个个会用。

（3）考核验收阶段：定期考核分散培训的效果，以随机抽查方式确定考核人员。考核时要灵活机动地以情景演示为主，紧密结合临床实际现场出题，着重对被考核的护士进行仪容仪表、行为举止、语言规范、服务意识等方面的考核评分，客观了解和综合评价护理礼仪培训效果，为下一阶段培训工作的改进、优化提供客观依据。

3. 有利于组织对护理礼仪进行有效的督导和激励

尽管护理礼仪理论简明清晰，便于理解，其培训、考核内容也要求明确，容易掌握，但要让护理礼仪理念深入人心，把护理礼仪规范转化为日常护理言行绝非易事。这需要管理者从组织管理角度对护理礼仪的普及开展进行有效督导，做到：一是将护理礼仪活动开展状况纳入护理质量控制范畴，采取随时走访病人、每月不定期检查、及时发放征求病人意见表等多种方法，动态考评护士的礼仪服务效果，客观了解病人及其家属对护理工作的满意度，善于从意见反馈中发现问题，化解矛盾，改进工作。二是注重尽早培训新进护士，将护理礼仪作为新护士必须培训和考核的项目，科学地指导、帮助她们更新观念，提高认识，勤奋学习，刻苦训练，逐步成为护理礼仪的模范执行者。三是精打算，巧安排，联系实际，合理编排护士行为举止操行舞，采取多种形式开展这种操行舞竞赛，不断激发广大护士学习、运用礼仪规范的热情，全面提升护理服务质量。

同时，配套建立护理礼仪实施的考核激励机制，精心制定规范实用的护理礼仪服务示范员和示范病区的评选条件、评选方法和奖励措施，统一要求护理礼仪服务示范员挂牌上岗。以这种动态激励机制和考核氛围，鼓励、引导广大护士以热情的服务态度和高质量的服务水准，真正提高病人及其家属对护理工作的满意度，依靠自己持续、勤奋的礼仪修养实践，有效提升自身综合素质，增强社会交往能力，改善、完美人际关系，积极美化自我与生活，自觉净化社会风气，为稳步推进社会主义精神文明建设贡献才华。

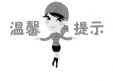
温馨提示

护理理念集锦

1. 尊重病人，理解病人，关心病人，爱护病人。

2. 我在病人身边，病人在我心中。

3. 把苦、累、怨留给自己，把安、乐、康送给病人。

4. 做好工作中的每一件小事。

5. 将高超的技术、高尚的医德融入以人为本的护理全过程中。

6. 以病人为中心，全心全意为伤病员服务是我们护理工作的宗旨。我们将奉献给您精湛的护理技能，真挚的工作态度，全新的健康理念，优良的服务品质。

7. 为老年病人开创高水平的健康服务系统，是我们新世纪整体护理的宗旨。

8. 我们相信：病人是护理工作的中心，我们将尽最大的努力与医生、家属共同满足病人的需要。

9. 我们相信：我们奉献给病人的不仅是优质的服务，精湛的技术，还应包含着理解、尊重和一份深深的爱。

10. 我们相信：护理工作重点是以病人为中心，护理的结果是使病人高度满意、身心健康、早日康复。

（三）护理礼仪修养的主要培养方法

实践表明，护士良好的礼仪修养来源于系统的理论学习、过硬的实践磨炼和精心的专家指导。为此，护理礼仪修养主要有以下四种培养方法。

1. 注重道德修养，夯实礼仪修养基础

作为社会道德的一种载体，礼仪修养始终离不开道德修养。有什么水准的道德修养，就有什么样的礼仪修养水平，两者紧密相连，密不可分，有德才会有礼，修礼必先修德，凡要提高礼仪修养水平，则必先大力加强道德修养，尤其对护理礼仪修养则更是如此。因为护士只有通过强化道德修养，树立高尚的职业道德，奠定礼仪修养的良好基础，才能具备优异的礼仪修养，切实改善护患关系，纠正行业不正之风，塑造护士良好形象和实现护理服务行风的根本好转。所以，每个护士都应高度重视自己的道德修养，严格遵守护理职业道德规范，在此基础上狠抓自身的礼仪修养，以礼仪化言行自觉维护"白衣天使"的崇高声望和荣誉。

2. 加强个性修养，形成健康、良好的个性

注重个性的自我完善，是加强礼仪修养、形成礼仪化行为的关键。个性修养主要包括气质、性格和能力。具体来说，一是在气质修养方面，应在培养自己良好的气质上狠下工夫，使这个能客观展示一个人真正魅力的个性要素全面优化，成为护士优良个性的重要构成。二是在性格修养方面，注重积极培养自己逐步形成具有开朗、宽容、耐心、沉着、顽强、勇敢和富有幽默感等特征的健康性格，直接为自己完美个性的形成奠定坚实的基础。三是在能力培养方面，持续稳定地培养自己应变、表达和自控等多种能力，善于应付处理多种人际交往问题，

做到处理及时，不失礼节。善于巧用敬语，灵活委婉地向交往对方表达自己的感情、观点与用意，做到忠言"顺耳"，令人满意。善于在交往时有效地调整和控制自己的情绪，做到随机应变，决不失控。总之，要有针对性地通过上述三个方面的整体修养，科学培养大量具有爱心、耐心、细心、热心和责任心等完美个性的高素质护理人才，以求更好地适应护理职业的特殊需要。

3. 狠抓心理修养，保持健康积极的心态

加强自己的心理修养培养，不断优化自身的心理素质，时时保持健康积极的心理状态，一直是现代护理礼仪实践者应达到的基本修养目标。其原因在于，当研究人的行为反应、力争准确诊断和及时处理现存的或潜在的健康问题所产生的不良反应时，均需要护士从生理、心理、社会、文化和精神诸方面整体观察病人的行为反应表现。如高血压病患者行为反应有：

生理表现主要为：头痛、头晕、心悸、血压升高、左心室肥大、高血压脑病或肾功能衰竭等。

心理表现主要为：心烦易怒、害怕或无所谓等。

社会表现主要为：亲属、朋友、同事和单位的关心等。

文化表现主要为：对高血压病有关防治知识的学习、理解和应用等认知行为。

精神表现主要为：医生与护士是否对自己重视和尊重等。

从高血压病的整个发病过程来看，可清楚地发现病人对护理人员存在一定程度的心理依赖性。护士只有以良好的心理素质和健康的心态去面对病人，才能给病人提供礼貌优质的护理服务，在心理上真正帮助病人战胜疾病，消除痛苦。

4. 提升文化修养，丰富科学文化知识

护理学是一门受社会科学和自然科学双重指导的综合性应用科学，护理职业是现代文明社会一种不可缺少的专业技术性服务职业，它要求广大护士认真汲取社会科学和自然科学两大领域的科学文化知识，以便更新知识结构，拓展求知视野，优化内在素质，做到"知书达礼"，真正适应整体护理服务要求，在今后的护理实践中以优质礼貌的整体护理服务质量，及时将所出现的各种健康问题思考周到，分析透彻，处理妥当，效果满意，成为深受病人、同行和领导欢迎和放心的执业护士。

礼仪的概念、特点及其与礼貌、礼节、仪表、仪式等概念的区
别，礼仪的基本原则和作用。

护理礼仪的概念、演变过程及其影响，护理礼仪修养的培养意义
和主要培养方法。

⚠ 评价反馈

思考题

1. 何谓礼仪？具有哪些特点？如何与礼貌、礼节、仪表、仪式等概念进行
   区别？
2. 礼仪的基本原则和作用分别是什么？
3. 何谓护理礼仪？简述其演变与影响。为什么要从这几个方面学习实践护理
   礼仪？
4. 叙述护士护理礼仪修养的培养意义。
5. 护理礼仪修养有哪些主要培养方法？这些培养方法的内涵分别是什么？应当
   怎样合理应用，才能产生明显的培养效果？

（李晓阳）

上　篇

基础理论

护士
仪容礼仪

蒸阳市卫生学校护理专业毕业生小雪，被当地一家医院录用。第一天上班，小雪感到"良好的开端是成功的一半"。于是，主动与同批录用的同学建萍商量，究竟应当怎样修饰自己的仪容，才能让自己首次在医院领导、同事和病人的心中留下"白衣天使"的良好印象。请想想小雪与建萍通过协商，会采用哪些护士仪容礼仪方法来修饰自己，使之能满足上班第一天树形象、留印象的需要?

项目目标

1. 掌握护士工作时的仪容礼仪基本知识、实践技能和训练方法。
2. 熟悉护士日常生活的仪容礼仪主要内涵与训练要求。
3. 了解化妆的原则与礼节。

实施方案

学一学

仪容是指以人的头、面部容貌为主的外部形象。它是在人际交往过程中，交往双方彼此表达的第一信息，往往会引起双方的特别关注，明显影响着双方对各自交往对象的整体评价。因此，学好仪容礼仪基本知识，加强仪容礼仪技能训练，是有利于树立护理人员良好职业形象，务必真正上好的护理礼仪入门课。

任务一
护士日常生活中的仪容礼仪

知识链接：

仪容礼仪基本概述

仪容礼仪主要是指人的仪容美，具体包括仪容自然美、修饰美和内在美等三种境界。

1. 仪容自然美

仪容自然美是指以个人相貌为主的仪容先天条件，与个人遗传因素密切相关。这种仪容美往往是人们向往自身美的一种心愿。倘若一个人天生丽质，相貌美丽，无疑会令与其交往的人赏心悦目，乐意交往。这样，既生动体现了仪容自然美的个人魅力，又适时展示了与其交往者崇尚美丽，向往自身美的愿望与心情。

2. 仪容修饰美

仪容修饰美是指个人依据礼仪规范和自身条件对仪容进行必要、恰当的修饰，而人为打造的一种仪容美。它历来是仪容礼仪学习和实践的重点，值得我们狠下工夫，切实掌握修饰美的实用本领，真正满足修饰美的各项要求，以便在人际交往中建立个人的良好形象，实现个人的交往目的，营造适宜的沟通环境，不断开创个人就业创业的新局面。

3. 仪容内在美

仪容内在美是指个人通过长期勤奋学习、规范实践和刻苦修养形成的一种具有较高思想道德和艺术修养水准的仪容美。事实上，这种仪容美作为高雅气质与美好心灵的有机结合，完善了仪容美的整体内涵，成为仪容美的最高境界和个人修炼的主要目标。

实质上，真正意义上的仪容美，是上述三种美的渗透包容，有机融合的整体美。三者紧密联系，缺一不可，忽略其中任何一种美，都会给个人仪容美产生不良影响。

一、护士日常生活仪容礼仪

护士修饰仪容时，应包括头发、面容、眼神、笑容、化妆等内容。

（一）头饰礼仪

在社交活动中，交往双方的基本形象是干净整洁的头发和时尚得体的发型。因为头发作为性别的区分标志之一，可客观反映一个人的品德修养、审美情趣和行为规范水准。而发型常可作为一个人职业、身份、受教育程度、审美情趣和卫生习惯的判断依据。因此，每个人都应重视自己的头发清洁和养护，自觉应用以下方法来扮靓和维护个人的基本形象。

清洁与养护

（1）清洁：头发是人们脸面中的脸面，应当自觉地进行日常护理，使之干净整洁、整齐无味。梳洗是头发仪容修饰的一项基本措施，主要作用在于保持头发清洁卫生，清除异物，消除异味，有助于头发保养，促进头皮的血液循环。若对头发懒于梳洗，蓬头垢面，满头汗馊，头屑片片，往往有损个人形象。

（2）养护：头发除要经常做到清洁、整齐外，还要对其进行必要的护理，以保持头发健康，使之富有光泽和弹性。

1）科学洗发：对头发的清洗和日常护理是获得健康头发的基本措施。洗发周期可根据环境、季节、头发的发质来确定。一般油性头发要比干性头发清洗的次数多，但要注意防止因洗发过频造成的头发干枯现象；洗发水的温度以40℃左右为宜；洗发时，先将头发梳顺，再将搓揉于手心的洗发液涂于头发上，以指腹揉搓发根至发梢，然后用清水漂洗头发至无泡沫时为止，最后在发梢处涂适量护发素，并将护发素冲洗干净。

2）坚持按摩：头皮是健康头发的基础，要增进头发的健康，就要经常按摩头发，以促进头皮的健康。按摩的方法是：伸开十指，沿发际线由前额向头顶，再由头顶到脑后，然后由两鬓向头顶作环状揉动。按摩时用力需均匀，如果是油性头发，按摩时用力要轻，防止过度刺激头皮，使油脂分泌增多。干性头发按摩时可以使用发乳、发油等护发品，使头发光亮润泽。

3）饮食美发：头发和人体一样，要经常补充营养，才能保持健美。平时要多吃些富含维生素、微量元素、蛋白质的食物，如绿色蔬菜、水果、香菇、海带、紫菜、鱼、鸡、蛋、肉、奶类等。

4）防止暴晒：过度的日晒会使头发干枯变黄。因此，烈日下外出要戴遮阳帽或伞。同时，尽量避免或减少染发、烫发、卷曲或拉直头发等其他有害刺激对头发的潜在性危害。

（二）发型的选择

发型是头发的整体造型，能具体反映一个人的文化修养、社会地位和精神状态。

1. 长短适中

（1）性别因素：人有男女之别，从头发的长度上便可体现。通常，女士可留短发，但一般不理寸头。男士头发可稍长，但不宜长发披肩，梳辫挽髻。显然，头发的长度适中即可，男女都不应超过极限，以至出现不男不女的现象。

（2）身高因素：头发的长度与个人的身高有一定关系。如女士要留长发，头发的长度应与身高成正比。一位矮小的女士不宜长发过腰，否则会使自己显得个头更矮。

（3）年龄因素：头发的长度受年龄的影响。一头披肩飘逸的秀发，长在少女头上是青春靓丽。倘若出现在一位年逾七旬的老奶奶头上，则会令人哗然，感到不可思议。

（4）职业因素：头发长度对职业的影响较大。职业女性一般不适宜长发披肩，应作相应的盘发或束发，职业男性也不能留鬓角和发帘。

2. 发型得体

（1）发型与脸型的配合：每个人的脸型不可能都长得标准，此时可借助发型来修饰脸型。椭圆形脸是东方女性的标准脸型，长、短发型均合适；圆脸女性发型选择要避免圆形线条的过多重复，可将顶部头发梳高，利用头发遮住两颊，使脸颊宽度减少，发分线最好是中分；方脸型女性切忌使头发直垂，可将头发紧贴于头部，略盖住前额，头发在脸颊处往前梳以盖住较宽的脸部，发分线侧分，并使发分线向头顶斜伸；长脸型女性宜选择蓬松、柔软的发型，可留刘海，也可将头发梳成两边饱满的发髻，使脸型丰满。

（2）发型与体型的配合：人的体型有高矮、胖瘦之别，发型是体型的组成部分，发型的选择对体型有直接影响。身材瘦长者可选择波浪式长发型，不宜盘高发髻或将头发削剪得太短；体型矮小者应选择精巧别致的短发型；身材高大者应留简单的短发型；体型矮胖者，可选择有层次的短发型，不宜选长波浪、长直发等发型。

（3）发型与年龄、职业的配合：年龄、职业是选择发型的重要因素。青年学生发型的线条要简洁、流畅，不宜复杂，使其富有青春的活力；老年女性最适合的发型是大而简单的短发，给人以稳重、亲切、精神利索的感觉；职业女性适合梳秀美、明快的发型，使人产生信任感和亲切感；职业男性为了符合人们日常的审美习惯，不宜长发披肩或梳起发辫，也不允许剃光头，否则给人以滑稽古怪的感觉。

（4）发型与服饰的配合：在庄重场合穿礼服时，可将头发挽成发髻，显得端庄、高雅；着运动装时，可将头发束起，给人以活泼、潇洒的感觉；着色彩艳丽的丝绸服装时，可将头发盘起。总之，只要多动脑，勤思考，就可使发型与服饰配合恰当，优势互补，给人以整体美的印象。

> **想一想**
> 作为一名执业护士，你应当怎样合理清洁和养护自己的头发？并根据自己的身高、体型、脸型、所穿服饰以及年龄、职业等要素来选择适宜的发型？

二、面部礼仪

仪容主要是指人的面容。修饰面容，首先要使面部清洁，通过勤洗脸，使之干净清爽，无汗渍、油污、泪痕和其他不洁之物。当对面容不同部位修饰时，应联系实际，灵活处理，后天的修饰和培养也是仪容美的关键。

（一）眼部

眼睛，作为人类心灵的窗口，是人际交往中被对方注视最多的部位，也是修饰面容时的重要部位。通常，修饰眼部的要点在于：①保持眼睛清洁，及时清除眼部的分泌物。如眼部患有疾病，应自觉回避社交活动。②当发现自己或同事的眉形刻板或不雅观时，应及时修眉，力争把眼部修饰得更好。③佩戴眼镜要力争美观、舒适、方便、安全，并有利于随时揩拭或清洗。在社交和工作场合不戴太阳镜，以便进行正常的人际交往。

（二）耳部

由于位于面部两侧的耳朵，仍在别人的视线之内，故应保持耳朵的卫生。在洗澡、洗头、洗脸时，应注意同时清洗耳朵，及时清除耳中的不洁分泌物和较长的外露耳毛。

（三）鼻部

保持鼻腔清洁卫生，确保鼻孔畅通，不乱擤鼻涕或随便挖鼻孔，并及时对过长的鼻毛进行修剪。此外，在特殊情况下清理鼻涕时，应以手帕或纸巾辅助，并尽量避免发出过大声响。

（四）口部

经常保持口腔清洁和口内无异味是护理的基本要求。要做到这一点，一是应坚持每日晨起、睡前、饭后漱口刷牙，以保护牙齿和祛除口腔内异味。二是在上班或应酬之前忌用气味刺鼻的物质，如吸烟，吃食葱、蒜、韭菜、腐乳等食物，如果已经使用，可咀嚼茶叶和口香糖以除异味。医护人员必须时常注意自己的口齿清洁，切勿使人产生"卫生人员不卫生"的感觉。除谈笑声外，像咳嗽、哈欠、喷嚏、吐痰、清嗓、吸鼻、打嗝、放屁等声响，都是不雅之声，统称异响，在社交场合应严防出现。若别人在大庭广众之下不慎出现异响，最明智的做法是当做未听见。若自己不慎发出异响，应及时向身边的人致歉。

（五）颈部

脖颈与头部相连，是面容的自然延伸。修饰脖颈，主要是防止颈部皮肤过早老化而与面容产生较大的反差。故应经常保持卫生，不能脸上清洁干净，而后颈、耳后藏污纳垢，肮脏不堪，与脸面泾渭分明，反差太大。

三、眼神

眼神也称目光，是人们眼睛总体活动的统称。它可明显、自然、准确地展示人们内心深处所有的语言、感情、态度和情绪等心理活动，并作为个人内心最清楚、正确的信号，使与之交往的人获取约87%的信息，故有"眼睛会说话"之说法。这种借助眼神传递的信息，称为眼语。护士与人交往时，一定要注意眼神的合理表达与正确运用，学习、掌握眼神运用礼仪，善于合理使用眼神。

（一）注视时间

在人际交往中，注视对方的时间长短往往十分重要。交谈时，听的一方应多注视说的一方。注视的时间不同，代表的意义各异。

1. 表示友好

如注视对方的时间约占全部相处时间的1/3，表示友好。

2. 表示重视

如注视对方的时间约占全部相处时间的2/3，表示关注对方，如听报告、请教问题或护士为病人进行入院评估。

3. 表示轻视

如注视对方的时间不到全部相处时间的1/3，表示瞧不起对方或没有兴趣。

4. 表示敌意或表示兴趣

如注视对方的时间超过了全部相处时间的2/3以上，则表示对对方抱有敌意或产生了兴趣。

（二）注视角度

注视他人时，目光的角度是体现与交往对象亲疏远近的一个因素。护士在工作中由于工作内容的不同而采取不同的注视角度。为了避免病人的误会，护士要注意在不同的场景使用不同的注视角度。常用注视角度有：

1. 正视对方

在注视他人时，自己的身体要与对方正面相对，以示尊重。要避免斜着眼睛、扭过头去注视他人，或偷偷注视别人，这些都是失礼的表现。

2. 平视对方

适用于普通场合与身份、地位平等的人进行人际交往。在注视他人时，此时视线呈水平状态。平视与正视一般并不矛盾，因为在正视他人时，往往也要求同时平视对方。这样做，以表现双方地位的平等与本人的不卑不亢，一般在与对方交谈时使用。

3. 仰视对方

即主动处于较低的位置，需要抬头向上注视对方的状况。以示尊重、敬畏和期待之意，适用于与尊长者的人际交往。

4. 俯视对方

俯视是指低头向下注视对方，常适用于长者对晚辈所表示的宽容怜爱之情，也可表示对他人轻蔑歧视的态度。俯视他人，则往往带有自高自大之意，或对对方不屑一顾，因此，在一般交际场合应注意避免使用俯视。但护士在为卧床病人进行各项护理操作时，常用俯视表示爱护、宽容之意。

（三）注视部位

护士在与病人交往时，其目光的注视部位往往与双方的距离及工作内容有关。依照礼仪规定，当与他人相处时，可以注视对方的常规身体部位有：

1. 双眼

注视对方的双眼，称关注型注视，表示自己在全神贯注地倾听对方的谈话。当问候对方、听取诉说、征求意见、强调要点、表示诚意、向人道贺或与人道别时，都应注视对方的双眼。但要注意注视的时间不宜过长，以免双方感到难堪。

2. 面部

在接待病人或与人长时间交谈时，可以将对方的整个面部作为注视区域，但最好不要聚集于一处，而应分散多处，以柔光注视为宜。此外，根据不同场合和交谈对象，注视对方的部位应有以下差别：

（1）额头至双眼：称公务型注视。表示严肃、认真、公事公办，适用于正规的公务活动。

（2）双眼至唇部：称社交型注视，表示友好、亲切、信赖，适用于各种社交场合。

（3）双眼至胸部：称亲密型注视，表示亲近、友善，适用于关系密切的亲人、恋人之间的交往。

3. 全身

双方相距较远时，可以对方的全身为注视点。护士在站立服务时，往往有必要注视病人的全身。

4. 身体局部

护士通常因临床护理需要，常会对病人身体的某一部位多加注视，如进行注射、导尿、灌肠或查体等操作时。如果没有任何理由而注视对方的头顶、胸、腹、臀、脚、大腿等部位，则都是失礼的表现。尤其对方是异性时，注视这些部位会引起对方的强烈反感。

（四）注视方式

在社交场合中注视他人的方式多种多样，常见的有：

1. 直视

直视是指直接注视交往对象，表示认真、尊重，适用于各种情况。若直视他人双眼，称对视，表明自己大方坦诚，关注对方。

2. 凝视

凝视是直视的一种特殊情况，即全神贯注的注视，表示专注、恭敬。

3. 盯视

盯视是指长时间目不转睛地凝视对方某一部位，表示出神或挑衅。

4. 虚视

虚视是指目光不聚焦于某处，眼神不集中，是相对于凝视而言的一种直视，多表示胆怯、疑虑、走神、疲乏或失意无聊。

5. 扫视

扫视是指注视时视线上下左右反复打量，表示好奇、吃惊，对异性应禁用。

6. 睨视

睨视是指斜着眼睛注视，多表示怀疑、轻视，一般应忌用，尤其是对初识的人。

7. 眯视

眯视是指眯着眼睛的注视，表示惊奇、看不清楚等。这种方式的眼神模样不太好看，故也不宜采用。

8. 环视

环视是指有节奏地注视不同的人员或事物，表示认真、重视。适用于同时与多人交往，表示自己"一视同仁"。

9. 他视

他视是指与某人交往时不注视对方，反而望着别处。表示胆怯、害羞、心虚、反感、心不在焉，是不宜采用的一种眼神。

10. 无视

无视是指在人际交往中闭上双眼不看对方，故又称闭视，表示疲惫、反感、生气、无聊或没有兴趣。给人的感觉往往是不大友好，甚至会被理解为厌烦、拒绝。

（五）眼睛的变化

在人际交往中，目光、视线、眼神等时时都在变化，主要表现为：

1. 眼睑的开闭

人的内心情感变化，使其眼睛周围的肌肉进行运动，眼皮的开合产生改变，如瞪眼、眯眼、闭眼等。瞪大双眼，表示愤怒、惊愕；睁圆双眼，表示疑惑、不满。眼皮眨动一般每分钟5～8次，若过快表示活跃、思索，过慢则表示轻蔑、厌恶。有时眨眼还可表示调皮或不解。

2. 瞳孔的变化

瞳孔的变化反映着人们的内心世界。平时变化较少，若突然变大，目光炯炯时，表示惊奇、喜悦、感兴趣；若缩小，双目无神时，表示伤感、厌恶、毫无兴趣。

3. 眼球的转动

眼球的转动不应表现得反常，若其反复转动，表示在动心思；若其悄然挤动，则表示向人暗示。

4. 视线的交流

在人际交往中，与他人交流视线，常可表示几种含义，如表示爱憎、补偿、威吓等，具体做法应因人、因事而异。与他人交往不交流视线不行，交流视线不当也不行。

练一练
两人一组，同学之间相互对视，运用不同的注视时间、角度、部位、方式及眼睛的变化等，感受有什么不同？

四、笑容

笑容，即人们在笑的时候所呈现的面部表情，通常表现为脸上露出喜悦的表情，有时还会伴有口中发出的欢喜声音。从广义上讲，笑容是一种令人感觉愉快的，既悦己又悦人的，可发挥正面作用的表情，它是人际交往的一种轻松剂和润滑剂。笑容是一种世界通用"语言"，能超越文化传播，可打破语言和国度的界限。利用笑容，人与人可以缩短彼此之间的心理距离，打破交际障碍，利于深入沟通与交往，创造和谐、温馨的良好氛围。古人云笑一笑，十年少，说明适时的笑可以修身养性。

在面部表情这一动态体语中，微笑是最重要的一种表情语言。微笑是美的象征，是礼貌的表示，是爱心的体现，更是护理工作的一种常规面部表情，护理优质服务不可缺少的重要内容就是微笑服务。

（一）笑的种类

笑的种类很多，绝大多数都富于善意，极少数为失礼、失仪。根据人际交往实际需要，这里重点讨论符合礼仪规范要求的笑容种类，主要有以下六种类型：

1. 含笑

含笑是一种最浅程度的笑，不出声，不露齿，仅是面含笑意，表示接受对方，待人友善，适用范围较为广泛。

2. 微笑

微笑是一种程度比含笑较深的笑。它的特点是面部已有明显变化，唇部向上移动，略呈弧形，但牙齿不会外露。这是最具魅力的笑，蕴涵着从容、自信、友善和真诚，体现愉快、礼貌、鼓励与赞美。它是一种典型的自得其乐、充实满足、知心会意、表示友好的笑。在人际交往中，它的适用范围最广，见图1-1。

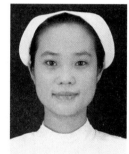

图1-1 微笑

3. 轻笑

轻笑是一种在笑的程度上比微笑深的笑。其主要特点是面容进一步变化：嘴巴微微张开，牙齿显露在外，仍然不发声响。轻笑表示欣喜、愉快，适用于会见亲友、向熟人打招呼或遇上喜庆之事等。

4. 浅笑

浅笑是轻笑的一种特殊形式。与轻笑不同的是，浅笑表现为笑时抿嘴，下唇大多被含于牙齿之中。多见于年轻女性表示害羞之时，俗称抿嘴而笑。

5. 大笑

大笑是一种较轻笑为深的笑。其特点是面容变化十分明显，嘴巴张大呈弧形，上、下齿均暴露在外，口中发出"哈哈哈"的笑声，但肢体动作不多，多见于开心时刻、尽情欢乐或万分高兴之时。

6. 狂笑

狂笑是一种最高、最深的笑。它的特点是面容变化甚大，嘴巴张开，牙齿全部露出，上下齿分开，笑声连续不断，肢体动作很大，往往笑得手舞足蹈，前仰后合，上气不接下气。狂笑一般并不多见，常在极度快乐、纵情大笑时出现。

（二）笑的本质

在所有的笑容中，微笑最为自然大方，真诚友善，为世界各民族所认同。如果笑的本质在于自信、热情和友好，那么微笑便充分、全面地体现了这一本质。在工作中，微笑是礼貌待人的基本要求。在社交场合里，微笑可以使人自然放松，缓解紧张，消除误会。如护士的微笑对病人的身心康复起着举足轻重的作用。正因为如此，微笑被视为"参与社交的通行证"，又被称为基本笑容或常规表情。微笑展示以下心态和素养：

1. 心境良好

只有心中平和、心情愉快、善待人生、乐观面世的人，才会真诚地微笑。

2. 充满自信

只有不卑不亢、充满信心的人，才会在人际交往中为他人真正接受。而面带微笑，说明自己对个人的能力和魅力确信无疑。

3. 真诚友善

以微笑示人，反映自己心地善良，坦坦荡荡，待人友善，而绝非假情假意，敷衍了事。

4. 乐业敬业

在工作岗位上用微笑待人，说明自己热爱本职工作，恪尽职守，扎实勤奋，乐业敬业。但微笑应注意场合、时间与对象。在郑重场合的微笑，常被认为不严肃；在别人悲伤时微笑，会被说成是幸灾乐祸；对办错了事的人微笑，可被当做是嘲讽等。

（三）笑的方法

不同的笑容，来自不同的方法。笑的共性在于：面露喜悦之色，表情轻松愉快。笑的个性在于：眉部、唇部、牙部、声音彼此之间的运作、配合。以微笑为例，具体笑法大致分为：额部肌肉收缩，使眉位提高，眉头舒展自然，眉毛略为弯曲成弯月形。双眼略为睁大。两侧面颊上的笑肌进行收缩，并稍微向下拉伸，使面部肌肤看上去出现笑意，唇部肌肉进行配合，唇形稍为弯曲，嘴角稍稍上提，唇关闭，不露出牙齿，自觉地控制发声系统，不发出笑声。

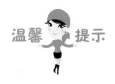
温馨提示

笑的注意事项

1. 声情并茂

发笑时，应当做到表里如一，使笑容与自己的举止、谈吐相辅相成，锦上添花。切勿脸上挂笑，出言不逊，举止粗鲁；或语言高雅，举止得体，却面无笑意。这两种情况都会使自己的态度受到交往对象的怀疑。

2. 气质高雅

会笑的人，不仅讲究笑的适时、尽兴，而且更讲究精神饱满、气质典雅。真正的笑是发自内心的，因为它非常自然地反映着一个人的文化修养和精神追求。倘若笑的时候粗心大意，甚至粗俗放肆，实际上是自毁个人形象。

3. 表现和谐

实际上，笑是人们的眉、眼、鼻、口、齿面部肌肉和声音所进行的协调运作。因此发笑时要使各个部位协调到位、合作成功，以防顾此失彼，笑得勉强、做作、失真。

（四）笑的禁忌

1. 假笑

假笑是指笑得虚假，皮笑肉不笑，有悖于笑的真实性原则，是毫无价值可言的。

2. 冷笑

冷笑是含有怒意、讽刺、不满、无可奈何、不以为然等意思的笑。这种笑非常容易使人产生敌意。

3. 怪笑

怪笑是笑得奇怪，令人心里发麻的笑，一般含有恐吓、嘲讽之意，令人十分反感。

4. 媚笑

媚笑是有意讨好别人的笑，并非发自内心，而是具有一定的功利性目的。

5. 怯笑

怯笑是一种害羞或怯场的笑。笑的时候常以手掌遮掩口，不敢与他人的视线交流，甚至还会面红耳赤，语无伦次。

6. 窃笑

窃笑是一种偷偷的笑，多表示洋洋自得、幸灾乐祸或看他人的笑话等。

7. 狞笑

狞笑是一种面容凶恶的笑，多用来表示愤怒、惊恐或吓唬他人，这种笑毫无美感可言。

五、面部化妆

"三分容貌，七分装扮"，成功的化妆是展示良好职业形象的关键手段。化妆是指利用化妆品按照一定的化妆技法对自己进行修饰打扮，使自己的容貌变得更加靓丽的一种饰法，化妆需要遵循一定的原则和礼仪规范。由于在日常生活中需经常与人交往，进行适当的化妆是必要的。

根据护士的职业特点，护士工作妆应为淡妆，目的是体现自然柔和、得体大方的职业风貌，展示护士对工作的认真和爱岗敬业精神，激发病人对美好事物的追求和恢复健康的强烈欲望。

（一）化妆的原则

1. 美化

化妆意在使人更加美丽，因此化妆时要注意适度矫正，修饰得法，通过化妆来避短藏拙。在化妆时不要自行其是，任意发挥，寻求新奇，将自己丑化、怪异化。

2. 自然

化妆既要求美观、生动，具有生命力，又要求真实，做到没有人工美化的痕迹而恰似天生丽质。

3. 得法

化妆虽讲究个性化，但却必须学习技巧，依"法"行事。通过掌握一定的化妆技巧，从而达到美化的目的。

4. 协调

高水平的化妆，强调的是整体协调效果。所以在化妆时，应努力使妆面协调、服装协调、场合协调、身份协调，以体现自己高雅的气质。

（二）简易化妆的方法

护士工作妆要求能够体现美好的职业形象。因此，应遵循淡雅自然、协调得体、扬长避短的原则，体现出护士高雅的气质。基本的化妆程序大致分为以下六个步骤：

1. 洁面护肤

用温水洗净脸部和颈部的污物并擦干，用化妆棉蘸化妆水或爽肤水轻轻拍打脸部及颈部，再轻抹一层护肤液或面霜。

2. 上粉底

用来调整肤色和脸型，使皮肤具有平滑、细腻的质感，并能减轻外界环境的刺激和其他化妆品的影响为目的的一种基础化妆。通常选用与自己肤色接近的粉底霜或粉饼，从内到外、由上至下细致涂抹，做到厚薄均匀，切勿忘记脖颈部位。

3. 画眼线、涂眼影

可以修饰眼形，强调眼睛的立体感。画眼线时，一般要画得紧贴眼睫毛。画完之后的上下眼线，一般在外眼角处不应当交合，上眼线看上去要稍长一些，这样会使双眼显得大而充满活力。涂眼影，意在强化面部立体感。化工作妆时最好选用浅咖啡色眼影，注意由浅而深，涂出眼影的层次感。

4. 修眉、描眉

一个人眉毛的浓淡与形状，对其容貌起着重要的烘托作用。描眉前应根据自己的年龄、性别、眉型和脸型对眉毛进行适当修饰。用修眉刀清除那些杂乱无序的眉毛，然后再描眉。要求逐根对眉毛进行细描，切忌一画而过，一般做到两头淡，中间浓。最后用眉刷轻刷双眉，使眉毛显得自然。

5. 画唇线、涂口红

"眼取其神，唇取其色"，唇部是面部最灵活的部分，表现个性魅力和风采。先用唇线笔勾画出理想的唇形轮廓，然后上口红，口红颜色应搭配协调。护士工作妆的口红以浅色、透明色、鲜艳度低的颜色为佳，显示出护士健康红润的气色即可。唇部较干燥的人在涂口红之前先涂润泽型唇膏。

6. 上腮红

即在面颊部涂上适当的胭脂，使面颊更加红润，轮廓更加优美，并显示出健康与活力。胭脂的颜色应与眼影、口红属于同一色系，以体现妆面的和谐之美。涂抹的基点是人在发笑时脸部肌肉隆起处，沿这个基点，稍往上向四周抹开，涂的范围高不过眉，低不过嘴角，长不到眼长的一半，以使腮红和面部肤色自然过渡。

化妆礼仪注意事项

　　化妆是修饰仪容的一种方法，是职业人士知"礼"的外在表现，但在化妆过程中如不注意遵循基本礼仪规范，将适得其反。

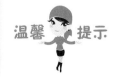

温馨　提示

1. 不能当众化妆　无论是在办公室、护士站还是在其他社交场所化妆都是不合适的。在众目睽睽之下化妆既有碍于人，也不尊重自己。如果有必要补妆应在化妆间或休息室等无人场所进行。

2. 不借用他人化妆品　借用他人的化妆品，既不卫生，也不礼貌，故应避免。

3. 不评论他人的化妆　化妆是一种私人行为，而且民族、肤色和个人文化素质有差异。化妆各有不同的习惯和风格，切莫自以为是地加以评论或非议，也不应冒失地打探他人的化妆品。

4. 不使妆面出现残缺　注意在化妆后及时自查，防止妆容出现残缺；在出汗或用餐之后应及时避人补妆，否则将给人一种懒惰之感。

5. 临睡之前应彻底卸妆　化妆品对皮肤都有一定程度的损害，不要让化妆品留在面部过夜。化妆者临睡前要用洁面乳或洗面液洗脸，温水冲净擦干，涂少许晚霜以保护面部皮肤。

练一练
按照简易化妆方法练习面部化妆技巧，化妆后同学之间相互点评，评价是否符合化妆原则，体现出自己清新、健康、自然的气质，达到美化自身的目的。

任务二
护士日常工作中的仪容礼仪

学一学

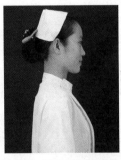
图1-2　护士工作发式

一、头面部

头面仪容是个体仪容的焦点。护士在修饰头面仪容时，应遵照得体大方的基本原则，具体做到简练、明快、方便、朴素、实用。所谓得体大方是为了更好地展现护士的真、善、美，使之与自己所从事的护理职业相匹配。护士的工作发式，除了遵循基本的美发规则外，还应体现护士的职业特点。护士帽，是护理职业的象征，所以护士的工作发式应与护士帽相协调，与护士角色相适应，既方便护士进行各种护理操作，又体现护士庄重、严谨的风格和奉公敬业、救死扶伤、朴实高雅的职业精神，见图1-2。

护士工作发式：

（一）佩戴护士燕帽的发式

佩戴护士燕帽时，护士不能长发披肩。如果是长发要盘起或戴网罩，头发前不过眉，侧不过耳、后不过领。短发也不要超过耳下3 cm，否则也要盘起或使用网罩。燕帽要戴正戴稳，距发际4~5 cm，发夹固定于帽后，发夹不得显露于帽的正面，最好选择与燕帽同色的发夹或用白色发夹，不要佩戴夸张的头饰。

（二）特殊科室护士的发式要求

在手术室、传染病房、烧伤病房、ICU等特殊科室工作的护士，要求佩戴圆帽。所以，头发要全部遮在帽子里面，不露发际，前不遮眉，后不外露，不戴头饰；边缘要平整，帽缝要放在后面，帽顶要饱满。

> **练一练**
> 要求留有长发的学生，学习长发的梳理及发网的使用方法，作成符合护士工作要求的发型。

二、身体

由于身体修饰作为礼仪的载体是礼仪活动的重要组成部分，所以，很有必要对身体有关部位进行仪容修饰。

（一）手臂

手臂是人体最灵活的器官，在人际交往中使用最多。因此，手臂往往被人们视为人际交往的"第二张名片"。护士在工作中用手的机会很多，故对手臂的修饰尤为严格。

1. 手掌

手掌是手臂的中心部位，也是形成各种手语的关键所在，故修饰的重点有：①洗涤，在日常生活中，手是接触人和其他物体最多的地方，从清洁、卫生、健康的角度来考虑，应当勤洗涤和多保护。所以，上班护士洗手和护手就显得十分重要。②指甲，医护工作者不允许留长指甲，因为长指甲容易藏污纳垢，必须经常修剪。修剪时，应清洁手指甲沟附近的皮肤，指甲长度不超过指尖，不要过于修饰。不能把指甲涂得大红大紫，与自己的身份、年龄、工作不协调，也不能在公众场合出现修剪指甲或用牙齿啃指甲等不文明、不礼貌的举止。

2. 肩膀

社交礼仪要求在非常正式的政务、商务、学术、外交活动中，人们的手臂，尤其是肩部，不应当暴露在衣服之外。因此，护士修饰肩臂的重点是不能穿无袖的服装。

3. 腋毛

腋毛因属于"个人隐私"，不应当为外人所见。因此，护士要特别注意这一点，工作时不能穿令腋毛外现的服装。而在非工作场合，若打算穿着暴露腋窝的服装，也务必先脱去或剃去腋毛。

（二）腿脚部

腿脚部在近距离之内常为他人所重视，故修饰仪容时切不可偏废。在正常情况下，应保持脚部卫生，勤于洗脚，勤换鞋子与袜子。不要穿残破有异味的袜子，不要在他人面前脱下鞋子，更不要脱下袜子搔抓脚部，这些不良的生活习惯，都直接损害个人形象。一般在正式场合应穿袜子，以便维护自己的个人形象，避免被他人误会。此外，不穿拖鞋、凉鞋、镂空鞋等使脚部过于暴露的鞋子。护士上班时，应穿规定的护士鞋，并要求做到定期清洁保养，使其干净、舒适、方便、美观。

三、表情

实际上，脸像一台显示器，既客观反映了人们的心理状态，又生动展示了人类的内心活动。作为一名护士，应始终坚持对病人亲切友好地服务。但如果以微笑的表情告诉病人家属一个不幸的消息，就等同于"幸灾乐祸"。因此，护士对他人表达情感必须稳重谨慎。护士表情礼仪总的要求是：理解表情，把握表情，并能在不同的场合控制自己的情感，不轻易让其流露出来以免影响周围其他人。人们常称护士为"白衣天使"，是健康的"使者"，故护士表情的流露应和蔼可亲，乐观向上，具有较强的感染力。

四、目光

护士与病人进行交流时，要以亲切自然的目光作为交流起点。在交流过程中，应不断地用目光表达自己的意愿、情感，还要及时动态地观察病人的目光。如一个病人眼神呆滞，可反映出其内心的麻木。眼睛能唤起对方心灵深处的感应，引起对方的情绪反应和相应行为。护士操作时，应精力集中，眼神凝聚。当倾听病人谈话时，眼神应亲切。关注的目光应是有人情味地、富有感情地看着病人，始终用目光表达的一个中心意思是"我同情你、我关心你"。在正确运用自己目光的同时，还要学会"阅读"病人的目光语言，从病人的目光变化中，分析他的内心活动和意向，以便及时为他提供优质护理服务。

五、微笑

微笑作为一门学问和艺术，是和蔼、谦恭、融洽、真诚等美好感情的客观表现。微笑能沟通心灵，给人一种温和、亲切的感觉。在护理工作中，护士应把和蔼、真诚、友善的微笑献给服务对象，让他们在病房里，像见到老朋友一样，不感觉孤独和寂寞。调查资料表明，大多数病人希望看到护士的微笑，微笑能给他们带来温暖、生机和信心。护士是天使，是那个能使病房漂亮起来的人。

总之，护士对病人的面容表情是以职业道德情感为基础的。在临床护理工作中，要求护理人员善于理解表情，把握表情，并能在不同的场合控制自己的情感，不能把生活中的不良情绪带到工作中。同时，护士应当善于使用面容表情。当病人入院时，护士亲切的微笑会带给病人温馨与安全；当护士带着真诚的微笑轻巧而敏捷地来往于病床旁，对病人的精神安慰可能胜过良药；当病人悲伤时，护士关切理解的表情，会带给其莫大的安慰；当病人病情发生改变、病情危急时，护士从容镇定的表情，能增强病人安全感和恢复健康的信心。护士除了善于控制自我的面容表情之外，更要细心体察病人的面容表情，进一步了解病人心理活动的深刻内涵，从而为病人提供高质量的护理服务。

> **练一练**
> 认真按实训要求，有针对性地采取对镜独练、两人互练和分组共练等方式，开展微笑的模拟训练，要求达到学会微笑的实训目的。

⚠ 评价反馈

一、项目评价表

姓名_____ 班级_____ 项目得分_____

评价项目	扣分项目及分值		分值	得分
简易化妆	衣帽、鞋不整洁、不合体、不端正，佩戴不适	各扣2分	15	
工作发式	穿戴燕帽	扣5分	15	
	面部呆板、生硬、紧张	扣5分		
手臂	头不正、两肩不平、胸不挺	扣5分	10	
	两腿不拢、左右脚之间距离过宽	扣2分		
	步履不轻捷、两臂摆幅超过30°	扣3分		
	步伐过大或过小	扣5分		
腿脚部	头不正、两肩不平、胸不挺	扣5分	10	
	两腿不拢、双手放置不自然	扣5分		
表情	头不正、两肩不平、胸不挺	扣5分	15	
	坐前未抻平衣裙、落座于全部椅面、双膝未拉拢	扣5分		
	小腿未能后收或小交叉、双手放置不自然	扣5分		
目光	动作不协调、省力	扣5分	15	
	行进停放不平稳	扣5分		
微笑	头不正、两肩不平、胸不挺	扣2分	20	
	持卡贴胸过紧或离胸过远、持卡过高或过低	扣4分		
	另一手放置不对或放置不自然、持卡摇摆不稳	扣4分		
总 分				

二、思考题

1. 护士在工作时如何按要求修饰自己的仪容？

2. 护士如何运用目光与表情来面对不同的病人？

3. 化妆时的注意事项有哪些？

4. 简述微笑的作用和实训的方法。

（李霞）

护士
举止礼仪

情景——展示

项目目标

1. 掌握护士工作时的举止礼仪基本知识、实践技能和训练方法。
2. 熟悉手姿、站姿、蹲姿、坐姿、走姿、行礼的礼仪规范要求。
3. 了解其他会面礼仪的实用知识。

实施方案

学一学

　　举止，也叫举动、动作，是指人们在人际交往中所表现的各种姿态。在礼仪规范中，举止作为人类一种无声的体态语言，客观动态地反映了人类的思想感情变化。正如达·芬奇所言：从仪态了解人的内心世界，把握人的本来面目，往往具有相当的真实性、准确性与可靠性。行为举止是心灵的外衣，一个人的举止是否得体，直接反映了他的内在素养水准；一个人的举止是否规范，直接影响他人对其个人的总体印象和综合评价。

　　护士举止礼仪是护理礼仪的重要组成部分，护士的体态作为一种无声语言，传递着一定的信息，成为护理活动的重要沟通方式之一。正确掌握和运用护士的举止礼仪，对护理工作的规范开展至关重要。护理行业是一种展现力与美的职业。训练有素的举止、优美的姿态、得体的风度，客观展示了护士的良好素质和职业特点，给人们留下了温和、善良、仁爱的"白衣天使"形象。

任务一
手姿

　　手姿，也叫手势，是人的两只手及手臂所做的动作。它以双手的动作为核心，既可为静态，也可呈动态。由于人的身体最灵活自如的部位是手，所以手姿是体语中最为丰富和最有表现力的动作。正确认识、理解、掌握手姿，是护士举止礼仪实践一个必不可少的基本环节。

一、基本手姿

（一）垂放

垂放是最基本的手姿。其做法分别为：一是双手自然下垂，掌心向内，叠放或相握于腹前。二是双手伸直下垂，掌心向内，分别贴放于大腿两侧。常在站立时应用。

（二）背手

背手常用于站立、行走时，是一种具有显示权威和表现镇定双重作用的常见手姿。其做法是昂首挺胸，双臂后伸，双手在身后相握。

（三）持物

持物是指用手拿东西，可用单手或双手拿。要点是拿东西时应五指并拢，动作自然，用力均匀，不得翘起无名指和小指，以免显得故意作态。

（四）鼓掌

鼓掌是用以表示祝贺、支持或欢迎的一种手势，常在比赛、演出、会议或迎候嘉宾等场合使用。具体做法是以右手掌心向下，有节奏地拍击掌心向上的左掌。若有必要，可同时起身站立。但不允许为表示反对、拒绝、讽刺、驱赶的意思而"鼓倒掌"。

（五）夸奖

夸奖的手姿主要用于表扬他人。具体做法是伸出右手，翘起拇指，指尖向上，指腹面向被表扬者。但与他人交谈时，不得将右手拇指竖起来反向指向其他人或自指鼻尖，因为这样的手姿有自大、藐视或自以为是、不可一世的意思。

（六）指示

这种手姿主要用于引导来宾、指示方向。其做法是以右手或左手抬至一定高度，五指并拢，掌心向上，以其肘部为轴，朝目标方向伸出手臂，以表示谦逊、诚恳之意。

二、禁忌手姿

（一）易被人误解的手姿

常见两种：一种是因个人习惯而不为他人理解的不通用手姿。另一种是因文化背景不同而被赋予不同含义的手姿。如伸出右臂，右手掌心外向，拇指与食指合成圆圈，其余手指伸直这一手姿，在英美表示"允许"和"赞扬"之意，在拉美表示下流，而在日本则表示钞票和钱之意，故很容易使不了解的人误会。

（二）不卫生的手姿

在他人面前掏耳朵、搔头皮、剜眼屎、抠鼻孔、剔牙齿、摸脚丫、抓痒痒等手姿，均很不卫生，令人恶心，是非常不礼貌的不当举止。

（三）不稳重的手姿

在大庭广众面前，双手乱动、乱摸、乱举、乱扶、乱放或咬指尖、折衣角、抬胳膊、抱大腿、拢脑袋等手姿，均是须禁止的不稳重手姿。

（四）失敬于人的手姿

掌心向下挥动手臂，勾动食指或除拇指之外的其他四指招呼别人，用手指指点他人都是失敬于人的手姿。其中指点他人时，伸出一只手臂，食指指向他人，其余四指握拢，有指斥、教训之意，尤为失礼，均须严加禁止。

三、常用手势语

（一）全球性通用手势

一般，全球性通用手势主要有：两手合掌，把头倚在一侧手背上，闭上双眼，做入睡状，表示"我很疲倦"。用手拍拍胃部，表示"我吃饱了"。用手在胃部画圈表示"我饿了"。用手呈杯状，作饮水动作，表示"我渴了"。两手相搓可表示"我很冷"、"喔，这很好"、"这里很安逸舒适"，也可表示迫切期望、精神振奋的含义。

（二）几种常见手势语在不同国家的含义

1. 握手

握手是一种欢迎对方的常见手势，几乎全球通用。但在不同的国家握法与含义各异。如北美人见面时握手相互致意，并要紧紧地有力握一下；日本人虽仍然喜欢向对方鞠躬致意，但已有不少日本人为迎合西方人的习俗改用握手致意；中东人和许多东方人握手时，常只轻轻握一下，因为在他们的文化里，紧紧握手意味着挑衅。

2. 挥手

挥手是一种向人打招呼或告别的常见手势。因受地区和习惯差异的影响，挥手的方式方法也有所不同。如北美人向人打招呼、告别或要引起离他较远的人的注意，都要举臂，张开手，来回摆动。而在欧洲大多数地方，这个动作表示"不"。故欧洲人挥手告别时，习惯于举臂，手在腕部上下挥动，好像篮球运动员运球的动作。而希腊人和意大利人打招呼则只需举手，用手指向内勾动的手势。

3. 召唤

召唤是一种招呼别人的常见手势，这种手势常因国别不同而异。如美国人要召唤别人以引起对方注意时，最常用的手势是举手（并竖起食指）到头部的高度，或者更高。另一种唤人手势是伸出食指（手掌朝着自己的脸），将该指向内屈伸。这两种召唤手势在世界其他地区均可能被误解。如在欧洲各地，表示到"这儿来"的手势是举臂，手掌向下，然后将手指作搔痒状。至于屈伸食指这个手势，在澳大利亚和印度尼西亚等地，只用来召唤动物；若用来召唤人，则显得很不礼貌。

4. "V"字形手势

这种手势的形成以食指和中指分开成"V"字形，差不多是全球各国表示"胜利"或"和平"的手势。但在英国，如果伸出食指和中指形成"V"字形，手掌和手指向着自己的脸，则有侮辱人之意。

5. "OK"手势

"OK"手势常被北美人热情炫示，其做法是将拇指和食指构成环形，其他三指伸直，表示"OK"，即允许和赞扬的意思。但在法国这个手势表示"零"或"毫无价值"。在日本，它的意思是"钱"，好像构成了一枚硬币的样子。在巴西、俄罗斯和德国，它象征人体上非常隐蔽的孔。因此,在这些国家里,切记不要打这个"OK"的美国手势。

6. 竖起大拇指

竖起大拇指现已非常普遍地用于北美和许多国家,它的语意常表示无声的支持、赞同和其他多种赞扬。但在某些地区,这个手势却具有完全不同的含义。如在澳大利亚,将竖起的大拇指上下摆动,这等于在说"他妈的!";北美人竖起大拇指表示要搭便车;而在尼日利亚等地,该手势却被认为非常粗鲁。在德国和日本,竖起大拇指可用来计数:在德国表示"1",在日本则表示"5"。

> **想一想**
> 什么叫手势?基本手势和禁忌手势各有哪些?叙述全球性通用手势和在不同国家含义各异的几种常见手势。

任务二
站姿

学一学

站姿,又称立姿、站相,指的是人在站立时所呈现的姿态,是人的最基本姿势,更是其他一切姿势的基础。规范的站姿可以给他人留下端庄大方、精力充沛、蓬勃向上的美好印象。

一、规范站姿

人的基本站姿为:抬头,颈直,收颌,闭唇,平视,微笑,肩平,胸挺,腹收,提臀,两臂下垂,手指微曲,虎口向前,两腿直立,双膝与脚跟并拢。适用于升国旗等正式场合。

(一)站姿的基本要求

站姿能体现出人的稳重、端庄、礼貌、挺拔、有教养,显示出一种亭亭玉立的静态美,是培养优美体态的基础。其要领是:挺、直、高、稳。

1. 挺

站立时身体各部位要尽量舒展挺拔,做到头要端正、双目平视、颈直、背挺。

2. 直

站立时身体的支干——脊柱要尽量与地面保持垂直，注意收颌、挺胸、收腹、立腰、夹腿、提臀。

3. 高

站立时身体的重心要尽量提高，有向上拔高的感觉。

4. 稳

主要体现在脚和腿上，两腿绷直，膝盖放松。

（二）站姿时的常见脚位

脚的位置常有以下几种形式：

1. "V" 形：即双脚的跟部并拢，两脚尖张开的距离约为一拳，使身体重心穿过脊柱，落在两腿正中，见图2-1。

2. 丁字式：即一脚跟放于另一脚的内侧中点，两脚所呈角度为90°，可以左脚在前，也可右脚在前，多为女士采用，见图2-2。

3. 平行式：即双脚平行分开不超过肩宽，常为男士采用。

（三）站姿时常见的手位

1. 双手垂握于下腹部：双臂基本垂直，双手几乎平展，一手叠于另一手上，并轻握另一手四指指尖，被握之手的指尖不能超出上手的外侧缘，见图2-3。

2. 双手相握于中腹部：双臂略弯曲，双手伸直，一手叠于另一手上，并轻握另一手四指指尖，被握之手的指尖不能超出上手的外侧缘，置于中腹部，见图2-4。

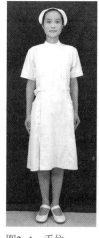 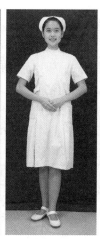 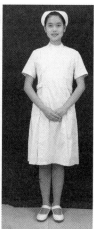 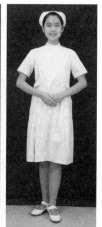

图2-1 手位一　　图2-2 手位二　　图2-3 手位三　　图2-4 手位四

3. 一臂垂于体侧，一手置于腹侧：一臂自然放松垂于体侧，手掌放松自然弯曲，另一臂自然放松屈曲置于体侧，手轻握成半拳，置于腹侧，前不过身体正中线。

练一练

按照站姿的基本要求，试着站立3分钟，并采用不同的脚位、手位，体验有什么不同。在不同场合（升国旗、主持节目、导诊、床边交班时）采用何种不同的站姿？

二、禁忌站姿

（一）全身不够端正

古人对站姿的基本要求是"站如松"，强调站立时身体要端正。若站立时头歪、肩斜、臂曲、胸凹、腹凸、背弓、臀撅、膝屈，或双手放在口袋里，懒洋洋地倚靠在墙上等，均是禁忌站姿，不符合站姿的基本要求，必须力戒。

（二）双腿叉开过大

站立过久时，可采用稍息的姿势，双腿可以适当叉开。在他人面前双腿叉开过大或双腿交叉，即别腿，均是须禁忌的不美观站姿。

（三）手脚随意活动

站立时，双脚应安稳规矩，不能出现乱点乱划，踢来踢去，蹦蹦跳跳。或用脚勾东西、蹭痒痒，脱下鞋子或是半脱不脱，一半在鞋里一半在鞋外等随意乱动的站姿。此外，站立时双手随意把玩衣服、听诊器、病历卡、咬手指甲等小动作，均是有失庄重，务必制止的不雅观行为。

（四）表现自由散漫

若站立太久，只要条件许可，可坐下休息。但不要出现站立时随意扶、拉、倚、靠、趴、踩、蹬、跨等自由散漫的禁忌站姿。

任务三
蹲姿

蹲姿是指人下蹲的姿势，它是人处于静态站姿时的一种特殊情况，用于拾捡物品，帮助别人或照顾自己等情况。如需要在他人或患者面前拾捡地上物品时，若采取弯腰、俯首、撅臀的姿势去拾捡，就不如用蹲姿雅观。

一、规范蹲姿

蹲姿的运用要优美、典雅，其基本要求是：一脚在前，一脚在后，两腿靠紧下蹲，前脚全脚掌着地，小腿基本垂直于地面，后脚脚跟抬起，臀部要向下。

（一）常见的蹲姿及具体要求

（1）高低式：这种蹲姿的基本特征是双膝一高一低。下蹲时，双脚不并排在一起，而是右脚在前，左脚稍后。右脚完全着地，小腿基本上垂直于地面；左脚脚掌着地，脚跟提起。此时，右膝要高于左膝，左膝内侧可靠于右小腿的内侧，形成右膝高左膝低的姿态，见图2-5。女性应靠紧两腿，男性则可适度分开。臀部向下，基本上以右腿支撑身体。男性选用这种蹲姿时，两腿之间可有适当距离，在工作时选用这一方式，往往更为方便。

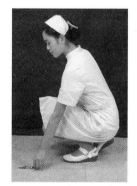

图2-5 蹲姿

（2）交叉式：这种蹲姿通常适用于女性。左脚退至右脚后，右脚在前，左脚在后，蹲下双腿交叉在一起。右小腿垂直于地面，全脚着地；左脚跟抬起，脚掌着地。

（3）重叠式：这种蹲姿通常适用于女性，尤其是穿短裙者，此种姿势造型优美典雅。基本特征是蹲下后双腿交叉在一起。具体要求是：下蹲时，右脚在前，左脚在后。右小腿垂直于地面，全脚着地；右腿在上，左腿在下，二者交叉重叠；左膝由后下方伸向右侧，左脚跟抬起，脚掌着地，上身略向前倾，臀部朝下。

（4）半蹲式：多用于行进中应急临时采用，其正式程度不及前两

项目二 护士举止礼仪

47

种。基本特征是身体半立半蹲，下蹲时，上身稍许弯下，臀部向下，不能撅起；双膝略为弯曲，一般均应为钝角；身体的重心应放在一条腿上。

（5）单膝着地式：这种蹲姿是一种非正式的蹲姿，多用于下蹲时间较长，或为了用力方便，基本特征是双腿一蹲一跪。下蹲之后，改为一腿单膝着地，臀部坐在脚跟上，以其脚尖着地；另一条腿则应全脚着地，小腿垂直于地面；双膝应同时向外，双腿应尽力靠拢。

（二）蹲姿的要领

要求侧身蹲下，先后移右脚半步，右手整理衣服，缓缓下蹲，挺胸收腹，调整重心。站在所取物品的旁边，蹲下屈膝去拿，不要弓背，要慢慢地把腰部低下。

练一练
按照蹲姿的基本要求及要领，进行各种不同蹲姿的训练，并从中掌握各种蹲姿的方法与技巧，认清它们各自的特点与不同。

二、禁忌蹲姿

采取蹲姿时有四项禁忌：

1. 面对他人下蹲，这样会使他人感觉不便。
2. 背对他人下蹲，这样做对他人不够尊重，失敬于人。
3. 下蹲时双腿平行叉开，这样做好像在上洗手间，故称"洗手间姿势"，不够文雅。
4. 下蹲时低头、弯背或弯上身、翘臀部，特别是女性穿短裙时，这种姿势十分不雅，还有曝光内裤的可能。

任务四
坐姿

学一学

坐姿是指人在就座后所呈现的一种静态姿势。在社交应酬中，这种姿势应用得最多。坐姿端庄，不仅给人以文雅、稳重的感觉，而且也是展现自我良好气质的重要形式。

一、基本坐姿

基本坐姿表现为：入座后挺直上身，头部端正，目视前方，下颌微收，挺胸立腰，肩平放松，上身与大腿、大腿与小腿之间均应呈直角。双手掌心向下，叠放于大腿之上，或是放在身前的桌面上，或一左一右扶在座位两侧的扶手上。脚尖对向正前方或侧前方，双脚可以并拢、平行，也可一前一后；只落座椅面的1/2~2/3，避免身体倚靠座位的靠背。当面对尊长而无屏障时，双腿最好并拢。若为一般交往对象，男士就座后双腿可稍张开，但不应比肩宽。女士就座后，若身着短裙，务必并拢双腿。在非正式场合，允许坐定后双腿叠放或斜放。

二、常见的几种坐姿

1. 正襟危坐式

正襟危坐式是最基本的坐姿，适用于正式场合。女性上身与大腿、大腿与小腿、小腿与地面都应当呈90°，双膝双脚完全并拢，见图2-6，图2-7。男性上身与大腿、大腿与小腿、小腿与地面呈90°，双膝双脚可分开，但不得超过肩宽。

2. 双腿叠放式

双腿叠放式是将双腿完全一上一下交叠在一起，交叠后的双腿没有任何缝隙。双腿斜放于一侧，斜放后的腿部与地面呈45°，叠放在上的脚尖垂向地面。适合穿短裙的女性采用，有一种大方高贵的美感。

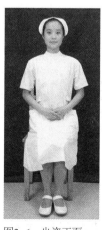
图2-6 坐姿正面

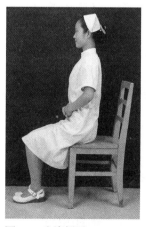
图2-7 坐姿侧面

3. 双腿斜放式

双腿斜放式是将双膝先并拢，然后双脚向左或向右斜放，使斜放后的腿部与地面呈45°。适用于穿裙子的女性在较低处就座使用，见图2-8。

4. 前伸后屈式

前伸后屈式是女性的一种优美坐姿。大腿并拢后，向前伸出一条腿，并将另一腿屈后，两脚掌着地，双脚前后要保持在同一条直线上，见图2-9。

5. 双腿交叉式

适用于一般场合，男女皆宜。两大腿交叉叠放，小腿自然放置。

6. 双脚交叉式

适合女性，双膝并拢，双脚在踝部交叉。交叉后的双脚可以内收，也可以斜放，但不宜向前方伸出去，见图2-10。

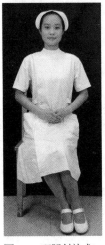 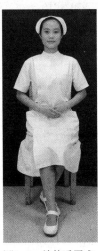 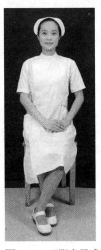

图2-8　双腿斜放式　　图2-9　前伸后屈式　　图2-10　双脚交叉式

练一练

按照基本坐姿的要求进行练习，掌握坐位时腰部直立的要点，上部身体挺拔，双肩放松，与站立位时上身的要求一样。并按照不同的坐姿要求，准确把握和确定坐位时两腿和两脚应放置的位置，手在坐位时应放置的位置，使坐姿更显得轻松和优美。

三、入座与离座礼仪

就座是指走向座位直到坐下的整个过程，由一系列环节构成，社交礼仪对其中各个环节均有规范要求。

（一）注意顺序

若与他人一起入座，就座时一定要讲究先后顺序，礼让尊长。做到：一是优先尊长，请尊者首先入座。二是同时就座，适用于平辈人和亲友同事。无论如何，抢先就座是失礼的表现。

（二）讲究方位

不论从正面、侧面或背面走向座位，都应讲究从左侧走向或离开自己的座位，这种入座与离座方式简称为"左进左出"，在正式场合一定要遵守。如果与他人同时就座，应当注意座位的尊卑，并且主动将上座相让于人。

（三）落座无声

在就座过程中，无论是移动座位，调整坐姿，还是身体坐下，都不要发出嘈杂声响。因为不慌不忙、悄无声息本身就体现了一种礼仪教养。

（四）入座得法

就座时应转身背对座位。如距其较远，可以右脚后移半步，待腿部接触座位边缘后，再轻轻坐下。着裙装的女士入座，通常应先用双手拢平裙摆，随后坐下。

（五）离座谨慎

离座应注意礼仪规范，不要突然跳起，惊吓他人；也不要弄出声响或把身边的东西碰翻。起身离座要缓慢，动作要轻缓、无声无息。避免出现起身离座动作过快、过猛。离开坐椅时，应先采取基本的站姿，站立稳定后，才可离去。避免起身就跑或起身与行走同时进行，显得过于匆忙，有失礼节。

四、禁忌坐姿

在护理工作中，如与病人谈话、进行病案讨论、参加业务学习等，为了展示护士文明、端庄的仪态，就座后要注意避免以下不雅姿势。

（一）头部

坐定后仰头靠在座位背上或低头注视地面。左顾右盼，闭目养神，摇头晃脑等。

（二）上身

坐定后上身前倾、后仰、歪向一侧或趴在前方桌上。

（三）手部

坐下后，以双手抱臂，双手抱于脑后，双手抱住膝盖或夹在两膝之间，以手抚腿、摸脚等小动作。

（四）腿部

坐好后双腿敞开过大。在尊长面前高翘"4"字形腿，即将一条小腿交叉叠放在另一条大腿上；两腿直伸，反复抖动不止；躺在座位上或把腿架在高处。

（五）脚部

坐定后将脚抬得过高，以脚尖指向他人；使对方看到鞋底，并在坐下后脱鞋子、脱袜子或将脚架在桌面上、钩住桌腿，翘到自己或他人的座位上；用脚踩踏其他物体；双脚交叉，将其摆成外八字，两脚跟着地，脚尖朝上，摇荡抖动不止。

想一想

入座和离座有哪些礼仪要求？应如何按有关训练标准，加强护士入座和离座的模拟实训？禁忌坐姿有哪些？应当怎样避免这些禁忌的坐姿？

任务五
走姿

学一学

走姿是指人在行走过程中所形成的动态姿势，体现了人的动态美和精神风貌。走姿属于人的全身性活动，其重点在行进中的脚步上，即步态。通常，对走姿的总体要求是：矫健、优美、轻松、匀速、不慌不忙、稳健大方。

一、规范走姿

行走时，应以正确的立姿为基础，全面、充分地兼顾以下六个方面。

（一）全身伸直，昂首挺胸

行走时，应面朝前方，双眼平视，头部端正，胸部挺起，背部、腰部、膝部避免弯曲，使全身看上去呈一条直线。

（二）起步前倾，重心在前

行走时，身体应稍向前倾，身体的重心应落在反复交替移动的前脚的脚掌上，这样使身体也随之向前移动。当前脚落地、后脚离地时，膝盖一定要伸直，踏下脚时再稍松弛，并立即使重心前移，这样行走的步态较美观。

（三）脚尖前伸，步幅适中

应保持行走时脚尖向前，步幅适中，使前脚脚跟与后脚脚尖相距一脚长。

（四）自始至终，直线前进

在行走过程中，双脚两侧行走的轨迹应呈一条直线。注意防止身体的左右摇摆，始终保持身体的腰部至脚部以直线形状移动。

（五）双肩平稳，两臂摆动

行走时，双肩应平稳，两臂则有节奏地前后摆动，同时摆动的双手掌心向内，掌指向下伸直，向前摆动的幅度约30°，向后摆动的幅度约15°。双手不能横摆或同向摆动，见图2-11。

（六）全身协调，匀速前进

行走的速度均匀，富有节奏，其他动作要相互协调、紧密配合，显得自然轻松。

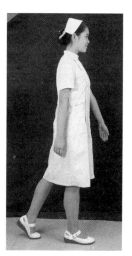

图2-11 走姿

二、禁忌走姿

（一）瞻前顾后

行走时，不应左顾右盼，尤其是不应反复后看或身体过分晃动。

（二）声响过大

行走中用力过猛，声响大作，令人感到缺乏教养和举止粗鲁，避免穿行走时声响过大的鞋子。

（三）八字步态

行走时两脚脚尖向内侧伸构成内八字步，或两脚脚尖向外侧伸构成外八字步都是不雅观的步态。

三、行走礼仪

遵守有关礼仪规范，自觉坚持行走必须自尊自爱、以礼待人的原则，严格按以下基本要求做到：

1. 始终自律

行走时应始终自律，严格约束个人行为。做到：不吃零食和不吸香烟，不乱扔废物及不随地吐痰，不过分亲密，不尾随围观，不毁坏公物，不窥视私宅，不违反交通规则等。

2. 相互体谅

对于任何人，在行走期间都要相互关心、彼此帮助。遇到熟人时应问候对方，至少也须以适当方式打个招呼；当有人向自己问路时，应尽力相助，有时还可以为其带路，不要心烦急躁，不予理睬；向他人问路时应事先用尊称，事后勿忘道谢；碰到老弱病残者时，应主动关心、帮助，不要视而不见，甚至讥讽或呵斥；遇上打架、斗殴、偷窃、抢劫或其他破坏公物、破坏公共秩序的行为时，应挺身而出，见义勇为，正气凛然，大胆斗争，不要事不关己，走为上策；通过狭窄路段时，应请他人先行，不要争先恐后；在拥挤之处不小心碰到别人时，应立即说"对不起"，不要若无其事，或寻衅滋事。

3. 保持距离

在公共场所行走，应注意随时与他人保持适当距离。因为人际距离作为一种无声语言真实反映了人们彼此之间的关系现状，而且也体现了保持一定距离的主动者对另一方的态度与看法，因此不可马虎大意。通常人与人之间的距离可分为以下四种类型：

（1）私人距离：当两人相距在0.5 m之内时，即为私人距离，又称亲密距离，适用于家人、恋人和至交。与一般关系者、陌生人和异性相处时，应避免使用。

（2）社交距离：当两人相距在0.5～1.5 m之间时，即为社交距离。这一距离主要适用于交际应酬，是人们采用最多的人际距离。

（3）礼仪距离：当两人相距在1.5～3 m之间时，即为礼仪距离，有时亦称敬人距离。主要适用于向交往对象表示特有的敬重，或用于举行会议、庆典、仪式等活动。

（4）公众距离：当两人相距在3 m以外时，即为公众距离，或称大众距离，主要适用于与自己不相识的人相处。在公共场合行路时，与陌生人之间应尽量采取这种距离。

特殊情况行走

行走时，人们往往会置身于不同的场所和面临各种不同的情况。当遇到这种情况时，应遵守上述基本要求，依据不同情况而灵活对应行走。

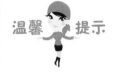

温馨 提示

1. 漫步

亦称散步，是指以随意行走为表现形式的一种休息方法。一般不受时间、地点、速度等因素的限制。

2. 上下楼梯

上下楼梯时，需注意以下6点：

（1）上下楼梯均应单人行走，不宜多人并排行走。

（2）不论上楼还是下楼，都应身体靠右侧而行。

（3）上下楼梯时，若为人带路，应走在前头，不应位居被引导者之后。

（4）上下楼梯时，大家都要留心脚下，故不宜进行交谈。站在楼梯上或楼梯转角处进行深谈会有碍他人通过。

（5）与尊者、异性一起下楼梯时，若楼梯过陡，应主动行走在前，以防身后之人有闪失。

（6）上下楼梯时既要注意楼梯，又要注意与身前、身后之人保持一定距离，以防碰撞。此外，还应注意上下楼梯时的姿势、速度。不管自己需办的事多么急，都不应在上下楼梯时推挤他人，或坐在楼梯扶手上快速下滑。

3. 进出电梯

（1）讲究安全：当电梯关门时，不要扒门，或强行挤入。电梯人数超载时应主动退出。当电梯在升降途中因故暂停时，要耐心等候，不要冒险攀援而出。

（2）注意出入顺序：与不相识者同乘电梯，进入时要讲先来后到，出来时则应由外向里依次而出，不可争先恐后。与熟人同乘电梯，尤其是与尊长、女士、客人同乘电梯时，应视电梯类别而定：进入有人管理的电梯，应主动后进后出。进入无人管理的电梯时，为了控制电梯应先进后出。

4. 出入房间

个人出入房间，若无人在场，不用过分拘束。若有他人在场，尤其是在较正式的场合，应做到：

（1）注意房门的开关：不论是出房门还是入房门，都应用手轻推、轻拉、轻关，不能以肘推门，以脚踢门，以臀拱门，以膝顶门等，也不能听任房门自由开关。

（2）注意面向：进门时，如已有人在房内，应始终面向对方，尤其是切勿反身关门，背向对方。出门时，若房内依旧有人，则应尽量面向房内之人，不要以背示之。

（3）注意顺序：一般而言，请尊长、女士、来宾先进出房门，并主动替对方开门或关门。若出入房间时恰逢他人与自己方向相反出入房间，则应主动礼让。一般是房内之人先出，房外之人后入。倘若对方为尊长、女士、来宾，亦可不遵此例而优先对方。

5. 通过走廊

多数房间与长短、宽窄不等的走廊连接在一起。走廊有室内走廊与露天走廊之分，但应遵守的行路礼仪基本相近，一般应注意以下四个方面：

（1）单排行进：在走廊内行走时，应单排行走，防止因走廊的窄小影响行进速度。

（2）右侧通行：遵守右侧通行规矩，这样即使有人从对面走来也互不相扰。若在通过仅容一人经过的走廊时，遇到有人迎面通过，则应面向墙壁，侧身相让，请对方先通过。对方先这样做了，勿忘向其道谢。

（3）缓步轻行：因为走廊多连接房间，切勿快步奔走，大声喧哗。

（4）循序而行：通过走廊时，不要为了走捷径，图省事，甚至找刺激，而去跨越某些室外走廊的栏杆或行走在其上。

6. 避免在拥挤之处逗留

在拥挤之处，将事情处理后，应立即离开，不要阻挡他人的通过，更不要手舞足蹈、高声谈笑。

7. 排队

（1）养成排队的良好生活习惯：凡需排队时，要保持耐心，自觉地排队等候，不要起哄、拥挤、不排队或破坏排队。排队自觉与否能反映出一个人的素质高低。

（2）遵守排队顺序：这个基本顺序是先来后到，依次而行。要遵守、维护排队秩序，不仅自己不插队，而且还应不让自己的任何熟人插队。

（3）保持适当间隔：排队时，应缓步而行，人与人之间最好保持 0.5～1 m 的间隔，不能前胸贴着后背，让人感到很不舒服，甚至影响他人。例如，排队打公用电话、银行存钱或在自动提款机上取钱时，后边的人若与前边的人贴得过紧，则有可能使前边的人感到很不舒服，或心生戒备。

想一想

行走礼仪的规范要求有哪些？应当怎样训练才能达到这些要求？特殊情况的行走要求是什么？如何严格按照要求训练，学会在特殊情况下规范行走？

任务六
行礼

学一学

置身于现代社会，我们的社交范围不断扩大，与各种人的交往也骤然增多。因此，严格按照社交礼仪规范，恰当及时地向交往对方行礼，明显有利于我们今后的社会交往。

一、行礼基本原则

升国旗、演奏国歌时，应就地驻足行注目礼或举手礼。一般职位低者应向职位高者敬礼，年幼者应向年长者敬礼。资历、年岁相当者，不分先后，互相敬礼。未婚女子应向已婚女子先行礼，但年迈德高者除外。敬礼时要仪容端庄，不能口含香烟。在不方便的场所，如厕所、浴室、病房、理发厅或紧急场合，如水灾、火警、空袭等，则不必行礼。通常受礼者要行相应的答礼。

二、行礼类型及要求

（一）握手礼

在交际应酬中，相识者与不相识者之间往往都需要在适当时刻向交往对象行礼，以示自己对对方的尊重、友好、关心与敬意。在不同历史时期和文化背景下，人们所采用的会面礼千差万别，互不相同。目前熟知的有：点头礼、举手礼、致意礼、脱帽礼、握手礼、拥抱礼、亲吻礼、鞠躬礼、合十礼、吻手礼、吻足礼、碰鼻礼、拱手礼、叩头礼、跪拜礼、屈膝礼等。但当今世界最为通行的会面礼，还是人们在日常生活中采用最多的握手礼。

1. 握手时机

何时行握手礼是一个十分复杂而微妙的问题，通常取决于交往双方关系、现场气氛和当事人心情等多种因素，不能一概而论。关键是在人际交往中如何把握恰当时机，使自己显得彬彬有礼。

（1）应当握手的场合：较长时间未曾见面的熟人，应与其握手，以示久别重逢的喜悦心情；在较为正式的场合与相识之人道别时与其握手，以示自己的离别之意和希望对方珍重之心；当在本人作为东道主的社交场合中，迎接或送别来访者时，与对方握手以示欢迎或欢送；拜访他人后，在辞行时应与对方握手，以示"再会"；被人介绍给不相识者时，应与其握手，以示自己乐于结识对方，并为此感到荣幸；在社交场合，遇到同事、同学、朋友、邻居、长辈或上司时，应与其握手，以示高兴与问候；别人给了自己一定的支持、鼓励或帮助时，应与其握手，以示衷心感谢；向他人祝贺生日、结婚、生子、晋升、升学、乔迁、事业成功或获得荣誉、嘉奖时应与其握手，以示贺喜之诚意；他人向自己表示恭喜、祝贺时，应与其握手，以示感谢；对他人表示理解、支持、肯定时，应与其握手，以示真心诚恳；应邀参加社交活动，如宴会、舞会结束时，应与主人握手，以示谢意；在重要的社交活动，如宴会、舞会、沙龙、生日晚会开始与结束时，主人应与来宾握手，以示欢迎与道别；得悉他人患病、失恋、失业、降职、遭受其他挫折或家人过世时，应与其握手，表示慰问；他人向自己赠送礼品或颁发奖品时，应与其握手，以示感谢；向他人赠送礼品或颁发奖品时，应与其握手，以示郑重其事等。

（2）不必握手的场合：对方手部负伤或手上负重；正忙于他事，如打电话，与自己距离较远，所处环境不适合握手等。

2. 握手时伸手的先后次序

在正式场合，行握手礼时最为重要的礼仪问题是握手的双方应由谁来"发起"握手。倘若对此一无所知，在与他人握手时，轻率地抢先伸出手去而得不到对方的回应，那种情形往往令人非常尴尬。

（1）坚持"尊者决定"原则：根据礼仪规范，应遵守"尊者决定"原则。如两人握手时，应首先确定握手双方彼此身份的尊卑，由位尊者首先伸出手来，位卑者才能积极响应，决不可贸然抢先伸手而违反礼仪规范。因为握手由"尊者决定"，既恰到好处地体现了对位尊者的尊重，也维护了位尊者在握手之后寒暄应酬中的自尊。

（2）遵守特殊场合的握手原则：即和女士握手时，男士要等女士先伸手之后再握，如女士不伸手，无握手之意，男士点头鞠躬致意即可，这种情况不可主动去握女士的手；当与长辈握手时，年轻者要等年长者先伸出手再握，当接待来访客人时，主人有向客人先伸手的义务，无论客人是男是女，女士作为主人，应先伸出手，以示欢迎；当和上级握手时，下级要等上级先伸出手再趋前握手，但若是主宾关系，做主人的尽管是下级也应先向上级伸出手表示欢迎；当一个人需与多人握手时，应讲究由尊至卑的先后次序，即先年长者后年幼者，先老师后学生，先女士后男士，先已婚者后未婚者，先上级后下级等。此外，在公务场合，握手时伸手的先后次序主要取决于职位、身份。而在社交、休闲场合，则主要取决于年龄、性别、婚否。在接待来访者时，当客人抵达后，应由主人首先伸出手来与客人相握。而在客人告辞时，则应由客人首先伸出手来与主人相握。前者表示欢迎，后者则表示再见。还应强调的是，握手时的先后次序只可用于律己，但不必处处苛求于人。当自己处于尊者之位，而位卑者抢先伸手来相握时，应立即伸手与之配合。若是过分拘泥于礼仪，对其视若不见，置之不理，则会使对方进退两难而失礼于对方。

3. 握手的方式

握手的标准方式是行礼者行至距握手对象约1m处，双腿立正，上身略向前倾，伸出右手、拇指张开与对方相握。握手时应用力适度，上下晃动三四次，随后松开手，恢复原状。握手时应注意的是：

（1）神态：与人握手时，神态应热情、友好、自然。通常，应面带微笑，目视对方双眼，并口道问候。切勿三心二意，敷衍了事，漫不经心，傲慢冷淡。如迟迟不握他人早已伸出的手或一边握手，一边东张西望，目中无人，甚至忙于与其他人打招呼，都是极不妥当的失礼行为。

（2）姿势：与他人握手，应起身站立。除非自己是长辈、女士和病残者，否则坐着与人握手是不合适的。

（3）手位：握手时，手的位置至关重要。常见的手位有两种，一是单手相握，即以右手与人相握，手掌垂直于地面最适当，以表示自己不卑不亢。此外，与人握手时掌心向上，表示自己谦恭、谨慎，与人握手时掌心向下，则表示自己感觉甚佳，自高自大。二是双手相握。即用右手握住对方右手后，再以左手握住对方右手的手背。这种方式适用于亲朋故交，以表达深厚情谊。但这种握手方式不适用初识者与异性，因为它有可能被对方理解为讨好或失态。

（4）力度：握手时，为表示与交往对象热情友好，应稍许用力。如与亲朋故友握手时，所用的力量可稍大些，而在与异性以及初次相识者握手时，则千万不可用力过猛。总之，在与人握手时，不可毫不用力，使对方感到缺乏热忱与朝气；也不可用大力气，使对方产生示威挑衅感。

（5）时间：与他人握手的时间不宜过短或过长。一般，握手的全部时间应控制在3秒钟以内，握一两下即可。握手时两手稍触即分、时间过短，这样像走过场或表示对对方怀有戒意；而与他人握手时间过久，尤其是拉住异性或初次见面者的手长时间不放，则显得虚情假意，甚至会被人怀疑想占便宜。

4. 握手的禁忌

在人际交往中，行握手礼时应努力做到合乎规范，避免犯下列失礼禁忌。

（1）不要用左手与他人握手，尤其是与阿拉伯人、印度人打交道时应牢记此点，因为他们认为左手是不洁的。

（2）握手时勿争先恐后，应遵守秩序，依次而行。特别要记住，与基督教信徒交往时要避免两人握手时与另外两人相握的手形呈交叉状，这种手形类似十字，在基督教信徒眼中，是很不吉利的。

（3）握手时禁戴手套，只有女士在社交场合戴着薄纱手套与人握手才被允许。握手时还禁戴墨镜，患有眼疾或眼部有缺陷者除外。

（4）握手时禁忌另外一只手依旧拿着东西不肯放下，或将另外一只手插在衣袋里。

（5）握手时不能面无表情，好像根本无视对方的存在，纯粹是为了应付。此外，握手时也不必长篇大论，点头哈腰，滥用热情，显得过分客套。因为这样做会让对方感到不自在和不舒服。

（6）握手时不能仅握住对方的手指尖，好像故意与对方保持距离。而要握住对方整个手掌，即使对方为异性，也要这样做。

（7）不要以肮脏不洁或患有传染性疾病的手与他人相握。与人握手之后，不要立即揩拭自己的手掌，好像与对方握一下手就会使自己受到"传染"似的。

（8）在任何情况下都不要拒绝与他人握手。

（二）其他会面礼

1. 点头礼

点头礼又叫颔首礼，适用于路遇熟人；在会场、剧院、歌厅、舞厅等不宜交谈之处；在同一场合碰上已多次见面者；遇上多人而又无法一一问候之时。行点头礼时，一般应不戴帽子，行礼时头部向下轻轻一点，同时面带笑容。点头的幅度不宜过大。

2. 举手礼

行举手礼与行点头礼的场合大致相似，最适用于向距离较远的熟人打招呼。行礼时右臂向前上方伸直，手掌心向着对方，其他四指并齐，拇指叉开，轻轻向左右摆动一两下，不要将手上下摆动，也不要在手部摆动时用手背朝向对方。

3. 脱帽礼

戴着帽子的人，在进入他人居所、路遇熟人、与人交谈、握手或行其他会面礼、进入娱乐场所、升挂国旗、演奏国歌等情况下，应自觉主动地脱下自己的帽子，并放在适当之处，这就是所谓的脱帽礼。女士在社交场合可以不脱帽子。

4. 注目礼

行注目礼时应起身立正，抬头挺胸，双手自然下垂或贴放于身体两侧，面容庄重严肃，双目正视于被行礼对象，或随之缓缓移动。在升国旗、游行检阅、剪彩揭幕、开业挂牌等情况下，适用注目礼。行注目礼时不可歪戴帽子斜穿衣，东斜西靠，嬉皮笑脸，大声喧哗，打打闹闹等。

5. 拱手礼

拱手礼是我国民间传统的会面礼，主要用于过年时举行团拜活动，向长辈祝寿，向友人恭喜结婚、生子、晋升、乔迁，向亲朋好友表示感谢以及与海外华人初次见面时表示久仰大名。行拱手礼时应起身站立，上身挺直，两臂前伸，双手在胸前高举抱拳，左手握空拳，右手抱左手，自上而下，有节奏地晃动两三下。

6. 鞠躬礼

鞠躬礼在国内适用于向他人表示感谢、领奖或讲演之后、演员谢幕、举行婚礼或参加追悼活动等。行鞠躬礼时应脱帽立正，然后弯腰前倾。男士双手应贴放于身体两侧裤线处，女士双手则应下垂搭放在腹前，下弯的幅度越大，表示敬重的程度越大。鞠躬的次数，视具体情况而定，追悼活动采用三鞠躬，喜庆场合鞠躬次数不要为三。鞠躬礼在日本、韩国、朝鲜等国应用也十分广泛。

7. 合十礼

又称合掌礼，即双手十指相合为礼，行礼时双掌十指在胸前对合，五指并拢向上，指尖与鼻尖基本持平，手掌向外侧倾斜，双腿立直站立，上身微欠低头。一般行此礼时，双手举得越高，越体现对对方的尊重，原则上不可高于额头。行合十礼时，可以口颂祝词或问候对方，亦可面含微笑，但不能手舞足蹈，反复点头。在东南亚、南亚信奉佛教的地区以及我国傣族聚居区，合十礼最为通用。

8. 拥抱礼

在西方，特别是在欧美国家，拥抱礼是十分常见的见面礼与道别礼。在表示慰问、祝贺、欣喜时也常用。正规的拥抱礼，讲究两人正面面对站立，各自举起右臂将右手搭在对方左肩后面；左臂下垂，左手扶住对方右腰后侧；首先各向对方左侧拥抱，然后各向对方右侧拥抱，最后再一次各向对方左侧拥抱，一共拥抱3次。在普通场合行此礼，不必如此讲究，次数也不必要求如此严格。在我国，除某些少数民族外，拥抱礼不常采用。

9. 亲吻礼

亲吻礼是西方国家常用的一种会面礼，有时会与拥抱礼同时采用，即双方会面时既拥抱，又亲吻。行亲吻礼时，通常忌讳发出亲吻的声音，不应将唾液弄到对方脸上。在行礼时，双方关系不同，亲吻的部位也会有所不同。长辈吻晚辈，应吻额头；晚辈吻长辈，应吻下颌或面颊；同辈之间、同性应贴面颊，异性应吻面颊。

10. 吻手礼

吻手礼，晚辈吻长辈，主要流行于欧洲国家。行礼时，男士行至已婚妇女面前，先垂首立正致意，然后以右手或双手捧起女士的右手，俯首以微闭的嘴唇，象征性地轻吻一下对方的手背或手指。行吻手礼的地点以室内为佳。吻手礼的受礼者只能是妇女，而且应是已婚妇女。手腕及手腕以上部位是行礼的禁区。

练一练

按行礼训练的要求与标准，分项进行握手礼和其他会面礼的训练，以逐步达到学会正确行礼的实训目的。

任务七
护士工作时的举止礼仪

学一学

护士与病人沟通时，神态安详，举止得当，有助于对方放心地沟通交流。如神态匆忙、举止急切，使病人感觉护士没有充裕的时间而不愿意向她表述或倾吐内心的感受。因此，护士在工作中应注意保持规范优雅的举止。自觉尊重病人，维护病人利益；尊重习俗、遵守约定俗成的礼仪规范，并和具体环境相结合；尊重自我，掌握分寸，做到站立规范优雅，落座敏捷稳重，行走端庄秀美，举手彬彬有礼。

一、站立规范优雅

护士在工作中应始终保持规范稳重、健康礼貌、诚恳谦逊、充满朝气的体态和一般使用"V"字形、"丁"字形或"Ⅱ"（平行）形站姿。

二、落座敏捷稳重

护士在工作中要注意表现服务意识，不应随意就座，流露出倦怠、疲劳、懒散情绪或姿态，应敏捷地按规范坐姿稳重就座。

三、行走端庄秀美

护士在工作岗位上的走姿应轻盈、敏捷，宛如春风吹过，给人以轻巧、美观、柔和之感，显示护士的端庄、优雅、健美与朝气。

（一）正常行走

护士行走时应步态轻盈自然，步幅恰到好处，步速稳健快捷，步位落点适宜，两臂前后摆动，摆幅一般不超过30°。

（二）快行步

快行步通常是护士抢救病人、处理急诊、应答病人呼唤时，为赶速度、抢时间而表现出的短暂快步，以达到以行代"跑"的目的。快行步时，应保持上身平稳，步态自然，肌肉放松，舒展自如，步履轻快有序，步幅减小，快而稳健，快而不慌，给人一种矫健、轻快、从容不迫的动态美。这样使患者感到护士工作忙而不乱,有安全感而由衷地产生信赖。此外,在引导病人进入病区时,护士在病人的前侧方,可以边走边引导或介绍目标。这样不仅符合礼仪要求,还可以随时观察病情和了解病人的意愿,及时为病人提供护理服务。

四、举手彬彬有礼

护士的"礼"与其他公共场合所用的"礼",应该是一样的,如"点头礼"、"鞠躬礼"、"指引礼"等。护士由于工作性质的不同,其特殊的"礼"有:

(一)持治疗盘

治疗盘是护理工作中最常用的物品之一。护理人员在从事一些护理操作时,往往需要端治疗盘前往病房。正确端治疗盘的姿势是:双手握于方盘两侧,掌指托物,双肘尽量靠近身体腰部,前臂与上臂呈90°;双手端盘平腰,取放和行进中都要平稳,治疗盘不触及护士服,见图2-12。开门时不可用脚踢门,而应用肩部轻轻将门推开。

(二)持病历夹

病例夹是把记录病人病情的病例本很好地保存并便于随时书写的夹子。每一位入院病人都要建立病程记录,以便随时查阅、讨论。所以病历夹在临床上使用率很高。正确地持病历夹的姿势是:在站姿或走姿的基础上,用手掌握病历夹的边缘中部,放在前臂内侧,持物手臂靠近腰部;或左手握病历夹右缘上段,夹在肘关节与腰部之间,病历夹前缘略上翘,右手自然下垂或摆动,见图2-13,图2-14。

(三)推治疗车

护士位于车后,双手扶把,把稳方向,双臂均匀用力,重心集中

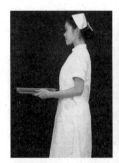 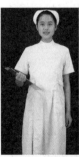 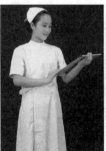 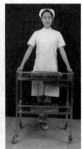

图2-12 持治疗盘　　图2-13 持病历　　图2-14 持病历夹二　　图2-15 推治疗车
　　　　　　　　　　夹一

于前臂、抬头、挺胸、直背，躯干略向前倾，行进、停放平稳，见图2-15。入室前需停车，用手轻推开门后，方能推车入室，不可用车将门撞开，入室后应先关上门，再推车至病床旁。

（四）推平车

平车一般用于运送急需抢救的病人，或手术前后的病人。推平车和推治疗车一样要快中求稳。在运送病人时使病人的头部位于大车轮一端，以减少对病人头部的震荡，小车轮一端位于前方，一方面容易掌握方向，另外也便于观察病人的面部表情。

（五）拾拣物品

以节力美观为原则，上身挺直、双脚前后分开，屈膝蹲位，拾拣物品。注意应理顺身后工作衣，下缘不能触地。

练一练

严格按照护士工作时的举止礼仪实训计划，逐项训练站立、落座、行走和持治疗盘、持病历夹、推治疗车、推平车和拾拣物品等礼仪行为，努力使护士的举止礼仪实训，达到预定的训练目标。

护士置身于医疗卫生工作场所，与工作环境的协调必须以"礼"作为桥梁，举止有度，举手有礼，以个人的"礼"影响他人，以他人的"礼"塑造自己，尊重习俗、遵守礼仪规范，努力营造一个文明、优雅、和谐、舒适、适合病人休养的良好环境。同时护士在护理实践中应用或保持各种基本体态时，还应根据力学原理，注意节力。

一、项目评价表　　　　　　　　　　　　　　　❗ 评价反馈

姓名_____　　班级_____　　项目得分_____

评价项目	扣分项目及分值	分值	得分
着　装	衣帽、鞋不整洁、不合体、不端正、佩戴不适　各扣2分	10	

评价项目	扣分项目及分值		分值	得分
表 情	表情淡漠、不亲切	扣5分	10	
	面部呆板、生硬、紧张	扣5分		
走 姿	头不正、两肩不平、胸不挺	扣5分	15	
	两腿不拢、左右脚之间距离过宽	扣2分		
	步履不轻捷、两臂摆幅超过30°	扣3分		
	步伐过大或过小	扣5分		
站 姿	头不正、两肩不平、胸不挺	扣5分	10	
	两腿不拢、双手放置不自然	扣5分		
坐 姿	头不正、两肩不平、胸不挺	扣5分	15	
	坐前未捋平衣裙、落座于全部椅面、双膝未拉拢	扣5分		
	小腿未能后收或小交叉、双手放置不自然	扣5分		
推车行进	动作不协调、省力	扣5分	10	
	行进停放不平稳	扣5分		
端治疗盘	头不正、两肩不平、胸不挺	扣4分	10	
	肘关节未呈90°、未贴近躯干	扣4分		
	双手托盘晃动不稳	扣2分		
下蹲拾物	屈膝、蹲位拾物，不文雅自然	扣5分	10	
	工作衣下摆着地	扣5分		
持病历夹	头不正、两肩不平、胸不挺	扣2分	10	
	持夹贴胸过紧或离胸过远、持夹过高或过低	扣4分		
	另一手放置不对或放置不自然、持夹摇摆不稳	扣4分		
总 分				

二、思考题

1. 什么叫手势？简述规范手势与禁忌手势的基本内容。

2. 站姿、蹲姿、坐姿、走姿的基本要求是什么？各有哪些禁忌？

3. 什么是护士工作时的举止礼仪？为什么护士要这样做？

4. 谈谈如何正确实践护士举止礼仪？

（李霞）

项目三

护士
服饰礼仪

内科责任护士吴艳待病人如亲人，护理病人时护士服胸部被污染污垢似奶渍，左手无名指戴有一枚漂亮的戒指。病房一位女病人在她的精心护理下很快康复，出院临别时病人对吴艳的服务非常满意，诚恳地说："感谢你对我热情周到的服务，你家小宝宝喂养得很胖吧？你先生有你这样好的妻子真是他的福气。"吴艳顿时愣住了，因为她连男朋友都没有，更谈不上先生和宝宝了。

吴艳遇到的问题原因在哪里？

护理人员应具备哪些规范的服饰礼仪？

项目目标

1. 掌握着装的基本原则和护士工作时的着装要求。
2. 熟悉不同场合的着装要求与合理选配服饰的基本方法。
3. 了解佩饰合理佩戴和搭配的常用规则。

实施方案

学一学

服饰是人们所穿的衣服、饰物和携带品的总称。人靠衣装马靠鞍，三分长相，七分打扮，说的就是服装对人的重要性。人的着装直接表现了一个国家、一个民族的文化素养、精神面貌和物质文明发展程度，客观反映了一个人的气质、性格、教养、社会地位、文化品位、审美情趣、价值趋向和生活态度。因而服饰美是人体美的延伸，它使人体富有变化，更强化了人体美的魅力。尤其是作为职业标志的护士服装，既展示了护士的职业形象，又体现了护士执业的规范水准。因此，本项目依据护理职业特点和护士服饰要求，较为系统地叙述了着装与佩饰、护士着装等基本知识和实践技能。

任务一
着装与佩饰

随着现代社会的不断发展，服装已成为区别人们职业、身份、地位的一个重要标志。在人际交往中，服装被当作人体的第二肌肤，有着广泛的实用装饰功能、角色功能和表达功能。佩饰是指人们在着装的同时所选用的佩戴性装饰物品，对人们的穿着打扮，尤其是对服装起着辅助、烘托、陪衬与美化的作用。在社交场合，佩饰尤其引人注目，可产生一定的交际功能。

知识链接：

着装的基本功能

1. 实用功能

从古到今着装的首要功能就是防寒、掩蔽。

2. 美化功能

服装的装饰性主要是通过服装的造型、色彩、工艺、质地、饰物的变化使人产生一种视觉差。因此，合理的着装可产生美化人体、强化美感和掩饰不足的美学效果。

3. 定位功能

随着社会的进步，穿着不同服装已成为区分人的不同职业、不同身份等特征的重要标志。

4. 个性功能

服装是人们思想观念的外在表现，每个人的着装往往能够传递出他的性格、爱好、心理状态和经济状况等多方面的信息。

一、着装的基本原则

着装是指服装的穿着，既是一门技巧，又是一门艺术。实际上，每个人都十分注意自己的着装打扮，都希望自己所认为美的着装能得到更多人的认可。但同样一套服装，穿在两个人身上，给人的感觉却迥然不同。这就表明作为一名着装者，首先应了解自己的性格、爱好、情趣、体形特征等要素，并以此作为自己选择服装的基点，扬长避短，突出特色，以求用服装来再现自我，折射出自己的修养与品位。因此，每个人都需要掌握一定的文学及艺术修养，提高自己的鉴赏能力，并注意学习和掌握更多的文化知识，提高个人的服装品位，从而得到他人的认可和赞美。

（一）TPO原则

当今，在世界上流行着一个着装协调的国际标准，简称TPO原则。

其中T=time，指时间，泛指早晚、季节、时代等；P=place，指地点、场合、位置、职位；O=object，指目的、目标、对象。TPO原则是指人们的穿着打扮要兼顾时间、地点、目的，才符合礼仪规范。

1. time原则

（1）符合时间的差异：即白天和晚上穿着不同。白天在公共场合穿的衣服因要面对他人，应当合身、严谨；晚上在家穿的衣服因不为外人所见，可宽大、舒适、随意。白天无论是到工作单位，还是上街购物，女性都不宜穿太短、太露、太透的服装，以免给人以轻浮和不够庄重的感觉。

（2）合乎季节时令：即不能冬衣夏穿和夏衣冬穿。夏天的服装应以透气、吸汗、简洁、清爽、轻快为原则；冬天的服饰应以保暖、御寒、大方为原则，分季选用，否则会因选择不当而影响自身形象。

（3）富有时代特征：所选服装要顺应时代发展的主流和节奏，既不能过于超前，又不能明显滞后。任何服装的产生与流行都有其特定的历史依据和社会思潮，应从历史的、社会的、心理的及发展的角度来合理选用。

2. place原则

（1）与地点相适应：不同的国家、地区因所在地理位置、自然条件、开放程度、文化背景、风俗习惯的不同，着装相应不同。如中西方国家以及经济发达和相对落后地区的国民着装习惯和风俗就明显不同。

（2）与环境相适应：不同的环境如室内与室外、闹市与农村、国内与国外、单位与家庭等环境的着装理所当然各自不同。一般像在办公室这样严肃的环境，着装应整齐、庄重和严谨；而在游山玩水时的着装则应以轻装为宜，力求宽松、舒适与方便。如果所选服装与所处环境不适应，则会显得不协调。

（3）与职位相适应：不同职位的人着装也应不同。衣着应与年龄、职业相协调，年轻人的衣着要活泼；中年人的衣着应高雅；学生的衣着要朴素；教师和医生的衣着应庄重等。

（4）与场合相适应：不同的场合也应考虑不同的着装，衣着要和场合相协调。如上学、上班时要庄重整洁；参加庆典要时尚庄重；居家要随意宽松；外出旅游时应方便舒适；喜庆场合要华丽；悲伤场合应素雅。

3. object原则

着装应适应自己扮演的社会角色。如一个人身着款式庄重合体的服装，前去应聘新职、洽谈生意，说明他郑重其事，渴望成功。而在这种场合，若着装随便、不修边幅，则表示对应聘不重视，或自视太高，不把交往成功与否当作自己的最终目标。

（二）适体性原则

1. 与体形相适应

树无同形，人各有异。人的体形千差万别，往往难以十全十美。理想的体形是躯干挺直，身体各部分骨骼均匀，男性肌肉发达，体形呈"T"型，显示健与力的和谐；女性肌肉平滑，体形呈"X"型，表现健与美的和谐。由于个体差异和缺陷的存在，要求人们在着装时特别注意服装色彩、线条、款式与体形的协调，这样才能使体形好的人锦上添花，体形差的人扬长避短、隐丑显美，能以更好的形象参与各种社交礼仪活动。下面针对几种体形介绍一些基本方法：

（1）身材偏高：身材高挑，胖瘦适中的身材可选择的服装款式范围较大。着装应主要考虑服装与肤色、气质、身份、场合等因素的协调。如身材高大或高瘦，应选择线条流畅的服装，而不宜选择竖条纹的面料，避免穿窄小、紧身和黑色、暗色的衣服等。太瘦的人不宜裸露太多，以免给人不协调、体弱多病的感觉。若身材高胖，则宜穿长裙，衣服的面料不要太挺，要厚度适中。

（2）身材偏矮：应用垂直线条面料的服装增加视觉上的高度，避免使用水平线条面料、宽折边和方正的肩线服装以及大而粗笨、宽松悬垂的款式，并从鞋、袜到裤（裙）均选同一颜色，避免使用对比色的腰带和衣裤（裙），从视觉上分割身高。

（3）瘦型：选择质地较粗硬的大格、大花面料和多层次的制作技术处理，以增加视觉高度。不用质地过薄的面料，以免显得呆板没有韵味，并在颈线、腰线等处加水平线。尽量选择合体服装，太窄太紧和过于宽松均不宜选用，并选较浅的颜色使视觉上身形增宽。应在胸前做些点缀或打些褶，穿褶裙或喇叭裙。太瘦或有明显缺陷的部分不宜裸露，如双臂过细的人，应不穿半袖或无袖上衣，同时避免穿易使锁骨暴露的衣领宽大的上衣。

（4）胖型：应采用色彩强度较低、较深暗的服装，也可选深色、有规格小花纹图案的服装，配以小面积白色或浅色装饰，利用深浅色一缩一张的视觉差对比，达到掩饰体形肥胖的目的。黑色和藏青色也会使人显得苗条，而纯色或小花图案服装与肤色相配，穿上也很好看。如果脸型适合将头发拢上盘起，配上长型耳坠，也可使人显得修长。但不宜穿颜色鲜艳和大花俗艳、方格花纹或衣料较厚的服装。应尽量选单色、明度不高的调和色，以免使人感到更加粗短。

2. 与年龄相适应

爱美之心人皆有之，每个人都有装扮自己的权利，但不同年龄的人有不同的着装要求。青少年衣着以自然、质朴为原则，款式和线条应简洁流畅，以表现青少年的热情单纯，展示自然、健康、淳朴的青春美。中年人的着装要体现成熟、冷静、高雅的气度，女性可表现成熟的风韵和性格特征，男性则可显示阳刚成熟的干练特点。老年人可运用服装的色彩来掩饰倦怠之相，如选择亮度稍暗的砖红色、驼色、海蓝色、墨绿色等，以显现雍容、华贵、稳重和雅致的气质。

3. 与肤色相适应

人的肤色会随着所穿衣服的色彩发生微妙或明显的变化。因此，在选择服装时，应根据肤色的不同来进行搭配，从而起到相得益彰的效果。肤色偏黑的人应选择浅色调、明亮的服装，如浅黄、浅粉、月白等色彩，这样可衬托出肤色的明亮感。肤色偏黄的人应避免穿使肤色看上去更黄的黄色、紫色、朱红色、青黑色等服装，应穿蓝色或浅蓝色上衣，可使偏黄的肤色衬托得娇美洁白。面色苍白、发青者，则不宜穿粉红、浅绿、嫩黄等娇艳色彩的服装，以免显得病态。

4. 与职业身份相适宜

衣着应与自己所从事的职业、身份、角色形象相协调。特别是工作时的着装，更应体现职业服装的实用性、象征性和审美性。它体现了工作人员的责任感和可信度，也是对他人的尊重。如医护人员的修饰应朴素、典雅和稳重。

（三）个体性原则

服装是外在的，但同时也体现了一个人的内在气质。每个人都有自己的个性，故着装时既要认同共性，又不能磨灭自己的个性。应兼顾自身的特点，做到量体裁衣，扬长避短。应创造和保持自己独特的风格，在人际交往中给人留下深刻美好的印象。切不可因着华丽低俗的服装而损害自身的形象。

（四）整体性原则

着装应坚持整体性，尽可能地显示完美与和谐。重点做到：

1. 遵守服装固有的搭配原则

如穿西装时，相配的是衬衫而不是运动衣，鞋是皮鞋而不是布鞋、拖鞋、运动鞋等。

2. 体现着装整体美风格

着装时要努力使服装各部分彼此适应，在局部服从整体的前提下，力求展现着装的整体美。如饰物应选与着装主色相近或相对的色彩，以获得和谐呼应的效果。

（五）适度性原则

无论在修饰程度、数量、技巧上，都要把握分寸，自然适度，追求雕而无痕的效果。

1. 修饰程度适当

修饰有分寸，该简不繁，该繁不简，使被修饰的人以自然美的姿态出现。切不可盲目模仿，追求不适合自己的装饰，结果弄巧成拙，丧失自然美的魅力。

2. 修饰数量适度

饰品意在点缀，适度的点缀可画龙点睛、锦上添花，使人更具风采。若修饰点过多，往往会给人以轻浮浅薄、俗不可耐的感觉。因此佩饰以少为佳，有时甚至可以没有佩饰。

3. 修饰技巧适宜

修饰不仅要求美化、生动，而且要求真实、自然、天衣无缝，做到既雕琢，又没有人工美化的痕迹，恰似自然天成。

（六）技巧性原则

不同的服装，有不同的搭配和约定俗成的穿着方法，它们形成了着装的技巧。利用技巧扬长避短，是护士必须掌握的着装艺术。

1. 色彩的技巧

色彩的选择应坚持的原则是协调。协调就是美，着装色彩搭配协调往往可产生强烈的美感，给人留下深刻的印象。因此，根据礼仪需求和自身特点，选择适当的服装色彩进行合理搭配，是美化着装的一个重要手段。

（1）色彩的利用：根据色彩的视觉效果和冷暖象征，对不同年龄、体形、肤色、性格和场合的色彩选择各不相同。如浅色有扩张作用，适宜瘦人；深色有收缩作用适宜胖人；黑色象征神秘、沉静而富有理性；白色象征纯洁、明亮、高雅；大红象征激情、炽热、奔放、活跃；粉红象征柔和、娇嫩、温存、热情；紫色象征高贵、华丽、稳重；橙色象征快乐、热情、活泼；黄色象征希望、明丽、轻快而富有朝气；褐色象征谦和、平静而亲切；绿色象征自信、沉静而平稳；浅蓝色象征纯洁、清爽、文静等。

（2）色彩的搭配：服装色彩的搭配要遵循美学规律，寻求最佳的色彩组合，做到色调和谐、层次分明，在统一的基础上寻求变化，在变化之中寻求平衡。

1）统一法：配色时尽量采用同一色系中明度不同的色彩，按照深浅不同的程度进行搭配，以创造出和谐之感，适合于工作场合或庄重的社交场合。

2）对比法：运用冷暖、深浅、明暗两种特性相反的色彩进行组合，使着装在色彩上形成鲜明反差，静中有动、突出个性，显示鲜艳、活泼、明快的美感。适用于各种场合的着装配色。

3）调和法：应用色谱上相邻颜色进行配色。相邻搭配富有变化，色彩差异较大，服装更显活泼与动感。

4）呼应法：即配色在某些相关的部位刻意采用同一种色彩，以便使其遥相呼应，产生美感。如穿西装男士的鞋与包同色、女士的帽与包同色等，这种呼应配色使人感到和谐、活泼。

5）陪衬法：对上下衣、上衣和袖边、裙子和下摆、裙带、上衣和衣领等，用黑、白、红、黄等色相陪衬，显示一种生动、活泼的色彩美。

6）点缀法：在统一色调的服装上点缀不同色或对比色的袖边、领口、口袋或装饰等，起到画龙点睛的作用。

7）时尚法：酌情选用当时正在流行的某些色彩，常可引起人们的普遍关注。但应用时要考虑场景、年龄等因素，故多用于普通的社交场合与休闲场合。

（3）正装的色彩：非正式场合所穿的便装，色彩上要求不高，往往可以随意，而正式场合穿着的正装，其色彩往往有规可循。

1）三色原则：这是选择正装色彩的基本原则。即要求正装的色彩总体控制在三种以内，有助于保持正装的庄重保守风格和在色彩上显得规范、简洁、和谐。

2）基本色彩：正装的色彩，一般应为单色、深色，且无图案。最标准的套装色彩是蓝色、灰色、棕色与黑色。衬衫的最佳色彩为白色。皮鞋、公文包的色彩宜为深色，并以黑色常见。正装的色彩若为多色、艳色，且有花哨的图案，则会令人侧目，这一点对男士尤为重要。

2. 穿西装的技巧

西装是一种国际性服装，一套合体的西装，可使穿着者潇洒、精神、风度翩翩、极富魅力。故穿着时应注意：

（1）西装合体：合体的西装才能体现出西装庄重典雅的魅力。具体要求有：西装上衣的长短与下垂手臂的虎口平行即可，领子应紧贴衬衫并低于衬衫领口1 cm左右，袖长应达到手腕处，西装上衣的胸围以穿一件"V"字领的羊毛衫感到松紧适中为宜，同时要保持西装平整洁净，裤线笔挺。

（2）配好衬衫：一件好的西装必须相配好的衬衫，衬衫的领子袖口要挺括，保持干净、平整，不可有污垢、油渍；衬衫下摆要塞在裤腰里，系好领扣和袖扣；袖口要长于西装袖口1.5 cm左右；同时衬衫颜色的深浅应与西装的颜色形成对比色，显示出穿着的层次。

（3）讲究规格：西装有两件套、三件套和不配套单件之分。上下装颜色、质料、款式一致，是西装的最基本要求。在一般情况下，可以只穿一件上衣，但在比较正式的场合，应上下配套，穿两件或三件均可。

（4）系好领带：领带是西装的重要配件，对西装起着重要的点缀作用。选择领带时应注意色彩、图案与西装、衬衫的搭配及与场合气氛的协调，领带与西装衬衫一般可采用相近的协调色或相反的对比色。有图案的领带应避免与花衬衫配在一起，而非正式、喜庆场合可以佩戴色彩鲜艳、图案精美的领带。

（5）搭配鞋袜：穿西装一定要穿皮鞋，不可穿旅游鞋、轻便鞋或布鞋。皮鞋的颜色以黑色和深棕色为宜，且不可穿色彩鲜艳的袜子。男士在所有正式场合，只宜穿黑色和深棕色皮鞋，白色和浅色皮鞋适合休闲时穿。休闲鞋、运动鞋、凉鞋适合穿在休闲场合和运动时，并穿与裤子、皮鞋类似颜色或较深颜色的袜子，注意经常换洗，没有破洞。女士的鞋有平跟、中跟、高跟等款式，要根据穿着的舒适、方便而又不失优雅和与服装相协调的原则选择，个子矮的可选择跟高一些的鞋子，个子高的可选择跟低一些的鞋子。同时年纪稍大的女性选择的鞋跟也不可过高。

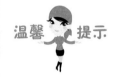
温馨提示

着装的注意事项

穿着是一门艺术，要想穿出风采、穿出个性，并通过服装展示自己的职业、身份、修养、性格和情趣，需要不断学习，在实践中反复摸索、总结，才能发挥服装"先声夺人"的作用。因此，在日常生活的各种场合中，都应注意着装的有关礼仪。

1. 保持整洁

着装反映了一个人的卫生状况及精神面貌，故应力求整洁，具体做到：

（1）整齐：平整无皱。

（2）干净：各类衣服均勤于换洗，无污染、油渍及异味。

（3）完好：在正式场合禁止穿残破陈旧的"乞丐装"，所穿的服装必须完好无损。

2. 文明着装

着装的文明性，主要体现在着装文明大方、符合社会的传统道德及文化习俗。在日常生活中应文明着装，以显示自己文明高雅的气质。具体做到以下"五忌"：

（1）忌过分裸露：由于胸部、腹部、腋下、大腿等部位是大家公认的不准外露的四大禁区，故身着正装时，应避免这些部位外露。

（2）忌过分透薄：穿内衣、内裤时，使身体的敏感部位"透视"在外，令人一目了然，不但失礼，更有失检点，有损自身形象。

（3）忌穿过短服装：不要在正式场合穿短裤、小背心、超短裙这类过短服装，也不要为了标新立异，而穿小一号服装，它们不仅会使自己行动不便，而且也失敬于人。

（4）忌穿过紧服装：不要为了展示自己的线条，而有意选择紧身服装，把自己打扮得像性感女郎。更不能不修边幅，使内衣、内裤的轮廓在过紧的服装外隐约可见，这样除不利于健康外，还很不雅观。

（5）忌穿过大服装：因为穿过分肥大的服装会显得松松垮垮，无精打采。

3. 避免误区

实际上，人们有时稍不留意就会步入某些着装礼仪误区。如西装与旅游鞋搭配；短大衣穿在长外套外；男士衬衫下摆露出裤外；花上衣配花下装；办公室里穿低胸装、无袖装；胸带、肩带和衬裙外露；袜口露于裙摆之下；色彩鲜艳的裙袜与深色服装搭配等；这些着装的礼仪误区应当注意避免产生。

练一练

依据着装的基本原则，选择符合原则的服装进行着装训练，力争通过实训学会正确着装。

二、首饰

首饰是指人们在着装的同时所选用、佩戴的装饰性物品，对人们的穿着打扮起着辅助、烘托、陪衬、美化的作用。因此，美观、实用、配套是选择饰物的基本原则。

（一）首饰使用规则

1. 数量规则

所佩戴的首饰数量应以少为佳，如有意同时佩戴多种首饰，总量应控制在三件以下。除耳环、手镯外，佩戴的同类首饰最好不超过一件（礼服的装饰除外）。

2. 色彩规则

选择首饰颜色时应力求同色，若同时佩戴两件或两件以上首饰，应使其色彩相同，戴镶嵌首饰时也应使其与主色调保持一致。

3. 质地规则

争取同质，若同时佩戴两件或两件以上首饰，应使其质地相同。戴镶嵌首饰时，要让被镶嵌物质地一样，并力求用质地相同的托架。

4. 身份规则

符合身份，选戴首饰时，要选择符合自己的性别、年龄、职业和工作环境的首饰，不仅要照顾个人爱好，而且应该符合本人身份。

5. 体形规则

扬长避短，根据自身的体形、脸型、肤色等特点，合理选择首饰，并因人而异，努力使首饰的佩戴扬长避短。

6. 季节规则

与季节吻合，季节不同，所戴首饰也应不同。如冷季适用金色、深色首饰；暖季适合银色、艳色首饰；春秋季可选佩耳环、胸针；夏季可选戴项链和手链；冬季则不宜选用太多的首饰等。

7. 搭配规则

与服饰协调。佩戴首饰，要兼顾着装的质地、色彩、款式，努力使之相匹配。通常，穿考究的服饰，应佩戴昂贵的首饰；着轻盈飘逸的服装，饰物则应玲珑精致；穿运动装或工作服不宜佩戴首饰。

8. 习俗规则

遵守习俗，不同地区、不同民族，风俗多有不同。因此，选戴首饰时应详细了解和注意尊重他人的习俗。

（二）首饰佩戴的方法

首饰按其使用的部位可有头饰、耳饰、颈饰、胸饰、腕饰、指饰、足饰之分，佩戴方法有下列不同的要求。

1. 戒指

戒指又称指环，常被用作表示爱情的信物、富贵的象征和吉祥的标志，适宜男女老少。一般只戴一枚戒指于左手指，如果想多戴，最多只能戴两枚，但不可将它们均戴在一个手指上。

2. 项链

项链是戴在颈部的环形首饰，也是富贵、平安的象征。项链的佩戴应与服装、个人颈部特征、年龄、个性等因素协调。项链主要分为金属项链和珠宝项链两类，男女均可佩戴，但男士佩戴一般不应外露。

3. 挂件

挂件又称项链坠，多与项链同时配套使用。其形状、大小各异，常见的有文字、动物、鸡心、锁片、元宝、花篮、十字、镶宝、吉祥图案、艺术造型等。

4. 耳环

耳环又叫耳饰，可分耳环、耳链、耳钉、耳坠等类别。多为女性成对使用，即在每只耳朵上各佩戴一只，而不宜在一只耳朵上佩戴多只。同时，选戴耳环要与本人的脸型、肤色、服装、发型等相协调。

5. 手镯

手镯是佩戴于女性手腕上的环状饰物。佩戴手镯，其目的是把手腕与手臂修饰美丽。一般，手镯戴一只时应戴在左手；戴两只时，可一只手戴一个，也可以都戴在左手上；一般情况不要在一只手上戴多个手镯。

6. 手链

手链是佩戴在手腕上的链状饰物，与手镯不同的是男女均可佩戴，但一只手上限戴一条。手链应戴在手腕上，一般情况不允许一只手上戴多条手链、双手同时戴手链、手镯或手表。

7. 脚链

脚链是佩戴在脚腕上的链状饰物，是时下新兴的一种饰物，多为青年姑娘所喜爱，主要使用于非正式场合。脚链一般只戴一条，两脚腕均可。若戴脚链时穿丝袜，则应将脚链戴在袜子外面，使其更为醒目。

8. 胸针

胸针又称胸花，是别在胸前的一种饰物。多为女士所采用，别胸针的部位多有讲究。穿西装时，应别在左侧领上，穿无领上衣时，则应别在左侧胸前。发型偏左时，胸针应当偏右；发型偏右时，胸针应当偏左。其具体高度，应在从上往下数的第一粒和第二粒纽扣之间。

想一想

首饰的使用规则有哪些？应怎样选用自己喜爱，并符合规则的首饰？所选的首饰应如何佩戴？

三、手表

在正式社交场合，手表往往被视为首饰。佩戴手表除体现一个人的地位、身份和财富状况外，还意味着这个人的时间观念强、作风严谨。因此，在人际交往中戴手表，尤其是男士佩戴手表，往往引人注目。

（一）手表的选择

选择手表应注意其种类、形状、色彩、图案、功能5个方面。

1. 种类

手表分为豪华表、高档表、中档表、低档表四类。选择手表时，既要量力而行。又要根据个人的职业活动场合、交往对象及服饰等情况合理选择。

2. 形状

在正式场合所戴的手表应当正统、庄重，避免怪异新潮。形状以圆形、椭圆形、正方形、长方形或菱形为主，造型应倾向于庄重、正统，使用范围较广。

3. 色彩

宜选择单色或双色手表，不应选三色及其以上颜色的手表。色彩要清晰、高贵、典雅。表盘、表壳、表带均为金色、银色或黑色。

4. 图案

除数字、商标、厂名、品牌外，手表上不应出现其他图案。倘若手表上的图案稀奇古怪，会显得幼稚或不严肃。

5. 功能

计时是手表的最主要功能，因此，在正式场合所用的手表应当准确到时、分，有些附加功能如温度、血压、步速等。均可有可无。总之，手表的功能应少而精，并要具有使用价值。

（二）忌戴的手表

由于受身份、品位、文化修养等因素的影响，成年人不应佩戴失效表、劣质表、广告表及卡通表等不符合礼仪规范的手表，以免使人产生不严肃、不尊重交往对象的感觉。

四、围巾

围巾不仅可以保暖，还有装饰的作用。它和服装的风格是一致的，可增加人们整体的形象美。合理选择围巾的种类、质地、颜色和系法，可体现一种美好的礼仪风范，会使人们气质倍增。

（一）围巾的种类和质地

围巾从外观分有长巾、方巾、三角巾和领围等。从面料分有真丝绸、涤丝绸、人造织物、羊毛、兔毛、化纤交织等。从生产工艺上分有针织和机织。从艺术工艺分有提花、印花、手绘、机绣、蜡染等。从色彩上分有配色的、纯色的和杂色的。总之，围巾的花色品种繁多，是服装重要的装饰品之一，正确合理地选择围巾种类和颜色可以给人们的着装起到画龙点睛的作用。

（二）围巾的系法

许多女性都偏爱围巾，应根据不同的场合、着装、发型来选配不同色彩和款式的围巾。各种款式围巾的系法如下。

围巾八种常见系法及图示：

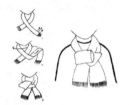

套舌结

图3-1　套舌结

系法一　套舌结（图3-1）

步骤：

1. 绕在脖子上，右边的那头在上。

2. 将右端从中间的空隙中穿过。

3. 将这段再从空隙中穿回，留一部分重叠。

特别提醒：如果围巾长的话，就把那条"舌头"拖长一些。这种打法比较适合活泼可爱的人。

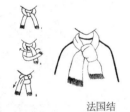

法国结

图3-2　法国结

系法二　法国结（图3-2）

步骤：

1. 把围巾绕在脖子上打一个结，打结处要留一点空隙。

2. 把右边那段围巾绕过左边这段，再从空隙中穿过。

3. 把围巾从空隙中抽出来。

特别提醒：这种结给人以沉重的感觉，适合身材高大的女性。

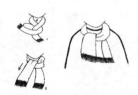

不对称结

图3-3　不对称结

系法三　不对称结（图3-3）

步骤：

1. 把围巾交叉绕在脖子上，左边在上，然后将右边那段沿箭头方向穿过空隙。

2. 把围巾从空隙中抽出来。

特别提醒：这种结给人以反叛不羁的感觉。

系法四　平衡结（图3-4）

步骤：

1. 把围巾绕在脖子上，前后交叉打个结。

2. 将前面那段围巾从脖子后面绕过去。

3. 把从后面绕过来的围巾沿箭头方向穿过空隙。

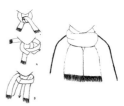

平衡结

图3-4　平衡结

系法五　领带结（图3-5）

步骤：

1. 把围巾绕在脖子上，右边在上，把后边那段围巾沿箭头方向在左边那段上绕一圈。

2. 绕好后，再将围巾从空隙中穿出。

3. 把围巾从空隙中抽出来。

特别提醒：打法和打领带差不多，不过打出来的结会显得臃肿，适合薄的丝巾。

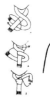

领带结

图3-5　领带结

系法六　小蝴蝶结（图3-6）

步骤：

1. 把围巾在脖子上绕一圈，交叉打一个结。

2. 把打好的结调整到前后方向，然后再打一个结。

特别提醒：这个结的打法也很容易，感觉很大方，又不像大蝴蝶结那么女性化，很适合爱漂亮的女性。

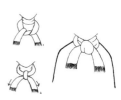

小蝴蝶结

图3-6　小蝴蝶结

系法七　大蝴蝶结（图3-7）

步骤：

1. 把围巾绕在脖子上，左右打个结，左边在上，右边在下。

2. 把右边的那段围巾对折重叠。

3. 把重叠的围巾放在左边这段下面，再把左边的围巾沿箭头方向绕在另一段上。

4. 把结抽紧就可以了。

特别提醒：这种打法也可以用在丝巾上。

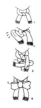

大蝴蝶结

图3-7　大蝴蝶结

系法八　轻盈结（图3-8）

步骤：

1. 把围巾在脖子上绕一圈。

2. 将左右两段围巾交叉打结。

特别提醒：这是最基本的打法，特别适合早晨匆匆忙忙地去上班者。

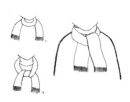

轻盈结

图3-8　轻盈结

五、手提包

女性手提包是服饰整体搭配中的重要组成部分，不仅有实用功能，还具有装饰的作用。一个色彩协调、优雅实用的手提包可大大提高女性的品位。女性之所以愿意随身携带手提包，是因为各色手提包给她们带来了足够的自信。

首先，手提包给女性安全感。包就像贴身伴侣，随身带着它心里才有一份可依赖的踏实感；女性对包的热爱正体现了马斯洛的层次需要论——安全感是生理需要之上、人的本能需要。当女性们从家里走进外面广阔世界的时候，正是包，在潜意识上给了她们某种情感依托。在某些场合，提包还可以帮助女性缓解内心的紧张和不安。

另外，手提包还是女性的救星，让她们变得更加完美。女性不像男人，有时候可以不太在乎自己是否完美，男人可以把日常用的东西比如手机、香烟、钥匙等放在贴身的衣袋里，女性却不能这样做，所以她们离不开包。

同时，手提包能体现生活品位和女性味。包是搭配服饰的最佳饰品，更是女性改变心情的方式。对她们来说，挑选、搭配提包是一件令人喜悦的事情。一款款精心搭配的手提包处处流露着女性对生活品质的追求。

总之，女性选择包袋的颜色、质地、款式应与服装、个性、功能等相适应。

（一）包的选择

1. 色彩的选择

应与服饰的色彩协调一致。一般来说，包的色彩应与自身穿的多数服饰、鞋子协调，选择同一色或近似色为宜，可以经常使用，避免重复购置。如果穿着带有团花的艳丽色彩的服装，可搭配选用近似服装色或对比色的包，也可选配与鞋子相同色的包，以增强整体的艳丽感。

2. 质地选择

选择不同质地的包可增强或减弱服饰的效果。华丽的着装宜选用皮革等具有光感质地的包，以突出其华丽。淡雅的装束宜选用朴素典雅的包，会更显典雅。

（二）包的搭配

1. 工作场合

职业女性工作时包的材料多选真皮，颜色沉稳，款式简单大方，体积较大，规矩的金属扣饰，显得干练利索、稳重端庄，可搭配多种服饰颜色，又能盛放多种用品，非常实用。

2. 宴会、晚会场合

出席宴会、晚会等场合，穿典雅的礼服可选择高贵、小巧的夹包、挎包，穿贴身小巧的晚装时可选用颜色亮眼的金色、银色，在灯光下更添光彩。

3. 休闲场合

在旅游逛街时可选用休闲样式的大挎包、双肩包或手拎包，可显现出一派轻松的感觉。

练一练

每位学生结合毕业求职的实际，分别设计自己在春夏两季求职的服装，要求所设计的服装能适合自身特点；并经老师和同学的评价后，及时根据大家提出的修改意见，设计出求职最佳的服装。

任务二
护士的着装

学一学

护理学不仅是一门科学，而且还是一门艺术。随着医学、护理模式的转变，护士的形象对病人身心产生的影响日益增大，从而对护理服务质量也产生重要的作用。护士的着装，除了应遵守着装的基本规则外，还应体现护理人员的职业特点，有利于在病人心目中树立良好形象，进而取得他们的信任，使护理工作顺利开展。

知识链接：

护士服的演变

护士服装的演变源于公元9世纪，那时，已有"修女应穿统一服装，且应有面罩"（后改为帽子）之规定。现今护士帽乃由此演变而来，它象征"谦虚服务人类"。远在公元330年时，护士工作主要由修道院中女修道士执行，故有"修道派护理"之称。当时的护理被视为宗教活动之一，修道士们并未受过正式的护士训练，仅凭个人经验与奉献精神为病人服务。当时从事护理工作的除了女修道士外，多为王公贵族妇女，她们具有丰富的学识、高尚的品格及热忱的服务态度，因此，护理地位极高，这一阶段曾被视为护理的黄金时代。

真正的护士服装应该起始于南丁格尔时代，也就是说，19世纪60年代始有护士服问世。南丁格尔首创护士服装时，以"清洁、整齐并利于清洗"为原则。样式虽有不同，却也大同小异。此后，世界各地的护士学校皆仿而行之。如美国许多护士学校的服装各具特点，样式不一，且要求在政府注册，彼此不准仿制，并规定不许着护士服上街或外出等。

20世纪初，护士服陆续在我国出现。以后，随着社会的发展与变迁，颜色与样式亦不断完善。因护士服装为传统的白色，而我国社会习俗不尚白色，白色向为国人所忌，因此，颜色的选定成为最初护士服的主要难题。于是，女护士改为粉红色衣裙，男护士着蓝色长衫。当时发辫尚在流行，女护士的发梢上系一根红头绳，倒也十分别致。四川和其他一些省的习俗以头上戴白为丧服，因此，对护士帽的戴用异议颇多，一时难以统一。20年代后，随着陈规陋习的破除，护士帽被赋予高尚的意义，如帽子代表护士的职业，寓意着健康与幸福等，此后，护士帽的戴用成为常规，而且只有正式护士才能戴护士帽，才有资格为病人做护理工作。不过对于男护士而言，护士帽可戴可不戴。当时，我国各地护士学校的服装因风俗不同、气候不一，很难一致。但在护士服装样式的设计上却都以庄重、严肃为主，因为护士职业在中国尚有多人不很了解，如着装怪异、滑稽势必引起大众议论与轻视。因此，护士服装不但要美观、大方、清洁、合体，更应表现出护士的重要地位和沉稳平和的气质。

20年代的各地医院，护士与护生服装的区别在于样式相同，颜色不一。护生系蓝色，毕业护士为白色。护士着装时，要求其鞋、袜、裤的颜色均为全白或全黑，并规定护士除佩戴中华护士会特别的别针外，一律不许佩戴首饰。1923年，协和护校护生服装改为浅蓝色衬衫与白裙，头戴一顶小方帽，这身素雅清淡的护士服装，使人仪表非凡，当时护生的服装与气质吸引了许多青年女性投身护理职业。

1926年，第八届全国护士代表大会召开时，代表们讨论并赞成不论男女护士均应戴护士帽并着围腰。那时，北京各医院护士服样为：短白褂，外罩长坎肩（南方称背心），护生的长坎肩为蓝色，护士为白色。这种服装易做易洗，但袖口过大，对于操作甚为不便，甚至将药瓶从架上带下，对于外科操作尤为不便。男护士服装为白长衫，受美国护理界影响，左袖上绣有校名，这种男护士服装常与当时旅馆及饭庄、茶房的长衫相仿，病人多有误会，因此决定改变样式。

1928年，第九届全国护士代表大会召开时，毕业于北平协和高级护士学校的林斯馨女士首先提出统一全国护士服装的建议，得到与会者的重视与响应，当即组成护士服装研究委员会，专门进行研究，其标准为简单、易洗、雅观、舒适、庄重并改变了袖口过大等缺点，使护士操作更为敏捷。该委员会将重新设计的服装样式刊登在护士季报上，要求全国统一制作，此举为统一我国护士服装起了很大的推动作用。20年代末我国军政界人员以及律师、宗教之牧师都有统一规定的服装，以表明各自不同的职业。30年代后期，护士服装颇为年轻女性看好，毕业护士着素雅大方的护士服，护生为蓝衣、白裙、白领、白袖头、白鞋、白袜、白色燕尾护士帽，衣裙下摆一律离地10英寸，统一制作的半高跟网眼帆布鞋，走路舒服、无声，许多护士一起走时，非常整齐而且十分精神。逢医院纪念日即5·12国际护士节时，北京、上海、武汉、南京等地护士全部着护士服装参加纪念活动，其情其景庄严肃穆，感人至深，使大家深切体会到护士形象的美好与护士职业的崇高、圣洁和荣誉。我国公共卫生护士的服装与医院护士不同，她们着深蓝色中国式裙褂，外加白硬袖口及领子，中西合璧，为当时大众所认可的最合时宜的样式。

1948年，中国护士协会规定，护士必须穿白色服装及戴白帽，护生着蓝白两色服装，护理员不得戴帽，不可着蓝白两色服装。此后，护士、护生、护理员着装有了明确的区分。

1993年以后，我国卫生部设计出73款护士职业服装，式样简洁、美观，穿着合体、操作活动自如，选择平挺、透气、不透明、易洗、易消毒的面料，大多是连衣款式，给人以纯洁、轻盈的感觉。随着社会的进步和护理事业的发展，以白色为主基调的护士服装不能满足现代人们的视觉需求，各大医院在白色的基础上又增加了淡粉色、淡蓝色、淡绿色、淡黄色、淡紫色等，款式也在不断地变革更新。医院可根据不同科室特点、不同的场合及不同季节合理选择护士服的款式和颜色。

一、工作时的着装

根据临床护理的实际需要，护士必须注重仪表美。通常，护士以端庄的仪表、整洁的服饰，给病人留下良好的第一印象和美好的回忆，以便在今后的工作中得到病人的信任与配合。

（一）着装原则

1. 在工作岗位上应穿护士服

护士服不仅是专业的体现，更可体现护士群体的精神面貌。护士服的设计充分考虑了护士所从事的职业和身份，适合护士的工作环境与工作职能。故护士上班必须穿护士服，这是护理职业的基本要求。护士身着醒目的护士服，除表示对病人的尊重外，还便于病人辨认；同时也使护士产生一种职业自豪感、责任感和崇敬感，这样有利于她们发扬敬业精神，为病人提供优质服务。

2. 穿护士服要佩戴工作牌

护士身着护士服时应佩戴标明姓名、职称、职务的工作牌，以促使他们更积极、主动地为病人服务，并认真约束自己的言行；同时也便于病人的辨认、问讯和监督。因此，每一位护士均应以高度的责任心自觉地把工作牌端正地佩戴在左胸上方。

3. 护士服要整齐清洁

护士服应干净平整，无皱庄重，大方合体，衣扣扣齐，长短适宜，袖至腕部，腰部宽松，腰带平整，内衣的领边、袖边与裙边均不露在护士服外，给人以整洁、干净、利落、明亮的整体美感。护士服不是一般的劳动保护服，它的清洁和整齐代表着护士的尊严和责任，显示护理职业的特殊性。它的统一规范格式，体现了护理人员严格的纪律性和严谨的工作作风。

4. 力求简约端庄

护士不应留长指甲，在工作岗位上也不能戴墨镜、涂指甲油和佩戴首饰，以免影响工作，使病人产生不良看法。护士在修饰仪表仪容时，要做到简练、明快、朴素、高雅、实用、线条自然流畅。上班时不应在自己的发型、服装上做文章，要给人以端正、庄重、高雅的感觉。此外，护士工作时不要涂抹有浓烈刺激味的香水，以免对病人产生不良刺激，甚至诱发某些病人出现哮喘等过敏性疾病。

（二）着装具体要求

护士服是职业的象征，在工作岗位上必须自觉地穿护士服，不但要遵循上述着装的原则，还要体现护士特有的形象美和职业美。护士工作装包括帽子、衣裤、口罩、袜子、护士鞋等。

1. 帽子

护士帽是护士的职业象征，护士帽有两种：燕帽和筒帽。

（1）燕帽：燕帽有方角和圆弧角两种款式，见图3-9，造型甜蜜、纯真、可爱，像白色的光环圣洁而高雅，象征着护士职业的圣洁和高尚，它以无声的语言告诉病人，"我是一名护士，我为您的健康服务"。

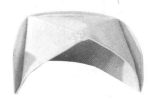

图3-9　燕帽

1）燕帽的选择：根据护理岗位职务或职称来合理选择。燕帽边沿的彩道多为蓝色，象征着严格的纪律，是责任和尊严的标志，同时代表了一定的含义：横向的彩道是职务的象征，一道横杠代表病区护士长，两道横杠代表科护士长，三道横杠代表护理部主任；斜行的蓝色彩道是职称高低的象征，一条斜杠表示护师，两条斜杠表示主管护师，三条斜杠表示主任护师；因此，护理人员应根据具体情况来选择佩戴适合自己的护士帽，见图3-10。

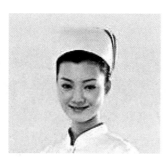

图3-10　燕帽的选择

2）燕帽的戴法：戴燕帽时要轻巧地扣在头顶，帽后用白色发夹别住，以低头或仰头时不脱落为度。两边微翘，前后适宜。一般帽子前沿距发际3～5 cm，戴帽前将头发梳理整齐，以低头时前留海不垂落遮挡视线，后发辫长不及衣领，侧不掩耳为宜。上岗前就应把头发夹好，不要一边工作一边腾出手去弄头发，一则易造成自己头发及至面部的污染，二则会给人以挠首弄姿的不良印象。

有关头发也有以下要求：

1）发型：普通病房、门诊部的护士，工作时佩戴燕帽，如系短发，要求前不遮眉、后不搭肩、侧不掩耳，头发自然后梳，两鬓头发放于耳后，不可披散于面颊，需要时可用小发夹固定。如系长发，则要梳理整齐盘于枕后，不能过衣领，盘发时可先将头发梳成马尾或拧成麻花状，用发夹或头花固定，也可直接戴网套，见图3-11、图3-12。

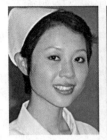 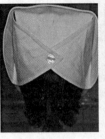 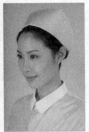 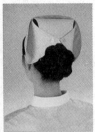

图3-11　燕帽戴法一　　　　　　　　　　　图3-12　燕帽戴法二

2）发饰：工作环境中的发饰，主要为有效固定头发之用，发夹、头花、网套等应与头发同色系，以素雅、大方为主色调。

3）染发：可染成黑色或近黑色，严禁染成鲜艳的色彩。

（2）筒帽：手术室、传染科及特殊科室的护士，为了无菌技术操作和保护性隔离的需要，工作时佩戴圆筒帽。

在佩戴圆筒帽前，应仔细整理好发型，头发应全部放在圆筒帽内，前不露刘海，后不露发际。短发可直接佩戴圆筒帽。长发用小发夹或网套盘起后再佩戴，这样可以确保头发不从圆筒帽中滑脱到外面，影响无菌技术操作和隔离防护，见图3-13。

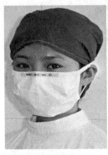 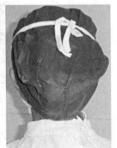

图3-13　筒帽

练一练

严格按照燕帽和筒帽的选用、佩戴方法进行个人与分组实训，以达到选帽恰当，戴帽娴熟，造型可爱，体现圣洁的训练目的。

2. 护士服

护士服是艺术的创造，具有很强的感染力。卫生部设计的护士服多数是连衣裙式，给人以纯洁、轻盈、活泼、轻快的感觉。

护士服以白色为主，可根据不同科室的特点，选择不同的色彩和式样，如小儿科护士服多为粉红色，以悦目优美的色调，增添温馨柔和的气氛，以减少孩子的恐惧心理；手术室的护士服多为墨绿色；急诊科护士服多为橄榄绿色或淡蓝色，胸前和衣袖配有急救标志，款式是上衣和长裤，便于急救操作。

护士服式样要简洁、美观，便于各项操作技术为原则。穿着中要求尺寸合身，以衣长刚好过膝，袖长刚好至腕为宜。腰部用腰带调整，宽松适度。下身一般配白色长工作裤或白裙。

夏季着工作裙服时，裙摆不超过护士服。护士服的领扣要求扣齐，自己的衣服内领不外露。衣扣袖扣全部扣整齐，缺扣子要尽快钉上，禁用胶布别针代替。护士服上禁止粘贴胶布等，衣兜内忌塞鼓满，袖扣扣齐使自己的内衣袖口不外露。这样着装，会给人留下护士职业美的良好印象，见图3-14、图3-15、图3-16。

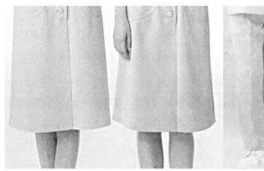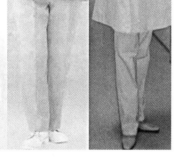

图3-14　护士服一

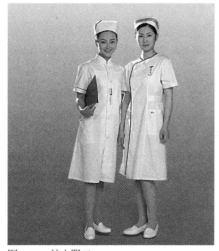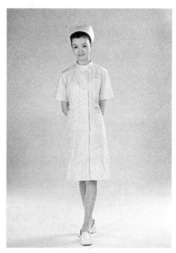

图3-15　护士服二　　　　　　　图3-16　护士服三

3. 口罩

无菌操作与防护传染病时必须戴口罩。佩戴口罩应完全遮盖口鼻，戴至鼻翼上一寸，四周无空隙。吸气时以口罩内形成负压为适宜松紧，达到有效防护。

口罩带的位置高低松紧要适宜，否则不但影响护士形象，且没有起到戴口罩的防护作用。口罩戴得太低或口罩带过松，污染的空气可从鼻翼两侧和周围空隙进入口鼻，起不到防护作用，戴得太高会影响视线或擦伤眼黏膜。有人将口罩戴到鼻孔下面，扯到颌下或吊在耳朵上面，均为职业形象不正规。

口罩应每天清洗更换、保持洁净。在一般情况下与人讲话要注意摘下，长时间戴着口罩与人讲话会让人觉得不礼貌，见图3-17。

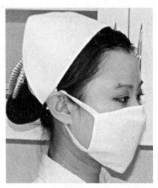

图3-17 口罩

4. 长裤

多为冬季着装，此外特殊科室如急诊室、重症监护室、手术室、传染病区的护士均穿长裤，也可和其他护士服搭配，见图3-18、图3-19。

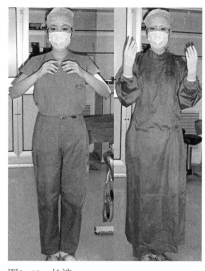
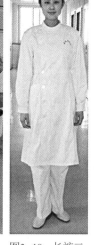

图3-18　长裤一　　　　　　　　图3-19　长裤二

5. 护士鞋

工作时应穿白色低跟、软底防滑、大小合适的护士鞋，这样护士每天在病区不停地行走时，既可以防止发出声响、保持速度，又可以使脚部舒适、减轻疲劳。反之，如果穿着高跟鞋、硬底鞋或带钉、带响的鞋，行走时容易疲劳，而且也会影响病人休息，见图3-20、图3-21。

工作鞋应经常刷洗，保持洁白干净。无论下身配穿工作裤或工作裙，袜子均以浅色、肉色为宜，应与白鞋协调一致。穿工作裙服时，长袜口一定不能露在裙摆外。护士鞋不光穿着轻快，结合整体更可以给人以利索俊美之感。

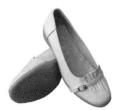

图3-20　护士鞋一

6. 进出病区的便装要大方秀雅

进出病区的便装因与工作环境相关，以秀雅大方、清淡含蓄为主色调，体现护士美丽端庄、稳重大方。到病区来上班，不穿过分暴露不雅观的时装，如露脐装、吊带装、超短裙、迷你裤，不穿带响声的硬底鞋、拖鞋出入病区。

总之，护士在护理实践中，应以崇高的精神境界和优美的服饰仪表，给病人留下深刻的印象，使病人面对护士时有美的感受和共鸣，给病人以鼓舞和力量，促使其积极主动地配合医护工作，为完成各项护理任务奠定坚实的基础，从而使护理工作在高层次优质服务的基础上得到开拓和发展。

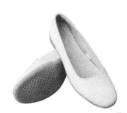

图3-21　护士鞋二

二、非工作时的着装

作为从事护理工作的职业女性，着装应当体现职业特点、性格特征和固有魅力，服饰的格调应整洁、高雅，不能带任何轻佻、浅薄的感觉。

（一）着装原则

护士的服饰打扮，既影响着自身的整体形象，也关系着服务对象对自己的评价和接受程度。平时着装应坚持朴素大方，以整洁、得体、协调、清淡、素雅、柔美为标准。因此，护士平时着装应遵循以下原则：

1. 端庄稳重

衣服整洁、干净、平整，不宜穿太短、太露、太透的服装。

2. 高雅上进

尽可能选穿优质、高品位的典雅职业套装，以体现护理职业女性精明干练、进取向上和温柔稳重的综合气质和人生品位。

3. 适当脱俗

在个性方面，既要尽可能与众不同，又要与群体水准保持均衡，不宜过分地打破常规，标新立异，穿奇装异服。

（二）生活装

1. 西装套裙

西装套裙以其独特的端庄、典雅、美丽、含蓄及流畅的线条美，受到现代职业女性的青睐。在比较正式的场合，最好选用西装套裙。

2. 裙装

穿裙装时，应学会利用裙子的修饰美化作用，使裙装造型与体形特征相互补衬，上下装与鞋袜色彩、款式搭配简洁明快、协调统一，以体现穿着的整体美。

3. 旗袍

旗袍是我国独有的、富有民族风格的传统女装，能体现含蓄凝重的东方神韵。穿上旗袍要腰挺背直，走、坐、站和谈吐都要保持文静优雅。穿着旗袍应配穿款式轻秀的高跟鞋，显得高雅、稳重。

4. 休闲装

休闲装是指衣着比较方便、舒适、宽松的服装，如家居装、牛仔装、运动装、沙滩装等。适用于运动、旅游、娱乐、逛街、居家等休闲场合。着休闲装时应注意与鞋帽之间的色彩、款式协调搭配。

护士因职业需要对服饰有着特殊的要求。心理研究表明以貌取人是仪表形象在与人接触的第一时间，能直接强烈地刺激人的视觉器官，其优雅和粗俗、文化修养、个性爱好及年龄职业几乎在瞬间可见一斑。护士规范的着装则向社会展示着护士严谨自信、优雅庄重、诚信大方的工作作风和职业风采。护士以美好的职业形象、特殊的职业技能和规范的服务艺术，赢得了病人的信任，得到了社会的认可。总之，为突出护理职业特点、性格特征和魅力，护理人员应学会在日常生活、工作时合理选择服饰和巧妙搭配配饰。

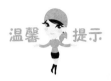

温馨提示

护士规范的服饰礼仪是：无论何时正确的服饰礼仪都要遵循TPO原则。护理人员工作时醒目整洁的护士服，合体大方；左胸上方佩戴工作牌；洁白的燕帽前不遮眉、后不过肩、侧不掩耳，用小发夹正确固定在头顶上；显示出护士的干练利落，统一规范的工作着装体现出护理职业的责任和严谨的工作作风。在生活中，不同场合应根据自身特点合理选择能够突出优点的服饰和佩饰，以朴素大方、整洁、得体、协调、素雅、柔美为标准，突出职业女性的风采。

一、项目评价表

评价反馈

姓名_____ 班级_____ 项目得分_____

演示项目	分值	实训要点及标准	学生评价	教师评价	综合评价
护士服	40分	干净平整，无皱庄重，大方合体，衣扣扣齐，长短适宜（以刚过膝为宜），袖至腕部，腰部宽松，腰带平整，内衣的领边、袖边与裙边均不外露。工作牌端正地佩戴在左胸上方			
燕帽	20分	头发梳理整齐，以低头时前刘海不垂落遮挡视线，后发辫长不及衣领、侧不掩耳为宜。帽子前沿距发际3~5 cm，轻巧地扣在头顶，两边微翘，前后适宜，戴帽后用白色发夹别住，以低头或仰头时不脱落为度			

演示项目	分值	实训要点及标准	学生评价	教师评价	综合评价
圆 帽	10分	整理发型,头发全部放在圆筒帽内,短发直接佩戴圆筒帽,长发用小发夹或网套盘起后再佩戴,前不露刘海,后不露发际			
口 罩	10分	口罩带的位置高低松紧要适宜,佩戴口罩应完全遮盖口鼻,戴至鼻翼上一寸,四周无空隙。吸气时以口罩内形成负压为适宜松紧,达到有效防护			
护士鞋	10分	保持洁白干净,袜子均以浅色、肉色为宜,应与白鞋协调一致			
职业态度	10分	面容、发型整洁,积极配合,互帮互助,共同参与,有集体荣誉感。实训过程中严谨、认真			

二、思考题

1. 什么是TPO原则?

2. 如何根据年龄、肤色、体形选择合适的服装?

3. 不同场合的着装要求是什么?

4. 简述穿西装、裙装、旗袍和休闲装的基本要求。

5. 首饰通常有哪些?应遵守哪些佩戴规则?

6. 护士在工作时应怎样着装?为什么?

7. 根据自身特点,为自己设计出求职时的着装。

(刘振华)

护士
言谈礼仪

赵某，70岁，被诊断为肺源性心脏病，已入院多日。赵某性格比较倔强，耳朵背，而且说话絮絮叨叨。今天护士小王来为他进行输液，赵某见到小王就大声说："是小王啊，你说这病到底能不能好啊？我都住院这么多天了，钱也花了不少，怎么这病就不见好呢？是不是……"没等病人说完，小王就说："啥是不是的，你就安心住你的院吧，你这病是慢性病，再说你年龄那么大，能那么快就好吗。"赵某瞪大了眼睛："你说什么？你的意思是我的病治不好了？"

病人为什么会误解护士的话？

如果你是护士小王你会怎么对病人说呢？

护理人员应熟悉哪些言谈礼仪艺术和技巧呢？

项目目标

1. 掌握护理工作的言谈礼仪和护患之间的沟通技巧。
2. 熟悉言谈的基本艺术。
3. 了解言谈礼仪的基本知识。

实施方案

学一学

在护理工作实践中，护士所获得的第一手资料来源于与病人的言谈。而护患言谈的顺利进行，取决于护士对言谈礼仪的正确实践。本项目有针对性地叙述了言谈礼仪基本知识、言谈基本艺术和护士工作的言谈礼仪，旨在有效地引导、帮助护士切实掌握和运用言谈礼仪的实践技巧，为不断提升整体护理质量提供可靠的原动力。

任务一
言谈礼仪基本知识

文明用语，是言谈交往的基本礼仪要求。一个有文化、有知识、有教养的现代人，言谈一定要用文明优雅的语言。所以，在人际交谈中，使用敬语、谦语、雅语是现代文明人应当具备的一种基本素质。

一、学会用好敬语

敬语是约定俗成地表示礼貌尊敬的专用语，常使用敬语能反映一个人良好的修养水准。根据不同场合、时间和对象的实际情况，常用以下几种敬语：

（一）问候常用敬语

人们在交往中，无论是正式场合还是日常往来，相互见面时都会以互敬问候方式来表示友好和尊重，这种人们在互致问候所用的语言即称问候敬语。

1. 一般问候敬语

日常见面问候可用"您好"、"您早"、"早上好"、"下午好"、"晚上好"、"晚安"等比较文明、平和的语言互致问候。

2. 特殊场合问候敬语

初次与人相识可用"初次见面，请多多关照"，"很高兴认识您"，"久仰大名，认识您是我的荣幸"等问候敬语。而对许久不见的故人则用"久违了，一向可好"，"久违多时，先生（小姐）愈加精神了"等敬语问候。

（二）请托常用敬语

请托语是指向别人提出请求的话语，应"请"字当头，而且语气诚恳，不要低声下气，也不要居高临下，同时把握恰当的表达时机。常用敬语有"请"、"劳驾"、"拜托"、"借光"、"赏光"、"请鼎力"、"请关照"等。

（三）致谢常用敬语

致谢语是对他人给予自己的帮助或对他人的好意表示致谢的语言。常用敬语有："谢谢"、"非常感谢"、"麻烦您了"、"十分感激"等。

（四）礼赞常用敬语

礼赞语是称赞、赞美他人的语言。在交往中善于发现、欣赏别人的优点，并且真诚地礼赞他人，可起到"雪中送炭"、"化干戈为玉帛"的效果，从而缩短双方的心理距离。常用的敬语有："很好"、"好极了"、"太棒了"、"太美了"、"真了不起"、"太出色了"等。

（五）安慰常用敬语

安慰语是在他人遇到困难或不幸时对别人进行安慰的语言。常用敬语有"您辛苦了","请别担心","请保持冷静,问题一定能解决","请保重","请节哀,保重身体要紧"等。

(六)征询常用敬语

征询语是向对方征求意见的语言,适当地使用征询语可使被征询者产生受尊重的感觉。常用敬语有"我能为您效劳吗","您还有别的事吗","您不介意的话,我可以……吗","我可以进来吗","……您介意吗"等。

(七)祝贺常用敬语

祝贺语是对别人取得成绩、喜庆场合或平常互致祝愿时所用的语言。取得成绩时的敬语具体有"恭喜恭喜","祝贺您的成功","祝贺您功成名就"等;节日、喜庆时的敬语常用的有:"祝您节日快乐","祝您好事连连","祝您生日快乐,心想事成","新婚快乐,共度爱河"等;平常祝愿敬语主要有"祝您好运","祝您幸福","祝您健康"等。

(八)欢迎常用敬语

欢迎语是对他人的到来表示欢迎和友好的语言。常用欢迎语有"欢迎光临"、"欢迎下榻"、"欢迎来访"、"欢迎光临指导工作"等。

(九)告别常用敬语

告别语是指向人道别时所说的致谢、致谦的话语。告别敬语有:"再见"、"祝您一路平安"、"欢迎再次光临"、"希望以后多联系"等。

二、学会用好谦语

谦语,也称谦词、谦让语,是指向人表示谦恭、自谦的话语。使用谦语是中国人推崇的美德,这种美德的体现常从言谈中流露出来。恰当地使用谦语,是表达谦虚的最佳形式。常用的谦语有谦称、致谦语、其他谦词等。

(一)谦称

谦称是表示自谦时对自己或对他人所使用的称谓语。谦称的使用多与敬称相对,即对他人使用敬语,对自己则用谦称。如尊对方为"贵方",可自谦为"愚方";称他人家舍为"朱门",而自谦为"寒舍"、"柴门";称他人学生为"高足",而称自己学生为"小徒";尊他人父亲为"令尊"，谦称自己的父亲为"家严"；尊他人之见解为"高见"，谦自己之说为"拙见"等。

（二）致谦语

致谦语是向他人表示歉意的语言，也是一种谦让语。常用的致谦语有"让您久等了"，"让您受累了"，"对不起"，"请原谅"，"很抱歉"，"对不起，让您费心了"，"很抱歉，失陪了"等。

（三）其他谦词

除谦称、致谦语之外，还有许多其他表示谦虚的用语都称为谦词。如：请人让路时说"对不起，请行个方便"，求人解难时说"恳请"，请人改稿时说"斧正"，请人指点时说"请赐教"，请人勿送时说"请留步"，托人办事时说"拜托"等。谦词的应用同样需灵活掌握，可根据不同的对象、场合、人物和事件恰当使用，切不可机械套用、弄巧成拙。

三、学会用好雅语

雅语是各种文雅的话语，常用于替代一些比较随便、粗俗或是忌讳的话语。雅语能表示一个人的善意和对客人的尊重，更能体现一个人的语言修养和文明高雅的风度。常用的雅语有：等候来客时说"恭候"，探望别人时说"拜访"，陪伴朋友时说"奉陪"，向人提问时说"冒昧"，责备自己礼貌不周时说"失敬"，没能亲迎客人时说"失迎"，归还原物时说"奉还"，知恩图报时说"衔环"，谢他人恩德时说"不胜感激"等。此外，常用于替代俗语或忌讳语的话语如把"怀孕"说成"有喜"，把"月经"说成"例假"，把"经商"说成"下海"，把"腿脚残疾"说成"行动不便"，把"厕所"说成"卫生间"，对"疗效不显著"改言"正在治疗中"，讳言"死亡"而改称"去世"或"故世"等。敬语、谦语、雅语是构成语言文明的基础，它们之间并无绝对明确的分界线，对于这类文明语言应当正确、恰当、灵活地运用，才能真正发挥言谈礼仪在人际交往中的重要作用。

想一想
言谈礼仪的基本知识是什么？我们应当怎样学习和掌握？如何结合言谈礼仪训练，切实学好用活敬语、谦语和雅语？

任务二
言谈基本艺术

学一学

言谈是人们交流思想、相互了解、协调行为的一种人际沟通工具，能有效地表情达意、传递信息。良好的言谈交流能使人心情舒畅、有利沟通，达到最佳的交流效果。因此，学习掌握言谈交流艺术在礼仪规范中至关重要。

一、话题选择恰当

交谈时，话题选择是否恰当，是关系到沟通成败的决定性因素。恰当的交谈给人以启迪和教育，因此，在选择交谈内容时一定要根据谈话对象的不同，选择大家共同关心和饶有兴趣的话题。

（一）选择恰当的交谈话题

1. 既定的话题

既定的话题是指交谈双方已经约定，事前有所准备的话题。如征求意见、传递信息、讨论问题、研究工作等，往往都是内容既定的交谈话题。这类话题多用于正式场合的交谈，要求严肃、正规，不可言语轻薄、肤浅。

2. 高雅的话题

高雅的话题是指内容文明、优雅，格调高尚、脱俗的话题，如文学、艺术、哲学、历史、地理、建筑等。适用于各类交谈，但要求面对知音，以免话不投机，产生对牛弹琴的不良效应。

3. 轻松的话题

轻松的话题是指那些令人轻松愉快、身心放松、饶有情趣、不觉厌烦的话题。例如文艺演出、流行时装、美容美发、体育比赛、电影电视、休闲娱乐、旅游观光、名胜古迹、风土人情、名人轶事、烹饪小吃、天气状况等。这类话题适合休闲、闲谈等非正式场合的交谈，但也要因人、因事恰当选题才能产生言逢知己、相见恨晚的感觉。

4. 时尚的话题

时尚的话题是指以当时正在流行的事物、事件、现象等作为谈论的话题，如当前的国际、国内形势，地理现象等。这类主题适合各种场合的交谈，是一种时髦的话题，但要注意把握时事的变迁，以免言过其"时"。

5. 擅长的话题

擅长的话题是指交谈双方各自深有研究和都感兴趣的交谈话题。如与医生谈健身防病之法，与学者谈治学之道，与作家谈文学创作等。

（二）言谈交流中的禁忌

1. 忌谈的话题

（1）涉及个人隐私的话题：个人隐私是指个人不希望被他人了解的事情，如年龄、收入、婚恋、家庭、健康、经历等话题。如特殊职业（医护人员等）由于工作需要必须了解外，一般情况均不应涉及他人这方面的话题。

（2）捉弄对方的话题：在交谈中，围绕捉弄人的话题展开交谈，不仅失礼，而且还会损害双方关系，影响正常的人际交往。这种以捉弄他人来取乐的恶作剧，往往对交谈对象尖酸刻薄，成心要让对方出丑或是下不了台，其行为都是缺乏教养的表现。

（3）非议旁人的话题：有人在交谈中喜欢传播闲言碎语，无中生有，造谣生事，非议其他不在场的人。这种非议他人的言谈是非常失礼的行为，这样做不但不能表现自己的修养，反倒证明缺乏教养，是搬弄是非之人。因为事实表明来说是非者，必是是非人。

（4）令人反感的话题：指一些令交谈对象感到伤感、不快的话题，有错误倾向的话题或令对方不感兴趣的话题，如违背社会伦理道德、生活堕落、思想反动、政治错误、违法乱纪之类的话题等，都属令人反感的话题，不宜作为言谈交流的主题。如无意碰上这种情况，应立即转移话题。

2. 忌用的语气

（1）命令式语气：命令式语气会使对方产生一种被驱使的感觉，从而感到心理不平衡，缺乏受尊重的感受。因此，这种语气是一种不礼貌的表达方式。

（2）质问式语气：质问式语气会使人产生一种被审讯、训斥的感觉，同样缺乏对他人的尊重，往往因让对方在感情上难以接受，而产生抵触情绪，使交谈无法进行。

3. 忌用的言语

（1）不文明的言语：粗话、脏话、伤人的恶语都是言谈中禁忌的用语。

（2）挖苦讥讽的言语：在谈话中故意挖苦、讥讽对方，不仅是不礼貌的行为，而且是一种缺乏教养的表现，应当予以杜绝。

二、表达准确谦和

在交谈中，要使交流顺利进行，既要做到语言表达准确恰当，又要做到语气态度谦和有礼。

（一）语言表达准确恰当

1. 发音准确

说话要求发音准确恰当，以免引起误会，产生歧义。在交谈中要求发音准确的含义在于：

（1）发音应准确：说话时应准确发音，不能读错字、念错字，让人见笑或误会。

（2）表达要清晰：说话吐词清楚，表达明晰，令人听得明白，不可口齿不清，含含糊糊。

（3）音量须适中：说话音量恰当，使人听了感到柔和悦耳。不可因声音过大使人误解为训斥，或因声音过小让人听起来费劲。

2. 语速适度

语速是指讲话的速度。讲话时语速应保持快慢适中，以保证对方能清晰明白地听清楚发言人所表达的语意。

3. 内容简明

语言应简洁明快，使对方在短时间内获取大量有用的信息，从而节省时间，以便适应现代社会快节奏、高效率的工作、生活方式。

（二）语气态度谦和有礼

1. 礼貌待人

在交谈中，一定要平等待人，亲切谦和，平易近人，文明礼貌。因为语言是思想的外衣，既能把一个人装点得美丽高雅，也能把一个人打扮得丑陋粗俗。

2. 少用土语

交谈对象若不是家人和乡亲，应在交谈时用普通话，而不用对方听不懂的方言或土语，否则就是对交谈对象的不尊重。

3. 慎用外语

在普通交谈中，若无外宾在场，则讲普通话而不用外语，使在场的每个人都能听明白。因为与自己的同胞交谈时使用外语，不但不能证明自己外语水平高，而且有卖弄之嫌，体现了对交谈对象的不礼貌。

三、善用多种谈法

在交谈中除应选题恰当、表达准确外，还应恰当地发挥多种言谈技巧，使之为交往的成功发挥事半功倍的效能。应用时既要因人、因事、因时、因地而异，又需随机应变，这样才能使言谈得体、符合礼仪、消除歧见、达成共识。

（一）幽默法

幽默法是言谈礼仪的一种高级表现形式，它有许多妙不可言的功能。言谈中如能善用幽默语言可迅速活跃、缓和紧张的气氛，起到对人际关系的协调作用。语言幽默技法有正话反说、偷换概念、别解等多种。不论用何种方法都贵在机智、灵活、得体，使人听后或惊喜交加，或啼笑皆非，同时又回味无穷，喻义深刻。适度的幽默，既能礼貌周到、不伤人自尊，又发人深省、极富情趣。这样，可减少社交中不必要的摩擦。

小贴士

许多幽默实例均可给人以启发教育：

例一，有位顾客在一家饭店吃完饭后对服务员说："你们的米饭真不错，花样繁多。"服务员不解地问到："不只是一种吗？"顾客接着回答："不，有生的，有熟的，还有半生不熟的。"

例二，一天德国诗人歌德在公园散步，碰到曾恶毒攻击他的批评家。那位批评家傲慢地说："我是从不给傻瓜让路的。"歌德立即回答："我却完全相反。"说完转身到一边去了。

（二）委婉法

委婉法是一种言谈时不直截了当地把话说出来，而采取闪烁其辞，拐弯抹角，迂回曲折，用与本意相关或相似的话来代替要说的话的言谈方法。委婉本身是一种修辞技巧，可使语意表达含蓄，使人感到深沉有味，在接受对方意见的同时仍觉得自己受到尊重，从而从理智上、情感上接受对方的意见或批评。通常委婉法有多种，关键在于恰当应用。具体包括：

1. 灵活用词

如病人违反规定在病房内吸烟，护士劝阻时把"不能在病房内吸烟"委婉地说成"请到室外去，空气会更好些"。这样，不仅把相同的意思传达给了病人，而且又不显得那样咄咄逼人，吸烟病人往往能接受这种意见。

2. 用婉转的语气

例如，别人的电视机音响影响了你，你如果说"对不起，我觉得声音太大了"，显然就要比直接说"请把音量调小吧"显得客气、婉转，使人感到说话者语气谦逊温和，易于接受。

3. 间接提示

例如，遇到他人有求又不便直截了当拒绝时，可以说："很抱歉，这件事目前恐怕很难办到。"

4. 转移话题

如朋友问："星期天我们去公园玩好吗？"你若想委婉拒绝，可以这样说："我们一起到图书馆温习功课吧。"

5. 模糊化

人际交往中，有时不便或不愿把自己的真实思想暴露时，可以把信息"模糊化"，既不伤人，又不使自己难堪。如有位小姐问你："我漂亮吗？"你不想明言自己的看法时，可以说："你很有特点。"因此，在人际交往中巧妙、恰当地运用委婉含蓄的言语交流技巧，不但能增强表达效果，而且还可以起到调整彼此之间关系、避免直言快语可能造成双方不愉快的后果。

（三）暗示法

暗示法是通过语言、行为或其他符号把自己的意向传递给他人，并引起相应反应的方法。暗示法的授示办法有语言、手势、表情和情境（如视觉、声音符号等），均可使暗示者按授示者的寓意去行动或接受一定的信息，从而达到提示、教育或治疗的目的。根据授示方法的不同可分为点化式、引发式和图像式等。

1. 点化式暗示法

点化式暗示法是用点化的方式，运用意向紧密相关的另一件事引起被暗示者反应的方法。如医院某个病人不遵守卧床休息的医嘱而执意要下床活动时，护士劝告说"请您还是保持安静，从前我们有位像您一样的病人就因过早下床而摔倒，造成终身残疾"，从而点化暗示病人如不合作将可能产生严重后果。

2. 引发式暗示法

引发式暗示法是运用引导、启发的机制，使矛盾双方受到启发暗示而作出相应反应，从而化解矛盾的方法。如某大学因进修生、旁听生过多而经常挤得本班学生没有座位，于是班长在课前说："为了尽可能让来我班听课的进修生、旁听生有座位，请本班同学坐前六排。"本例的班长礼貌地用引发式暗示方法，以"本班生坐前六排"来暗示"非本班生坐六排以后"，从而引起双方产生划排而坐的反应，使矛盾得到礼貌地化解。

3. 图像式暗示法

图像式暗示法指用图像通过暗示引起反应的方法。如目前医院里都以张贴母亲给婴儿哺乳的宣传画来暗示"母乳喂养好"的科学寓意，教育人们科学育儿。

（四）态势语

态势语是人们进行交流时，通过自己的仪表、姿态、神情、动作等来表达思想感情、传递信息的一种重要的交流工具。在人际交往过程中，人们不但"听其言"，而且更要"观其行"。所以态势语是口才与交际艺术的重要组成部分。有时态势语所传达的信息要比有声语言更富有表现力和感染力。因此，恰当礼貌地使用态势语，可在人际沟通中发挥重要的作用。

1. 面部表情

面部表情是指人们在社会交往中，因外部环境和内心机制的双重作用而引起脸、口、眉、鼻子的变化，从而实现表情达意、感染他人的一种信息手段。事实上，"脸是心灵的镜子"，面部态势语的表达和理解，将直接影响交往对方对自己的整体评价。通常面部态势语的含义包括：头部端正，表情端庄，表现的是自信、严肃、有精神；头部向前，表情专注，表示倾听、关心、同情；头部向上，表情惊慌，表示惊奇、恐惧、退让；仰头，表示希望、渴求、焦虑；低头表示沉思、内疚、忧虑、痛苦；点头表示同意、理解和赞许；摇头表示不同意、不理解、无可奈何等。

2. 眼神

眼神是最能袒露人的内心秘密和激情的无声语言。眼神流露不当，就会失礼失态，影响人际交往的正常进行。眼神传情达意的作用非常丰富，如双眼注视对方的脸部表示重视、关注；瞪大双眼表示惊奇、疑惑、不满；圆睁双眼表示愤怒、极度惊恐；眼皮眨动表示思索、厌恶、轻蔑、调皮等。

3. 嘴

嘴作为有声语言表达的重要器官，可表达许多形象生动的无声态势语。如嘴角向上表示喜悦、友好、礼貌；嘴角向下表示忧郁、痛苦、悲伤；嘴唇撇着表示鄙夷、轻视；嘴唇撅着表示生气、不满意；嘴唇半开表示惊讶、疑问；嘴唇全开表示极度惊讶、恐惧；嘴唇紧闭表示愤怒、坚决等。

4. 手势

手势语表达的信息也极为丰富多彩，它是人们社会交往中不可缺少的基本动作，也是人与人之间传情达意的有效手段。常见手势语的表达意义有：手心向上表示礼貌、坦诚、幽默风趣；手心向下表示否定、强制、命令；单手挥动表示告别、再见；双手拍前额表示健忘、后悔；竖起大拇指表示称赞、佩服；伸出小拇指表示轻视、瞧不起；摆手表示不同意、请你走开；伸手表示打招呼、欢迎你等。另外，手势亦因民族、国家、地区的不同而不同。

总之，言谈礼仪有各种各样的表达方式，可广泛应用于人们的社会交往活动中，通常只要运用得当，就可以产生良好的社会交往效果。

想一想

与他人交谈时，自己应如何通过规范实用的言谈礼仪训练，做到话题恰当有趣、表达准确有礼和谈法灵活有效？

任务三
护士工作的言谈礼仪

学一学

护理工作的对象是有思想、有情感的人。现代护理模式要求护士运用护理学、心理学、社会学有关知识对病人实施全方位的整体护理，其中语言的作用越来越显得重要。护士如能针对病人的不同心理特点，通过有效的言谈给病人以启发、开导，使其树立战胜疾病的信心，则可起到药物所不能发挥的作用。因此，护士应重视语言的学习和修养，自觉地运用语言合理地愉悦病人的心灵，从而确保护理质量的不断提高。

一、语言表达礼貌准确

语言交流是护士与病人进行交往的最基本、最普通、最广泛的沟通方式，也是护士与病人之间思想、情感相互沟通的桥梁。因此，护士使用准确、文明礼貌的语言是护理礼仪实践的基本要求，可使病人树立战胜疾病的信心和勇气。

（一）使用文明礼貌语言

文明礼貌语言既是交谈的礼仪要求，又是建立良好护患关系的一个基本前提。在护患交往中，净化语言，建立临床护理言谈的礼仪模式，是社会主义精神文明建设的一项重要内容。

1. 语言文明

交谈中使用礼貌性语言，能使人感到亲切、融洽、无拘无束。文明、得体、谦和、礼貌的语言，能使病人心平气和，思想乐观，信任护士，乐意成为护士的朋友，并积极地配合治疗。如在工作中称呼病人时使用病人喜欢听的称谓而不是床号、编码等代称；为病人进行治疗护理时采用商量的口吻而避免命令式的语气；对病人因受疾病折磨而吵闹或不配合，给予耐心的安慰和正面的诱导而不是训斥、顶撞等。

同时，护士的语言对病人来说，无疑具有一定的权威性和暗示性。暗示可以在人的肌体中引起相当大的心理与生理变化，既可致病或加重病情，又可治病或使病情减轻。因此，护士与病人进行语言交流时，一定要注意方式方法，讲究说话艺术，尽可能发挥语言暗示的治疗作用，避免言辞不当给病人带来的不良刺激，力争给病人良好的心理感应和精神抚慰。这种良好的心理感应往往可使病人对护士产生信赖感，积极地配合治疗护理，并毫无顾虑地向护士倾吐心声。只有这样，护士才可能全面、深入地了解病人病情，真正向病人进行有效的整体护理。

2. 学会赞美

美国历史上著名的总统亚伯拉罕·林肯曾坦言：人人都需要赞美，你我都不例外。可见渴望赞美是每个人的心愿。现代人际交往中，赞美是一门学问，能否掌握运用好这门学问已成为衡量一个人基本素质的一项标准。因此，学会赞美也是护理职业道德修养的需要。在临床护理工作中，把握恰当时机，给病人以恰如其分的赞美，往往能得到病人的积极配合，使护理工作顺利开展，而且还能得到病人对护士的赞美。如给儿科患儿做注射治疗时，可赞美说："这位小朋友真勇敢，打针一点都不怕，将来一定会有出息。"对老年病人也要不失时机地给予赞美，如协助老年病人翻身时可鼓励他说："这次我们配合得非常好，如果能坚持下去，您很快就会痊愈出院。"对陪伴老人的儿女也可赞美地说"您老人家真有福气，儿女都这么孝顺，一定是您老教育有方，儿女才这么争气"等。像类似这样的话语，病人及其亲人听着都十分顺心，自然对护士礼貌周到、温馨和蔼的服务，深为感激。

（二）使用准确规范的语言

护士的语言不仅能表达对病人的真诚关怀和由衷同情，而且可确保语言规范、含义科学。如与病人交谈有关疾病内容时，若能措辞准确严谨，科学依据充足，就可较好地体现护理职业的特点。

1. 语言准确规范

为了在护患交谈中使病人能够准确地理解护士的话语，护士应在语音、语意、语法三个方面狠下工夫，力争使自己的语言表达简明扼要、科学规范、通俗易懂。

（1）吐词清楚，语调优美：护士在工作中应选择普通话为主要交流工具，并逐步使自己吐词清楚、音量适中、语调柔和，充分体现护士对病人的关心体贴，使病人听后感到亲切可信。同时，也要努力掌握当地方言，以排除或减少与病人交流的语言障碍。只有这样，才能使来自不同地区的病人都能听明白并迅速理解护士的愿望和意图。

（2）用词准确，通俗易懂：护士说话是否准确、明晰，均直接影响病人的理解，并反过来妨碍治疗措施的实施和护理的效果。因此，护士的语言应当语义清楚、精练、明确。向病人解释、交代问题或进行健康教育时，尽量用通俗易懂的语言，避免使用病人难以听懂的医学术语，引起他们的不安和误解。

（3）语法正确，合乎逻辑：语言的逻辑性表现为语言合乎语法要求，具有系统性。如护士在交接班、写工作报告或向病人交代问题时，应把事情发生的时间、地点、过程、变化、因果关系等要素叙述明白，概念、层次表述清楚。此外，语言交流要符合语法要求，避免使用容易混淆、模棱两可的词语使病人误会。

2. 交谈方式灵活多变

灵活多变的语言交流方式，有利于护患之间的良好沟通。根据不同的谈话对象和问题，确定适当的谈话方式，帮助病人找准问题的原因、确定解决问题的办法，可以使病人从迷惑、疑虑的精神困扰中解脱出来。

（1）开放式语言交流方式：护士应通过询问病人的感觉，了解病人的真正需要。即注意选择开放式问句，抓住关键词。如问"您感觉怎样"，"有什么不舒服吗"，"你认为如何……"，"为什么会……"等问题，给病人讲话的机会，拓宽交谈的范围。如果只问"你肚子痛吗"，"今天是不是好些了"等这样的问题，只需对方简单回答"是"或"不是"，则明显限制了护患谈话的范围，这种封闭式谈话方式，是不可采用的。

（2）启发引导式语言交流方式：护士应善于发现和及时解决问题，防患于未然。有时病人由于主观原因对护士缺乏信任，不愿谈出自己的真实想法，使护士对他的心理护理难以及时到位，往往造成病人心理的极度变化，甚至产生轻生的感觉。所以，护士应多启发引导病人说话，引导他们说出内心深处的真实想法，以便使问题得到及时解决。

（3）疏导式语言交流方式：一般用于心理疾病患者，使病人倾吐心中的苦闷和忧虑。这样的病人大都病史长，有较多的哀怨，谈到伤心事往往痛哭流涕，护士应给予理解和同情，使其畅所欲言，一吐为快，然后用疏导式语言慢慢使其平静下来，这种谈话本身是一种心理治疗。病人可通过交谈，排除心中积怨，疏泄积聚在心中的忧伤和苦闷，使病情出现明显好转。

二、谈话内容适宜有趣

与病人交谈时，选择适宜话题是护患交谈的技巧之一。有时，护士感到与病人无话可谈，这种情况与无法找到适宜的话题有关。这样，即使做了许多工作，仍然得不到病人的信任。所以，护士在工作中，为了更多地与病人交流沟通，应根据不同对象、不同环境和不同问题合理选择适宜的谈话内容与方法，尽可能地与病人多交谈，从而实现护患之间的有效沟通。

（一）选好交谈的话题

护患交谈时选择适宜话题，是整体护理实践的一项重要工作。实施时受工作性质和特点的影响，应注意有所侧重，具有一定的针对性。

1. 与健康有关的话题

病人到医院就诊，肯定健康出了问题，此时他们最想了解的是得了什么病，为什么会得这样的病，这种病严重吗，其愈后怎样，该怎样治疗和预防等。所以与病人交谈首选的话题应是与其疾病有关的健康问题，用这样的话题展开交谈往往能使病人感到十分重要，迫切希望从中了解更多有关其健康的信息，提出很多想解决的问题，于是能以较积极的态度自然地与护士进行交谈。此时，护士应不失时机地抓住这种话题和沟通机会，与病人交流思想和沟通感情，尽可能地向病人介绍有关健康知识，这样，既能达到健康教育的目的，又可使病人感到护士的关心和重视，从而达到融洽护患关系的目的。

2. 病人感兴趣的话题

由于个人兴趣、爱好各有不同，护士在工作中与病人交谈时，应根据其个人兴趣与爱好，合理选择多种适宜话题。如护士除与病人交谈有关健康和疾病的问题外，对爱好体育运动的病人，可适当地与其谈谈他所喜爱的体育运动；对从事教育工作的病人，可与他谈谈有关教育的问题；而对家庭主妇，则可与她谈谈烹饪之道等，这样可大大提高病人的谈话兴趣，缩短与护士之间的心理距离，赢得病人的好感，有利于建立良好的护患关系。

3. 轻松愉快的话题

病人患病后往往情绪低落，悲观失望，缺乏自信心，这时很需要得到他人的关怀和安慰。护士在与病人交谈时应多给予安慰性语言，运用亲切、理解、温暖、富有理性和关怀的话语，抚慰病人心灵上的创伤，教育病人正确对待自己、正确对待疾病和挫折，并尽量找一些轻松愉快的话题与病人交谈，以调节病人的情绪，减轻病人对疾病的恐惧感，可列举一些病人是如何战胜病魔、重新恢复健康和愉快生活的典型事例，鼓励病人树立战胜疾病的信心，以轻松、坦然的心态面对当前的困难。此外，还可以给病人讲一些幽默、诙谐的故事和令人捧腹的笑话等，从而既可愉悦病人的身心，又能增进护患双方的情感交流。

（二）引导病人交谈的技巧

护士应提高与病人交谈的艺术性，以便顺利实现谈话的预期目的。

1. 掌握开场白技巧

有些年轻护士想与病人很好地交谈，但常常不知如何开启话题。因此，护士注意积累谈话经验、掌握一些交谈技巧是展开话题的好办法。如一些嘘寒问暖的交谈方式很容易与病人形成情感交流，使病人得到心理满足和慰藉，缩短彼此的距离。所以，护士应因时、因地、因人来确定谈话的内容。如在早晨查房时，可向病人问好、询问病人的睡眠饮食情况；或对病人进行一些必要的嘱咐"天气不好，要加件衣服，不要着凉了"；或告诉病人好的检查结果，很快可以出院等信息，使病人身心愉快，感到护士对自己的诚意，于是，护患之间就可敞开心扉，畅所欲言。

对新入院的病人进行入院介绍时，不宜开始就说"现在我来向你介绍一下住院规则"，显得机械呆板，使病人有"受训"的感觉。而应首先向病人简单介绍自己及经治医生的情况，然后根据病人是否住过院、病情、感觉等具体情况，询问是否有需要帮助解决的问题，再有选择性地介绍一些病区环境，必要的作息时间及住院规则等，使病人在愉悦的心境中接受护士的介绍。

同样，进行术前护理时，护士不要一开始就向病人宣读术前的注意事项，而应启发病人说出自己对手术的看法、有何顾虑和要求等，然后根据病人的具体情况因人施护，有针对性地进行恰当说明和合理解释，并告知病人如何配合才能顺利达到手术治疗的目的，尽最大努力消除病人的紧张、恐惧心理，争取与医护人员的良好配合。

2. 学会正确聆听的技巧

作为病人均急切希望医护人员了解自己的病情，并对自己的病情作出正确的诊断。因此说话往往较为急切，恨不得把自己所有的病痛都一下子倾诉出来，于是一些病人诉说起来滔滔不绝。这时，护士对这样的病人要耐心细致，诚心聆听病人的谈话，做到全神贯注，坐姿端正，始终面带关怀、亲切的微笑，礼貌平等待人，不要打断病人的诉说。应抓住恰当时机，适当地插话，巧妙地询问，引导病人说出有用的疾病信息，避免谈话偏离正题，并抓住问题的关键予以耐心解释，让病人感到愉快满意。

3. 转变话题或结束谈话的方法

当感到病人的谈话不得要领，离题较远时应委婉地转变话题，但不要突然转变，应顺其自然，以免病人因谈话被突然打断而产生不快。终止交谈时，应在病人谈了一段时间后，及时劝告病人"该休息一会儿了，以后继续谈"；或设法将话题转移，再结束谈话。

总的来说，要通过与病人交谈取得圆满结果，并使病人得到心理上的满足和慰藉，护士应重视语言学习与修养，深刻认识语言对治疗的重要作用，掌握语言艺术。

三、熟悉善用规范用语

俗话说言为心声，护士的思想感情往往从语言中表现出来。治病救人是医护人员的神圣职责，因此，护士应树立全心全意为人民服务的思想，将病人的康复看做是自己工作的最大快乐，说话文明礼貌，态度和蔼可亲，处处体现对患者的尊重和理解，使病人深感温暖和安慰，从而增强战胜疾病的信心。相反，护士如果以恩赐者的身份自居，对病人冷落怠慢，甚至恶语伤害，则必定损害病人的自尊心，不利他们恢复健康。

（一）用活文明用语

护士与病人的交谈是医疗服务过程的重要组成部分，其效果也是反映医疗卫生服务质量的一个重要标志，每位护士都应加强职业道德修养，坚持在工作中恰当地使用"您好"、"请"、"谢谢"、"对不起"、"再见"等五句十字文明用语。

练一练

准确、规范地开展以下"五句十字文明用语"训练，要求熟悉善用，生动恰当，使这种文明用语能为促进病人的康复发挥应有的作用。

1. "您好，您有什么事吗？"

2. "您好，您能告诉我您的名字吗？"

3. "对不起，我不会念您的名字，请您告诉我好吗？"

4. "您好，您哪儿不舒服？"

5. "您应该看内科。"

6. "请问您吃过什么药吗？"

7. "请问您不舒服有多长时间了？"

8. "请您坐下，稍等一会儿，医生马上就来。"

9. "请不必顾虑，尽量放松，保持镇静。"

10. "您最好住进医院来，您需要做全面检查。"

11. "请别担心，您很快就会好起来的。"

12. "您别着急，痊愈需要一个过程。"

13. "请您稍等一会儿，检查结果需要20分钟才能出来。"

14. "您如果觉得难受，请随时到医院来，千万别耽搁了。"

15. "您明白了吗？您看哪些方面还需要解释呢？"

16. "请您记住，明早抽血检查前不要吃东西。"

17. "请脱鞋，躺下。"

18. "请您解开上衣的扣子和松开腰带。"

19. "请您解开裤子，我来为您扎针。"

20. "请放松，屈膝。"

21. "您好，我给您量量血压，请把袖子卷起来。"

22. "您好，我给您测体温，请让我帮您把体温表夹在腋下。"

23. "您好，我是您的责任护士，让我自我介绍一下。"

24. "请把您过去的病史告诉我好吗？"

25. "您好，您就是李先生吗？"

26. "您好，您今天感觉怎么样？"

27. "张大娘，昨晚睡得好吗？"

28. "我来为您整理一下床铺好吗？"

29. "我把窗户打开透透气，您介意吗？"

30. "对不起，请您听大夫的话，暂时不要活动好吗？"

31. "请您一定要记着吃药，到时间我还会提醒您。"

32. "我需要从您的手臂上取点血，请脱掉上衣卷起袖子。"

33. "我需要在您的耳朵上取点血，请摘下耳环好吗？"

34. "请别着急，我会先给您做个皮试看是否过敏。"

35. "您对哪些食物过敏？比如鱼、虾等。"

36. "请尽量多吃一些，这样有助于您早日康复。"

37. "这是您的药，请拿好了。请按说明服用。"

38. "请记住，不要在饭前服用此药。"

39. "请记住服药，每天三次，饭后服用。"

40. "对不起，请别拥挤。"

41. "对不起，这个问题我也不明白，我帮您问问大夫好吗？"

42. "对不起，请您让一让，让我的治疗车过去，好吗？"

43. "对不起，我正在给另一个病人治疗，请您稍候，我马上就来。"

44. "对不起，我们这里的条件较差，但我们会尽力为您提供最好的服务。"

45. "祝您早日恢复健康！"

46. "祝贺您康复出院！日后还请您多保重。"

（二）杜绝使用忌语

护士提高护理质量，不但要认真改善服务态度，使自己明白在护患交际中应该说什么、怎样说，而且还要明白什么不该说。作为有文化、有知识、有修养的现代人，在交谈中，一定要使用文明优雅的语言。下列语言绝对不能在交谈中采用：

1. 粗话

有人为了显示自己为人粗犷，满口粗话。把爹妈叫"老头儿"、"老太太"，把女孩儿叫"小妞"，把名人叫"大腕"，把吃饭叫"撮一顿"。显然讲这种粗话，不太妥当。

2. 脏话

口带脏字，讲起话来骂骂咧咧，出口成"脏"。讲脏话的人，不但不文明，而且自我贬低，十分低级无聊。

3. 黑话

黑话是指流行于黑社会的行话。讲黑话的人，往往自以为见过世面，可以吓唬人，实际上却显得匪气十足，令人反感厌恶，难以与他人进行真正的沟通和交流。

4. 荤话

即说话者时刻把艳事、绯闻、色情、男女关系之事挂在口头，说话"带色"、"贩黄"。爱说荤话者，除证明自己品位不高外，还对交谈对象不尊重。

5. 怪话

有些人说起话来怪里怪气，或讥讽嘲弄，或怨天尤人，或黑白颠倒，或耸人听闻，要以自己的谈吐之"怪"而令人刮目相看，一鸣惊人。通常爱讲怪话的人，难以令人产生好感。

6. 气话

说话时闹意气，泄私愤，图报复，大发牢骚，指桑骂槐。在交谈中说气话，不仅无助于沟通，而且还容易伤害和得罪对方。

以上不文明语言在工作中都应禁止使用。护士的一言一行、一举一动，体现了自身的修养和对病人的态度。因此，护士必须注意自己的语言，绝不能以粗暴无理、冷漠无情、傲慢伤人的语言对待病人。热爱护理事业，忠于职守，充满爱心，是护士进行语言修养的基础。因此，护士必须首先加强自身的语言修养，视病人如亲人，尽心尽力为他们提供优质服务。

想一想

应如何学好、掌握护理工作言谈礼仪的实用知识和操作技能？五字十字文明用语有哪些？应当怎样灵活应用？哪些是护理工作中要杜绝使用的忌语？如何才能做到自觉禁用？

任务四
护理工作的言谈过程

学一学

护理工作中一个完整的言谈过程一般要经过准备、起始、交谈、结束四个阶段。

一、准备阶段

护理专业性交谈是一种有目的的交谈，打开与病人沟通的第一扇大门，为进一步收集资料、进行有效交流奠定基础。为了达到有效的目的，使交谈获得成功，护理人员在交谈前应作下列充分的准备。

（一）资料准备

在交谈之前首先要明确交谈的对象、交谈的目的，确定交谈的主要内容。根据病人的病情和入院时间，选择交谈时间。必要时，列一份交谈提纲，以免谈话时漫无边际，漏掉必须收集的资料。

（二）护士准备

交谈前护理人员要做好形象上与心理上的准备。良好的个人准备往往能给病人一个好印象，无形中可拉近护患间的距离。护士要衣着得体，举止端庄，态度和蔼，使病人产生信任感。必要时要求护士上班时化淡妆，以显示对病人的尊重。一张苍白劳累疲惫的脸只会增加病人的不信任感，病人会觉得这样不注意修饰的护士工作也不会出色。交谈前还要收集与病人有关的信息，如通过阅读病历了解病人的现病史、既往史、治疗经过、本次入院的原因，也可以从其他医务人员或病人家属处了解一些情况。

（三）病人准备

要从病人的身体状况考虑交谈时间，尽量排除由于病人本身带来的一些影响因素。交谈前帮助病人解决口渴的问题、上厕所的问题、休息的问题等。

（四）环境准备

在进行有目的的互通信息性交谈、指导性交谈与治疗性交谈时，要尽量优化物理环境，增进沟通效果。首先要保持环境安静，以免分散病人的注意力，如收音机与电视等要关掉；其次，为病人提供环境上的"隐私性"，关好门窗，必要时用屏风遮挡；交谈时还要避开治疗与护理的时间。此外，交谈时护士要谢绝会客，以达到预期的沟通效果。

二、起始阶段

交谈开始，可以先使用一些问候、寒暄语言。

（一）起始的目的

通过初步交谈，给病人留下一个良好的第一印象，建立彼此的了解与信任；了解病人的基本情况，以便在正式交谈中不触犯病人的禁忌，使谈话更加愉快和顺利；通过一些轻松的话题，调动起病人说话的热情，以便顺利进入主题；确立一个谈话的基调，即以什么身份、用什么态度和方式来与病人谈话；在比较亲热的问候、寒暄氛围中，可以减轻病人的焦虑与紧张情绪。

（二）起始阶段的注意事项

1. 问候语恰当　问候语要符合情境习惯，强调与病人的关联性，不可随心所欲、无边无际。有关感情、婚姻、收入、个人信仰等问题尽量不问，否则有窥探别人隐私之嫌。如因护理需要，确实需要病人提供某项敏感信息时，应事先讲明原因。

2. 态度温和、自然　温和、自然的态度，易取得病人的喜欢和信任。建立一种融洽的关系，是谈话成功的良好开端。

3. 有礼貌的称呼　要根据病人的年龄、性别给予礼貌的称呼，会给病人一种亲切感，拉近心理距离。

4. 适可而止　起始的语言是谈话的开始，是为了引导病人谈话，不能无休止地起始下去，否则会影响交谈的主题，达不到交谈的目的。

5. 调整好关系　交谈双方都期望以一种平等的关系互通信息，高人一等会遭到病人心理上的排斥。

三、交谈阶段

护士运用各种方法起始交谈后，接下来就要考虑如何将交谈全面展开、切入主题进入正式交谈阶段。护士要有充分的准备，包括知识准备、内容准备和时间安排。此时的护患交谈更多的是涉及疾病、健康、环境、护理等实质性问题，护士应该注意把握以下内容。

（一）灵活运用各种交谈技巧

根据实际情况灵活运用各种交谈技巧。病人诉说时要认真倾听，通过核对表示护士对病人所说问题的关注，对不清楚的问题要采取恰当的提问方式，还要有适当的反应，能站在病人的角度理解病人的感受。在给病人进行治疗性操作或护理时要不断地讲解其原理、目的、注意事项等要点。经常性地鼓励病人与病魔作斗争，增强病人战胜疾病的信心。在病人悲伤或情绪不佳时可以采用沉默的方法使其安静下来。

（二）围绕交谈主题进行交谈

在交谈过程中，护士要想办法创造和维持一个融洽、和谐的交谈气氛，整理好交谈内容的主次。按目标引导谈话，让病人无所顾忌地将自己的真实想法、感受全部倾诉出来。另外，交谈过程中护士可能会发现病人的一些新问题，此时应及时对谈话内容进行适当调整，或改变原来的主题，了解一些新发生的问题，以便及时得到解决。病人与护士交谈时，说得最多的是患病的经过、主要的不适、询问目前的治疗效果、需要住院多长时间，所以要求护士应具有良好的应变能力和丰富的经验，及时巧妙地转换话题，达到交谈的目的，获取需要的信息和资料。

（三）有效控制交谈时间

与病人正式交谈，主要是为获取医疗动态信息而展开交谈，往往有明确的交谈目的，如询问病史、家族史、疾病的特征性症状和体征等，为下一步检查、诊断、治疗收集资料，而不能漫无目的地谈论病人感兴趣的事，必须紧扣主题，控制交谈时间。

（四）注意交谈的立场

由于交谈的内容是固定的，交谈又受到时间的限制，所以，在与病人交谈中，如处理不好谈话立场，则容易使病人误解护士缺乏耐心和同情心。

（五）做好相关记录

交谈有无记录，是正式交谈与非正式交谈的重要区别之一。这种记录具有真实性，与病历一同保存，具有法律效应。

四、结束阶段

实践表明，一个不恰当的结尾给人留下的往往是失望、不快，而一个巧妙适宜的结尾给人留下的将是留恋和美好的回忆。

（一）选择恰当的结束时机

护士与病人的每次谈话，都有一个很自然的终止点，即双方都感到目的达成、话题说尽之时。交流即将结束时，应小结或与病人交换意见，并感谢病人的配合和支持，为下次交谈奠定基础。

（二）为下次交谈做准备

在交谈接近尾声时，还有一个重要的任务就是为终止交谈做一些必要的交代，如对交谈内容、效果可以采用重复、提问等方法作简要的评价小结，也可以采用交谈后补记录的方法作小结，必要时约定下次交谈的时间、地点、内容等。

以上是正式的专业性交谈的完整过程。事实上，现实中的交谈过程要比这个过程简单一些，随机性要大一些，往往没有明确的分期，有时可能只有几句话或者是比较简单的问答，内容也会很简单。所以，护士在与病人进行交谈时要灵活应变，不要死板地进行四段划分。

想一想
护理工作言谈过程由哪几个阶段组成？每个阶段的主要工作是什么？应当怎样规范有效地运作？

知识链接：

护理操作中的言谈技巧

借助优质高效的护士言谈礼仪，建立良好的护患关系，既可使病人在诊疗期间保持健康的心态，又能使护理人员保持情绪稳定，提高工作效率。在为病人提供护理服务时，要向病人进行有关解释和指导。因为病人有权知道为什么要提供这项服务，它是如何操作的。只有病人表示接受时，才能进行操作。护理操作用语由以下三部分组成：

1. 操作前解释

操作前解释是对病人姓名、年龄、性别、药物浓度、使用方法、执行时间进行查对，同时对本次操作的目的、病人需做的准备、操作方法、过程及病人可能出现的感觉进行简单介绍，以取得病人的配合。操作前解释工作是否成功取决于护士言谈的礼貌程度，所以礼貌的言谈也就成为护理操作中必不可少的重要条件。

2. 操作中指导

护理操作过程中，需要指导病人配合，并给予适当的鼓励，协助病人完成操作。这样既减轻病人的痛苦，又可以减少护士操作的难度，提高工作的质量和效率。

3. 操作后嘱咐

操作结束后应询问病人的感受，观察是否达到预期的效果，交代必要的注意事项，同时感谢病人的配合。

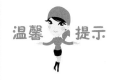

在人际交谈中，规范地使用敬语、谦语、雅语是护理人员应当具备的基本素质。事实上，护士诚恳、体贴、礼貌的语言犹如送给病人的一剂良药，可有效减轻病人的身体痛苦和心理不适。在对病人进行治疗和护理操作过程中，生动掌握护理工作言谈礼仪的基本知识、实用方法和沟通技巧，积极针对不同病人的心理特点，巧妙借助言谈交流和心灵沟通时机，给病人启发、开导、劝说和鼓励，以消除病人精神顾虑，减轻其心理负担，从而发挥语言的治疗作用。这样，才能对病人实施优质有效的整体护理。

一、项目评价表

评价反馈

姓名_____　　班级_____　　项目得分_____

评价要点	分值	实训要点及标准	学生评价	教师评价	综合评价
能力评价	30分	情景训练按要求进行并全部完成；交谈内容全面；角色安排合理、表演连贯流畅；训练有序进行			
技能发展评价	15分	语言文明、规范，称谓合适；语言的选用合适			
团队精神评价	10分	各小组配合顺利；积极参与；体现了团结协作精神			
创新精神评价	10分	语言的组织与表达新颖、有创意			
职业情感评价	25分	训练中精神饱满，对病人态度热情、诚恳、亲切、关心，微笑服务，真诚地赞美病人			
职业态度评价	10分	面容、发型、服饰整洁，实训过程严谨、认真			

二、思考题

1. 简述护士在日常生活和工作中如何正确使用敬语、谦语和雅语。
2. 语言准确包含哪些内容?
3. 哪些是适宜选择的交谈话题?
4. 护理工作中怎样采取灵活的方式与病人交谈?
5. 与病人交谈时,怎样选择适宜有趣的谈话内容?
6. 怎样妥善地引导病人进行交流?
7. 案例分析。

案例1 护士小李每次和病人交谈时都很注意听。一天晚班,她又在与一位术后病人交谈,病人突然对她说:"小李,我们病房的病人都觉得你对我们特别好。"小李得到病人的认可心里十分高兴,就主动问到:"为什么你们会有这种感觉? 其实每个护士对你们都很好。"病人回答说:"不是这样的,因为我们发现,无论什么时候跟你说话,你都会放下手中的工作注意听我们说。"

思考:用心聆听别人的谈话会在对方心中引起什么样的效果? 你认为在开会时抢着发言的习惯有什么坏处?

案例2 护士小王给病人做基础护理。当她进病房时,病人小张正躺在床上,病室里还有其他三位病人。小王先与同病房的病人打招呼,再走到小张面前:"你好,小张,今天感觉好些了吗? 看起来气色不错,现在我给你扫床,请翻一下身。"

边扫床边说:"昨晚睡眠怎么样? 这些外衣在医院里穿不着,请家人帮你带回家吧! 这些食物你吃完以后,放进小桌里盖好,这样卫生一些,桌上放一只暖水瓶和水杯就可以了。"

小王又面对大家说:"请大家协助我共同做好卫生工作,多谢了。"

其他病人微笑并点头,并纷纷向护士讲述自己的病情和感受。

分组讨论以下问题:

(1)护士是如何开始进行交谈的? 运用了哪些沟通技巧?
(2)护士采用了哪些交谈方式? 为什么要这样选用?
(3)面对这种情境,如果换成你,你怎样与病人交谈?

(刘振华)

项目五

护士
社会交往礼仪

情景——展示

XX省朝阳集团的部门经理杨元清和王兵在门口迎接客人。

一辆轿车驶到，车上的一位男士下车。杨元清立即迎上前道："郭总您好！"呈上自己的名片。郭总接过名片后直接转交给了随同人员。杨元清又道："郭总，我叫杨元清，是朝阳集团计划生产部门经理，专程前来迎接您。"郭总道谢。王兵上前："郭总好！您还认识我吧？"郭总点头。王兵又道："那我是谁？"郭总尴尬。

请问上述两位经理在迎接郭总时的礼仪行为正确吗？为什么？他们应采用哪些规范适用的礼仪行为来迎接郭总？

项目目标

1. 掌握护士主要社会活动礼仪实用知识和操作技能。
2. 熟悉护士日常交往礼仪基本要求和运作规程。
3. 了解护士涉外礼仪基础知识和实施办法。

实施方案

任务一
日常交往礼仪

学一学

一、称呼礼仪

称呼是指人们在日常交往的应酬中所采用的彼此之间的称谓语。

（一）常用称谓

常用称呼有两类，一般性称呼和姓氏称呼。

1. 一般性称呼

在政务交往中，常见的称呼除"先生"、"小姐"、"女士"外，还有两种方法，一是称呼职务（对军界人士，可以以军衔相称），二是对地位较高的称呼"阁下"。教授、法官、律师、医生、博士，因为他们在社会中很受尊重，可以直接作为称呼。另外，国际交往中，有威望的女性也常常被尊称为先生。

2. 姓名礼仪

在英国、美国、加拿大、澳大利亚、新西兰等讲英语的国家里，姓名一般由两个部分构成，通常名字在前，姓氏在后。对于关系密切的，不论辈分可以直呼其名而不称姓。比如：俄罗斯人的姓名有本名，父名和姓氏三个部分。妇女的姓名婚前使用父姓，婚后用夫姓，本名和父名通常不变。日本人的姓名排列和我们一样，不同的是姓名字数较多。日本妇女婚前使用父姓，婚后使用夫姓，本名不变。

（二）称呼的五个禁忌

1. 错误的称呼

主要是当事人对被称呼者的年纪、辈分、婚否以及与其他人的关系作出了错误的判断，以致念错姓名或产生误会，从而出现错误的称呼。

2. 称呼外号和昵称

如对男性常采用"家伙"、"兄弟"、"小子"、"宝贝"、"哥们儿"、"靓仔"等外号和昵称来称呼。

3. 使用不当的称呼

如对女性常使用"美女"、"小姐"、"俊妞"、"靓妹"、"泼妇"等不当的称呼。

4. 使用不通行的称呼

由于受地域的影响，有些称呼具有一定的地域性。如山东人喜欢称呼的"伙计"，南方人却认为是"打工仔"。通常，中国人把配偶称为"爱人"，而在外国人的意识里，"爱人"则是"第三者"的意思。

练一练

呼吸内科模拟病区，病人分别是：

男，7岁，李小森，学生；

男，23岁，王貌，农民；

女，39岁，张代莉，司机；

男，60岁，海明公，教授；

女，21岁，张丽，酒店服务员。

请应用所学的称呼礼仪和微笑礼仪问候病人，同时了解病情。

二、介绍礼仪

实际上，在社交场合中主动介绍双方认识是一种交友义务，更是一种务必规范应用的礼仪行为。一般，介绍礼仪分介绍他人和自我介绍两种。

（一）介绍他人

介绍他人是指通过第三者为互不相识的双方进行介绍。通常，介绍他人的目的在于：一是让双方了解彼此的姓名；二是使陌生人相处时更加轻松愉快。

1. 介绍的顺序

介绍时，注意按"尊者居后"的传统习惯介绍双方，以免造成失礼。具体做到"五先五后"，即先介绍男士，后介绍女士；先介绍晚辈，后介绍长辈；先介绍家人，后介绍外人；先介绍主人，后介绍客人；先介绍下级，后介绍上级。

2. 介绍方法

（1）单向式：当被介绍的一方为个人，另一方为多人组成的集体时，往往只把个人介绍给集体，而不必向个人介绍集体。

（2）双向式：当被介绍的双方均为集体时，双方的全体人员均应被正式介绍。这种情况在公务交往中较为常见。一般由主方负责人先出面，依照主方在场者的具体职务，由高至低地依次进行介绍。接着由客方负责人出面，同样依照客方在场者的具体职务从高到低地依次介绍。

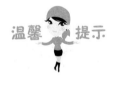温馨提示

介绍他人的注意事项

1. 介绍时的五种忌讳：目光漂浮不定，打断他人话题，过多谈论个人情况，介绍时过于偏重一方而冷落另一方，过于热情。

2. 聆听别人介绍，并记住对方的名字。善于从中找到双方可能感兴趣的话题。因为在介绍人的介绍中已经蕴涵了对方的职务、职称、专业和分管工作等众多信息，这些信息都可以作为开场白的依据。

3. 回应对方时要有礼貌，当你在正式场合中被他人介绍给别人时，可立即应用向对方说："您好"的传统方式回应。最好是巧用"很高兴认识您"之类的话来回应，让对方感到你的热情与真诚。

4. 当要使用被介绍人的名字时，不要使用他的昵称。如介绍人称对方为"李明畅"，那就不要称他为"小畅"，除非对方希望你用他的昵称来称呼他。

5. 交谈中一旦发生误会，应注意保持风度，立即纠正。如果刚刚认识的朋友叫你"王子朝"，而实际上你的名字是"黄志超"，那么只要面带微笑地告诉他"我叫黄志超"就可以了。

6. 等介绍人把在场的所有人介绍完毕，再和对方交谈。

（二）自我介绍

自我介绍是指由本人担任介绍人，把自己介绍给别人。

1. 应酬型自我介绍

这种自我介绍，只有本人姓名一项内容，主要适用于泛泛之交或不愿深交者。如："您好！我叫董雅玫。""您好，我叫迈克。很高兴见到你，斯达克先生。"等。

2. 公务型自我介绍

公务型自我介绍常包括本人单位、部门、职务、姓名、籍贯、学历、兴趣、关系等内容，可视情况灵活应用，如："大家好！我叫方卉卉，在××医院心血管内科从事护理工作，今天有此机会认识各位同仁，深感荣幸。"

3. 自我介绍的忌讳

（1）自我介绍时平淡无奇，不能向对方展示自己的个人特点。

（2）以简历方式进行自我介绍，缺少文学色彩和吸引力。

小贴士

我叫孟璠，是爸爸给我起的名字。璠，是美玉的意思，它很珍贵，也许爸爸希望我长大后，能飞黄腾达。"璠"的谐音是帆，帆代表一帆风顺，这同样是爸爸的一种心愿，盼望我今后做什么事都能顺顺利利。我真喜欢这个名字，因为它会给我带来好运。

我是一个活泼开朗的女生，性格随和，下课后总能听到我愉快的笑声。

课后我有时会和同学一起讨论难题，还常常会帮助别人做些力所能及的事。我觉得帮助别人是件很高兴的事！

我是一名班干部，乐意做好自己分管的工作，希望大家能理解、支持我，对我的工作多提宝贵意见，帮助我把一些有益活动组织得井井有条，开展得生动有趣。

我的特长是弹琴、跳舞和书法。其中舞蹈我学了4年，已获得舞蹈4级证书。我的书法也是不错的。

这就是我！一个大方开朗的女生！谢谢大家。

三、名片礼仪

名片是一种在交际场合介绍自己身份等信息的特殊卡片。常有通用名片、介绍名片、收付名片、约访名片、辞行名片、庆悼名片等六种。

1. 使用名片

名片主要用于会见、求见、恭贺、慰问等活动。

（1）会见：在一般交际场合中，当自我介绍时，需向对方送上自己的名片。这种场合，名片的使用频率最高。

（2）求见：倘若没有条件事先预约，就去拜访，则需在自己的名片上写上"求见某某人"的字样，交给保安人员传递，以示求见。当然最好是提前电话预约。

（3）恭贺：将名片和礼物一同送上。如朋友结婚，则不能只用一张名片，应附加一份结婚贺卡和适量礼金。

（4）慰问：如亲友住院，你不便亲自探望，可在送鲜花或营养品的同时，在自己的名片上加写"慰问××先生，祝您早日痊愈"的字样。

2. 接受名片

（1）递交名片：向对方递交名片时，应起身站立呈15° 鞠躬状态，双手将正面朝向对方的名片递交给对方，并边递名片边说："请您多多指教"等谦词敬语。

（2）接受名片：接受者应起身站立，微笑着目视对方。以双手捧接或右手单接方式去接名片。接过名片，应礼貌地说："认识您很高兴，以后我会多向您请教。"然后，要用约半分钟时间，认真地阅读一遍，若有疑问，当场请教，以示重视。

慎重地装入上衣口袋内或认真地收藏入名片夹中，然后去招待对方。需要交换名片时，可在收好对方名片后再呈交给对方。也可在接过对方名片后做些相应特征的记录，以便下次交往。

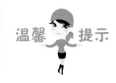

接受名片注意事项

1. 与他人交换名片时，应讲究先后次序，一般由近至远，或由尊至卑，切勿采用"跳跃式"交换法。

2. 切勿单用左手接过名片。

3. 避免出现接过对方的名片后连看也不看随手弃之桌面、拿在手里折叠、顺手交给他人或随意装入口袋等失礼行为。

3. 索求名片

如果想得到对方的名片，通常采用以下方法。

（1）主动递上自己的名片说："您好，我们认识一下好吗，如果方便的话可以给我一张名片吗"，或者直接向对方索取名片。

（2）向尊长者索要名片时，可先礼貌地询问对方"今后如何向您请教"。

（3）向平辈或晚辈索要名片，可直接询问对方"以后怎样与你联系"。

（4）当他人向自己索取名片时，如不想给对方应委婉地说："对不起，我忘了带名片"或"真抱歉，我的名片用完了"，这种说法还可用于自己确无名片，又不想实说的状况。

练一练

护士小蔡参加了今年全国的临床护理教育工作会议，在会议期间遇见了护理前辈林菊英女士，小蔡有很多问题想请教林女士，于是她走近主席台对林女士说："……"

请试用名片礼仪完成小蔡与林女士的对话。

四、电话（手机）礼仪

学会礼貌地打电话，也是我们日常生活中一项不可忽视的社交礼仪。

1. 拨打电话（手机）的礼仪

（1）及时说明自己的身份：拨打的电话（手机）一接通，应马上向接听方说明自己的姓名与身份。切忌让别人猜自己是谁，除非你给亲密的朋友打电话，对方能准确地辨认出你的声音。

依据交往对象和交往目的的不同，可采用报本人全名、报本人所在单位、报本人全名和所在单位或报本人单位、全名和职务等方式通话。如果接电话的人不是你想要通话的人，则可简要地问道："您好，我叫秦文静，请问张大力在吗？"

（2）要询问对方是否方便谈话：如果预计通话的时间较长（＞2分钟），当你与要找的人接通电话后，应首先询问自己是否打搅对方，可这样问道："您好，现在您手头有事吗？我是否可等一会儿再打过来？"以充分展示你对通话者时间的尊重。

（3）拨打电话的时机：按照惯例，一般宜选的时间为：工作日8：00—22：00，节假日9：00—22：00。若拨打国际长途电话，要注意通话国的时间差。如因特殊情况需在上述时间之外拨打电话，接通后应先表示歉意。

（4）三分钟原则：电话交谈时间视谈话内容来定，一般不超过3分钟。如果不是预约电话，时间又需5分钟以上，则应先说出自己通话的主要内容，并征询对方现在是否有时间。若不方便，请对方另约时间。

（5）挂电话的常识：通常，受话人与发话人通话结束，已道再见后，应等发话人先挂断电话，以示礼貌。对长辈、女士、上级和非常受尊敬的人更应如此。

2. 接电话（手机）的礼仪

（1）铃响不过三：话铃一响马上接听，不要轻易让别人代接。因特殊情况铃响多次才接电话，需向对方表示歉意。

（2）自报家门：自报家门是接电话的基本要求。但在私宅接电话时，为了安全，有时可用电话号码作为自报家门内容或不必自报。一般采用的办法是："您好，我就是，请问您是哪位？""他在旁边，请稍候"等。

（3）留言记录："对不起，她刚才还在这，您需要留话吗？"若需留话，请对方清晰地报出姓名、单位、回电号码和留言。

（4）专心通话：通电话时不要心不在焉，尤其是不要与旁人聊天、吃东西或看电视等。应适时回话，不冷场，说话清晰易懂，简明扼要。

（5）保持电话（手机）通畅：无论自己多么繁忙也不要挂机或拔下电话线；手机电池要及时充电或更换，以免因手机电力不足而中断通话。

（6）控制情绪：接电话应学会控制自己的情绪，不论自己的情绪是否处在高兴、忧郁、气恼等状态，都不应在通话时表现出来，更不应向对方发脾气、摔电话、突然挂断电话或表示冷淡。

3. 非语言交流

（1）音量适中：通话时如话机周围有其他人，应自觉避免大声说话，或大声喊叫，要压低声音让对方能听清楚即可。

（2）语气柔和：与对方通话时应态度温和，自然亲切。

（3）友善交流：通话时要带着微笑说话，让对方感受到自己的友善。

4. 遵守使用手机的公德

在公共场所应主动将移动电话关闭或调整为震动或静音。当确实需要在现场使用手机时，切不可与对方大声通话或高声谈笑。

> **练一练**
> 三人一组，分别扮演不同角色进行电话礼仪训练。
> 1. 120急救人员通知急诊病人入院。
> 2. 门诊部护士打电话询问外科是否有病床？
> 3. 应聘后打电话到医院人力资源部，向张科长咨询自己的应聘结果。
> 4. 新生入校一周后，给妈妈或爸爸打电话，汇报自己的军训生活。

五、电子邮件礼仪

电子邮件作为现代社会最快捷的信柬，既是节省时间的好帮手，又时常给人们带来烦恼和不安。事实上，若要尽情地享受现代科技带来的便利，学会正确使用电子邮件是一大关键。因此，认真学习、掌握以下电子邮件礼仪知识和技能，可正确指导、帮助我们运用现代电子通信技术，礼貌、高效地与他人进行信息沟通。

> **使用电子邮件沟通的注意事项**
>
> 1. 电子邮件无法取代人与人之间的见面交流
> 使用电子邮件方式交流时，不要以牺牲人与人之间的见面交流为代价。因为人们在与上级沟通或同客户谈判等日常工作中，经常需要面对面地交流思想，探讨问题，消除歧见，达成共识，这种最基本的交流方式是其他通信方式无法取代的。

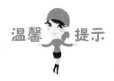
温馨提示

2. 考虑自己的措词和交流方式

尽管电脑可以将远在天涯海角的人们联结在一起，但从本质上而言，网上交流是缺乏感情交流基础的。因此，为保持谦恭礼貌的风度，网上交流双方往往要精心选用一些见面交流不会考虑的措词，以确保网上交流的真实性、可信性和持续性。

3. 点击鼠标发送邮件前要再三斟酌

通常，网上沟通具有不可逆性，这种特性可造成沟通者无法收回自己在网络空间说出的每一句话的后果。因为一旦点击了"发送"，沟通者就再也不能控制自己所发送信息的最终流向，也无法知晓这些信息被接收者收到后的处理结果。所以，沟通双方应当牢记，在邮件发送前要认真思考，反复斟酌，切不可草率从事，随意发送邮件。

电子邮件书写格式

1. 主题栏

仔细填写"主题"栏，要注明主要内容，并依据需要为发送文件增加"附件"。必要时加发信人姓名，如××学院护理礼仪竞赛实施方案，朱雯文。要直接让接收人通过"主题栏"了解邮件的性质，以避免接收人因不知道邮件的具体内容，而忽视或很晚才发现这份邮件，甚至随意地将该邮件删除。

2. 称谓

务必准确，切不可含糊不清。当不清楚对方准确的性别和身份时，可以称对方为"××老师"。

3. 主体

应简明扼要，说清事情。切不要拖泥带水，啰嗦重复。如交流内容太多，应分段陈述，清晰表达。或把内容放在附件里，并征询对方是否接受这种交流方式。

4. 祝语

为表示真诚，可以写祝您工作愉快，工作顺利，或者顺祝商祺等祝词。

5. 落款

注明单位名称、个人姓名和日期。另外，在信件中一定要写明你的联系方式，最好是手机，以便与对方保持联系。

尊敬的女士／先生

我叫王思乐，是××大学护理专业三年级学生，指导教师建议我到贵医院应聘护士一职，并认为我符合贵医院的要求，能胜任这份工作。

我大学二年级开始进入临床见习，该年通过英语4级考试，并在指导教师的精心指导、帮助下出色完成了多项临床护理任务。

三年的大学生活，使我取得了优异的学习成绩和多次获得奖学金。同时，更重要的是强化了我的自学能力和分析、解决问题的能力；加上自己通过多次组织各种社团活动，更好地培养了我的奉献精神，增强了我的责任心和与他人合作的能力，锻炼了我的组织、协调能力，基于此我认为自己符合贵医院护士的职位要求。

附件是我的简历、有关证明材料，希望您在百忙中阅读我的个人资料，并在方便的时候能获得与您面谈的机会。

祝您工作开心快乐，身体健康！

王思乐

13907213588（手机）

2010年7月31日星期六

六、握手礼仪

知识链接：

握手礼仪至少可以追溯到古埃及和古巴比伦时代。有一种理论认为，男人伸出张开的右手是为了向对方表示他们没有携带任何武器，这就可合理地解释为什么妇女没有沿袭这种风俗，直到近年来才开始用握手打招呼。如今人们用握手来表示对他人的欢迎和自己的诚意。礼仪权威佩吉·波斯特[美]女士认为："不论男士还是女士，都可以主动先向对方伸手。"然而，在现代社交活动中握手礼仪仍然遵照"尊者决定"的习惯。即握手时通常先打招呼，然后相互握手，并寒暄致意。握手礼流行于许多国家，是交往中最常见的一种见面、离别、祝贺或致谢的礼节。

1. 握手的顺序

握手的顺序由尊者决定。即由主人、女士、长辈、身份或职位高的人先伸手，客人、男士、晚辈、身份或职位低的人方可与之相握。

2. 握手的要点

（1）握手的力量以对方有感觉为度，握手不要过紧或过松。

（2）不交叉握手或左手相握，不双手与异性握手。

（3）不戴手套与人握手。除地位高的女性或军人外。

（4）不嚼着口香糖或戴着墨镜（眼疾者除外）与人握手。

（5）医务人员工作时不与病人握手。

（6）不把不清洁的手与他人相握。

练一练

1. 在一次春节团拜会上，你遇到几位成功人士和他们的夫人，请尝试依照礼仪规范要求，与他们分别握手。

2. 在一次应聘会上，你碰到了久别的三个男同学和两位女同学，他们聚在一起聊天，你趋步上前与他们（她们）握手……（请几位同学一起上台配合完成）

七、致意礼仪

致意是人们在社交场合表达敬意和问候的一种方式。

（1）微笑致意：莞尔一笑，向对方表达友善。

（2）点头致意：注视对方的脸，露出笑容，头部向下微微一动即可，幅度不要太大。

（3）举手致意：右臂伸直，掌心朝向对方，轻轻摆动一下即可。

（4）欠身致意：全身或身体的上部稍微向前倾斜。

（5）脱帽致意：微微欠身，用离对方较远的一只手脱下帽子或没有拿物品的那只手去脱帽，帽子置于肩膀平行的高度。若佩戴无檐帽，就不必脱帽，只需欠身点头微笑。

练一练

董小虎有一天去图书大厦买社科读物，无意中看到了向老师带着他的女儿正在挑选图书，此时，向老师也看到了小虎，这时，小虎应怎样做才能既不打搅他人看书，又不失礼节？请为他设计几种致意礼仪。

八、拱手礼仪

拱手礼是我国良好的传统礼节，双手互握，左手握拳置右手掌内，高举过眉；拱手礼不受距离的限制，只要在视线范围内都可行此礼。如今，拱手礼在武术界、长者之间和一些民族风格浓郁的场合使用较多，在一些气氛融洽的场合也常用此礼。目前，我国行拱手礼的场合主要有：佳节团拜、节日祝贺、业务会议、慰问传染病患者等。

九、鞠躬礼仪

鞠躬礼仪是东方国家常用的礼节，欧美人士较少用。我国的鞠躬礼常用于演讲或领奖前后，婚礼、悼念活动，演出谢幕等场合。

（一）普通鞠躬礼

1. 立正站稳，上体倾30°。
2. 等受礼者回礼后，恢复立正姿势。
3. 双手垂在膝上。

（二）护理人员鞠躬（行礼）礼仪

1. 平行级别之间的行礼

一方行礼，取规范站姿，身体鞠躬15°～30°，对方回礼，鞠躬15°～30°，随即恢复原姿势。

2. 上下级别之间的行礼

下级行礼，鞠躬30°；上级回礼，鞠躬15°，随即恢复原姿势。

十、馈赠礼仪

当前馈赠礼品是结交朋友，建立关系，融洽感情，留下印象的一项主要礼节。

（一）馈赠礼品

1. 选择馈赠礼品

应满足朋友的某种需要，适应时代发展趋势，具有时尚性，具有一定的纪念意义，能体现个性特点等。

2. 遵守馈赠礼仪

一是重视包装，二是抓准时机，三是注意在平时赠送。

（二）受赠礼品

馈赠和接受馈赠是联系在一起的。受赠如果不讲礼节，会伤害赠送者的感情，也会影响自身形象。接受馈赠应做到：

1. 收受有礼

对于那些不违反规定的馈赠要表现得自然大方，欣然接受。不能推来推去，甚至说"我用不着，你拿回去吧"之类的话。受礼后，应当面打开欣赏，并适当加以称赞。同时，不随手乱扔所收礼物。

2. 拒绝有方

公务活动中要学会拒收礼物。对于有可能影响公正执行公务的礼物，要坚决当场拒收。拒收时，要感谢对方的一番好意，同时说明不能接受的理由。如果当时无法当面退还，应想方设法事后退礼。

任务二
主要社会活动礼仪

学一学

一、中餐礼仪

中国饮食文化源远流长，博大精深，不少很在意举止修养的人，到了餐桌前却忽略了此时应具有的风度和礼仪，泄露出暗藏的缺陷，让自己的良好形象大打折扣。因为在餐桌上举止优雅、富有教养，既能拉近与对方的距离，又能以此打动人心。《礼记·礼运》有云：夫礼之初，始诸饮食，可见，礼仪在中国人传统进餐中是十分重要的。

（一）守时

根据各地习惯，准点或稍微晚一两分钟出席宴会，较为合适；在我国，最适宜的赴宴时间是准点或提前两三分钟到达。因为在预定时间内到达餐厅，是对主人或召集人的基本礼貌。

（二）预约

举办宴会要事先预约。预约时，要向餐厅说清人数、时间、办宴目的和经费预算等基本情况，以便餐厅合理安排，做好准备。

（三）服饰

吃饭时要学会穿着得体。如去高档餐厅，应穿套装和有跟的鞋子。尤其是所穿服饰要特别注意领口和袖口的设计，要选择方便进餐、不易"走光"的款式。此外，因拿着筷子或刀叉的手指相当显眼，所以要注意防止这只手指的指甲油脱落，以免失礼。

（四）坐姿

入座方式从椅子左侧入座较为得体。坐下后，身体要端正，以方便使用餐具为标准来确定身材与餐桌的距离，肘部不要放在桌面上。餐台上已摆好的餐具不要随意摆弄。

坐姿要保持稳定，用餐时不能跷起二郎腿，更不准以手臂支撑身体靠在桌子上，也不能双手交叉在胸前，要把双手腕轻轻搭在桌面，手指则自然平稳地放在桌上。

（五）餐巾

餐巾在用餐前就可以打开，往内折三分之一，让三分之二平铺在腿上，盖住膝盖以上的双腿部分。最好不要把餐巾塞入领口，也不要压在桌上盘碟的下面，餐巾在就餐期间应始终放在腿上。

中途如果要离席，不要将餐巾直接放到桌子上，而是把餐巾搭在椅背上。如果用餐完毕，则可以将餐巾稍稍折叠放在桌子上。

中餐用餐前，比较讲究的餐厅会为每位用餐者递上一块湿毛巾。它只能用来擦手，不能擦脸、抹汗。擦手后，应该放回盘子里，由服务员拿走。

（六）用餐应注意的细节

1. 用餐时要由尊者或长者先动碗筷。在用餐过程中，要尽量自己添加食物。如有长辈，应尽可能主动给长辈添饭。遇到长辈给自己添饭，要道谢。

2. 当自己夹菜时，为了避免将汤汁洒在桌面上，要用勺子或碟子接在所夹菜的下面。当给别人夹菜时，应使用专门的公筷，更不要用筷子的尾端来夹菜。夹菜时应从靠近自己的盘子边开始，不要从盘子中间或靠近他人的一边夹起。多人一桌用餐，取菜要注意相互礼让，依次而行，一次夹菜不宜太多，适量即可。

3. 喝汤时，中餐放下筷子，西餐放下刀叉，用汤匙喝，不要把碗端起来喝。

4. 用餐或喝汤时应闭嘴咀嚼，不要发出咀嚼、喝汤的声音。不要吃得摇头晃脑，宽衣解带，满脸油汗，要慢慢咀嚼。嘴里有食物的时候不要说话，要经常用餐巾擦拭手指与嘴部。

5. 吃到骨刺时，不要直接吐出来，应用餐巾或手掩口，取出放在骨碟里。

6. 如果要咳嗽、打喷嚏，要用手或手帕捂住嘴，并把头转向后方。吃饭嚼到沙粒或嗓子里有痰时，要离开餐桌去吐掉。

7. 如果需要为别人倒茶倒酒，要记住"倒茶要浅，倒酒要满"的礼仪规则。如果是不会喝酒的客人，当主人或服务生为其斟酒时，应用手指轻敲酒杯边缘以示谢绝，不能将酒杯倒扣在桌上。强行劝酒是失态无礼的表现。

8. 剔牙应以手遮口，用牙签剔齿缝。

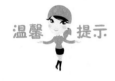
温馨提示

一、使用筷子的禁忌

1. 迷筷，拿着筷子犹豫不决，不知该夹哪道菜。

2. 探筷，用筷子在碗盘里翻找。

3. 转筷，用筷子在汤碗中不断地搅拌混合。

4. 空筷，已经用筷子夹起了食物，但不吃又放了回去。

5. 滴筷，在夹了汤汁多的菜肴后，随之用筷子抖掉汤汁。

6. 舔筷，用舌头去舔筷子，不论筷子上是否残留着食物。

7. 塞筷，一次性夹着多种菜肴塞到口中，这样的做法显得非常狼狈。

8. 插筷，把筷子竖插在食物上面。

9. 架筷，用完筷子后不将筷子放在筷架上，而架在碗碟上。

10. 敲筷，用筷子敲打碗盘的边缘。

11. 寄筷，用筷子将碗挪到自己面前。

12. 指筷，和人交谈时，一边说话一边像指挥棒似的挥舞着筷子，甚至用筷子指着别人，而不将筷子暂时放下。

二、食堂用餐注意事项

1. 遵守食堂管理制度，学会文明用餐。

2. 排队时不要拥挤、敲打餐具、争抢或打闹。

3. 不要索要他人的食物或饮料。

4. 不要议论他人的饭菜或吃相。

5. 保持餐桌干净，严格按照要求整理托盘、餐巾和饮料盒。

6. 主动对提供食物、收款或提供帮助的人表示感谢。

二、位次礼仪

护士要接待好病人及其家属，必须学习、掌握以下位次礼仪知识，主要包括行进位次、乘坐位次、会议位次、会客位次、宴会位次礼仪等内容。

（一）行进位次礼仪

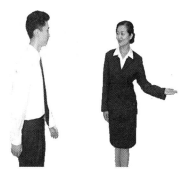

图5-1　引领姿态

1. 两人并行时，内侧高于外侧，多人并行时，中央高于两侧，多排行进时，前排高于后排；行进中，职位高者在前，职位低者在后。

2. 上下楼时应单行行进，以前方为上。男女同行上、下楼时，宜女士居后。上下楼时若没有特殊原因，应靠右侧单行行进。

3. 接待客人，陪同引导人员要站在客人的左前方1～1.5 m处。行进时，身体侧向客人，用左手引导，见图5-1。及时在前面撩起门帘、指引方向、打开房门等；在客人不认路的情况下，要在前面带路。

4. 乘坐电梯时，接待人员要先进电梯、后出电梯，并用手挡住电梯门，确保客人的安全。

练一练

请应用位次礼仪，模拟完成下列礼仪操作：

1. 护士护送病人出院请依据位次礼仪要求，确定好自己的位次，护送病人及其家属出院。

2. 在一个风和日丽的日子里，前来参观者共6人（其中男领导1人、男士3人、女士2人），你作为接待者，请按位次礼仪要求，分别安排好参观者乘坐电梯、出入房间、行走、上下楼梯的具体位次？

（二）会客座次

以面门为上，以居中为上，以右为上。多排，以前排为上。大厅，以远离厅门为上。

（三）会议位次

交往时的会议按规模划分，有大型会议和小型会议之分，座次排列有以下规则。

1. 大型会议排好前、中、右位次

大型会议应考虑主席台、主持人和发言人的位次。主席台的位次排列要遵循三点要求：

（1）前排高于后排。

（2）中央高于两侧。

（3）右侧高于左侧（政务会议则为左侧高于右侧）。主持人之位，可在前排正中，也可居于前排最右侧。发言席一般可设于主席台正前方，或者其右方。

2. 小型会议选准主席位

举行小型会议时，位次排列请注意两点：

（1）讲究面门为上，面对房间正门的位置一般被视为上座。

（2）小型会议通常只考虑主席位，同时也强调自由择座。例如主席也可以不坐在右侧或者面门而坐，也可以坐在前排中央的位置，强调居中为上。

（四）宴会位次

宴会礼仪是一个双向的礼仪，即主人有主人的礼仪，客人有客人的礼仪。一般而言，宴会礼仪主要是主人和主办方的问题。

桌次排列的基本要求是：居中为上、以右为上、以远为上，即离房间正门越远，地位越高。正式宴会座次排列一般习惯把宾主交叉排列。

宴会位次的关键点，一张桌子上具体位置的排列需要注意以下几个关键点：

（1）面门居中者为上，一般坐在面对房间正门位置上的人是主人，称为主陪。

（2）主人右侧的位置是主客位。

（3）主左客右，客主双方的其他赴宴者有时候不必交叉安排，可以令主人一方的客人坐在主位的左侧，客人一方的人坐在主人的右侧。

（4）如何安排一张桌子上的位次。同一桌上的席位高低，以离主人的远近而定，主人位一般是面向门口的正中位置。主人右手位置是主客席，按顺时针方向，依据来宾身份从高到低排列席位。当有女主人或副主人时，女主人坐男主人对面，其右手一般是主客的夫人，见图5－2。

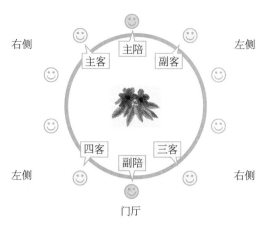

右侧　　　　　左侧

左侧　　　　　右侧

门厅

图5-2　中餐位次示意图

知识链接：

上位是左还是右

国际惯例是以右为尊，商务礼仪遵守的是国际惯例，一般以右为上，坐在右侧的人为地位高者。而在国内的政务交往中，往往采用中国的传统做法，以左为尊。

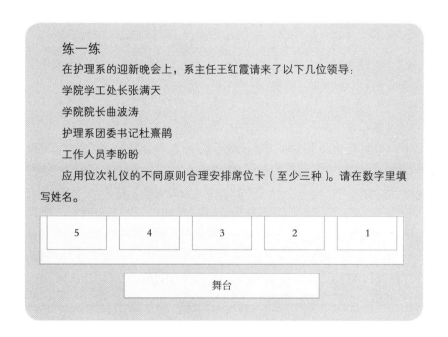

练一练

在护理系的迎新晚会上，系主任王红霞请来了以下几位领导：

学院学工处长张满天

学院院长曲波涛

护理系团委书记杜熹鹃

工作人员李盼盼

应用位次礼仪的不同原则合理安排席位卡（至少三种）。请在数字里填写姓名。

| 5 | 4 | 3 | 2 | 1 |

舞台

（五）乘车座次

车是公务接待中必不可少的交通工具，坐车也很有讲究：

1. 车位

1号位是副驾驶的座位，3号位是司机后面的座位，2、4号位是副驾驶后面的位子。轿车里位次的尊卑，不同情况有不同的讲究。一般情况是由前而后，自右而左。

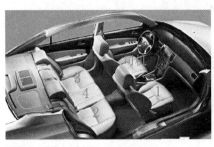
图5-3　车位示意图

2. 座次

（1）领导、客人、长辈坐2、4号位；接待人员坐1号位；人多时，女性坐2、4号位；车位示意图，见图5-3。

（2）只有司机和一名乘客，而且司机和乘客是平级或朋友时，乘客应坐在1号位。

（3）公务用车时，上座为后排右座（2号）；在平常的社交应酬中，上座为副驾驶座（1号）；接待重要客人时，上座为司机后面的座位（3号）。

三、交通礼仪

1. 乘出租车

乘出租车时男士应先走近汽车，把右侧车门打开，让女士先入座。男士再绕到车左边，坐到左边的座位上。抵达目的地后，男士要先下车，然后绕到汽车另一侧，打开车门，协助女伴下车。

2. 乘（驾）私家车

乘私家车时主人应亲自开车，把司机边上的位置让给尊长，其余的人坐在后排。下车时，自己应先下，然后帮助朋友打开车门，等候朋友或长者下车。汽车要逆时针方向驶入门庭，2、3号位正对大门，方便朋友或客人上下车。车到跟前，主人要及时顺序打开车门，请朋友上（下）车；下车时，主人要先下，从车后绕到车位打开车门。

驾车礼仪一是在任何时候都要系好安全带，并要求车内乘客也这么做。二是不要酒后驾车。三是驾车时不要接打手机、化妆、吃东西等。四是在高速公路上，切忌超速，也不能过慢，要保持与前车的安全距离。五是遵守交通规则。

3. 乘公交车

（1）乘公交车时应排队候车，主动礼让老、幼、残、孕妇。如果无意踩了他人，应礼貌地道歉。

（2）不乱丢果皮，不向窗外吐痰。不在车厢内吸烟，不高谈阔论，注意个人仪表等。

（3）公交车上任何食品的油腻味，都会使车上的人无法接受。当你乘坐公交车或班车时，应自觉遵守规程，途中不吃东西。

（4）下雨天乘车时，不要把湿淋淋的雨伞放在座位上或头顶的架子上。而应该把雨伞放在自己的座位下，或拿在手中。

（5）车到站，待车停稳后，扶老携幼，礼让有序地下车。

4. 乘坐列车（地铁）礼仪

乘坐列车应有序候车和上车，把较大的行李稳妥地放在行李架上。如想吸烟自觉到列车吸烟处，切不可在车厢内吸烟，也不可脱鞋后，把脚放在坐椅上。不大声聊天，特别是夜间10：00以后不要听音乐、打电话（铃声调整为静音或震动）、看碟等。废弃的物品应及时放入垃圾箱。

乘坐地铁时，当地铁进站停稳，到站的乘客下车后，再依次从车门两边上车，尽量往车厢里面走。当你在车门边，车内乘客鱼贯而出时，你应走出列车给下车的乘客让出过道。车门关闭前，你再返回车厢。

5. 乘坐飞机

（1）提前办理乘机手续：乘坐飞机通常要求提前一小时到达机场，办理登机前换座位号及行李托运等手续，国际航班则应起飞前一个半小时抵达机场，办理验关及登机手续。

（2）注意乘机安全：随身携带的手提箱等物品，最好放入对侧上方的行李舱中，并关好舱门；不要使用移动电话；等信号灯熄灭后再解开安全带；下飞机时应当有秩序地依次走出机舱；飞机机舱内通风不良，请勿吸烟；不要把坐椅靠背放得过低。如果需要，应先与后面的人打声招呼，不要突然操作，以免误碰后面的乘客。夜间长途飞行时，注意关闭阅读灯，以免影响其他乘客休息。

四、舞会礼仪

舞会是人们文化娱乐、社交活动的公共场所，能促进人们之间的交往和增进友谊，也是一种健康有益的文体活动。舞会的种类有私人舞会、正餐舞会、晚餐舞会、募捐舞会等。

（一）舞会上的礼仪

1. 跳舞的仪容

男士穿西装套服或长袖衬衫配长裤、皮鞋，女士穿套裙或连衣裙。女性可化淡妆，头发梳理整齐，应根据自己的脸型选择适宜的发型，检查身上有无异味，喷洒适量香水。

2. 邀舞的礼仪

遵守到场时间和主办方为舞会所做的安排。舞会上，人们不论是主是客，都拥有邀舞的权力和接受邀舞的义务。在舞场上，一般男士主动邀请女士伴舞。女士被人邀请是他人对自己的尊重，应欣然接受。如确实不想跳，应有礼貌地婉言谢绝。当女士主动邀请男士伴舞时，男士不得拒绝。在舞场中应有意识地交换舞伴，广交朋友。

（二）跳舞的礼仪

1. 上下舞池

男士主动跟在女士后面，由女士选择适宜的地方跳舞。下场时应待舞曲结束后，立于原地，面对乐队鼓掌，以示感谢。随后，男士把女士送回原处再离开，并对女士说"谢谢"，女士回答"不客气"或"再见"。

2. 离场礼仪

中途离开舞厅不一定惊动主人或主办方，可以不辞而行。但如恰好主人在附近，就应向她表示感谢，然后告别。当女伴打算回家时，男舞伴应立即允诺，并予送行。如果男子先行，则应向女舞伴说明理由，请求原谅。

> **想一想**
> 护士应认真学习和刻苦实践的主要社会活动礼仪有哪些？如何严按要求，真正学好这些社会活动礼仪知识，练硬相应的礼仪服务技能，做一名深受病人欢迎和同行认可的合格护士？

任务三
涉外礼仪

学一学

通常，涉外礼仪强调的是出门问禁和入乡随俗。具体做法是：

一、通用礼仪

（一）迎接他人要得体

要学会入乡随俗，依照当地的风俗习惯迎接他人，结交朋友。如在欧洲要事先做好频繁握手的心理准备，在亚洲则应有频繁鞠躬的前期认知。

（二）关注服饰要仔细

当到达所在国家后，应仔细观察、了解当地人们的梳妆打扮习惯和服装特点。但不随意评价他们的服饰，自己也不穿显眼的衣服，以谦虚、随和的态度与人交往。

（三）交往思想要开放

自觉尊重所在国家的风俗人情和饮食习惯。如有人宴请自己，则不点可能与主人习惯不同的饮食或饮料。当碰巧赶上东道主国家播放国歌时，要主动起立以示尊重。

（四）询问语句要礼貌

在询问别人"你会英语吗？"之前，一定要先向他问好。

（五）称呼他人要讲究

称呼他人时要使用尊称，不能直呼他的名字。

（六）给人送礼要合群

熟悉当地的送礼风俗，积极按所在国的做法，把礼物包装得漂亮得体。

二、日常礼仪

（一）合十礼

合十礼，又称合掌礼，盛行于印度、尼泊尔等信奉佛教的国家。行礼时，两掌合拢于胸前，十指并拢向上，略向外倾斜，头略低，神情安详或面带微笑。通常晚辈见到长辈、下级见到上级，都行合十礼以示恭敬。如果对方向我们致以此礼时，应以双手合十还礼。

（二）拥抱礼

拥抱礼是流行于欧美，用于表示庆祝、欢迎和感谢的一种礼节。

其方法是：双方相对而立，右臂向上，左臂向下；右手扶在对方左后肩，左手扶在对方右后腰，各自的头部及上身向左相互拥抱，然后再向右拥抱，最后再次向左拥抱。但使用时要注意区别，如俄罗斯将正式场合的拥抱礼改为握手礼，而非洲国家特别是北非，异性之间是忌讳拥抱礼的。

（三）亲吻礼

1. 吻手礼，在英国、法国、波兰等欧洲国家最流行，男女相见时，如果女士先伸出右手作下垂式，男士则可双手捧起女士的手，在其指尖或手背上象征性地轻吻一下。在西方等国家，人们通过亲吻表达感情。

2. 接吻礼，一般可吻三个部位：面颊、额头、嘴唇。长辈对晚辈一般是吻面颊，或者额头；平辈、异性之间，宜轻贴颜面；只有情人或夫妻才嘴唇相吻。行亲吻礼时，要做到动作轻快，勿过重、过长，或出声；注意口腔清洁无异味，不要把唾沫弄在对方身上；年轻者、地位低者，不要急于抢先施接吻礼。

（四）脱帽礼

知识链接：

这个礼节来源于冷兵器时代，当时，作战都要戴铁制的头盔，十分笨重。战士到了安全地带，首先是把头盔摘下，以减轻沉重的负担。显然，这样的脱帽意味着没有敌意。于是，到了友好人家，为了表示友好，也以脱盔示意。这种习惯流传下来，就形成了今天的脱帽礼。

在公共场合行此礼时，男子摘下帽子向对方点头致意即可。若相识者侧身已过，双方亦可回身补问"您好"，并将帽子略掀一下即可。若相识者在同一场合多次相遇，双方不必反复脱帽，只点头致意即可。当进入主人房间时，客人必须脱帽，以示敬意。在庄重场合，人们应自觉脱帽。

三、交谈礼仪

（一）选好话题

无论外宾来自哪个国家或民族，均会对天气、文体节目、电影电视、风景名胜、烹饪小吃等话题感兴趣。交谈时，应从询问对方的籍贯入手，请他谈谈本地的民俗民风。若条件允许，最好打听其兴趣和爱好，使双方的交谈呈融洽状态。

（二）三不原则

1. 不涉及疾病、死亡、丑闻暴力、黄色淫秽等话题。
2. 不议论个人长相；不谈宗教信仰、政治理念、生活习惯等内容。
3. 不询问外宾的年龄、婚姻、收入、住址、经历、工作和信仰。

（三）不过分关注

不要过分关心和劝告，由于西方人强调个性和个人至上，善意和关心不能随便用在外宾身上。如你对他说"要变天了，请注意增加衣服"，这句话本来是好意，但外宾听后，却觉得你干涉了他的自由。

四、西餐礼仪

（一）自助餐礼仪

自助餐供应的食物种类很多，顺序一般是冷菜、汤、热菜、甜点、水果、冰淇淋。

1. 进场后别急着选菜，先细心察看一遍，做到心中有数。第一次取菜的时候，每样都少拿一点，尝过味道后再选自己喜欢的。这样可避免浪费，并可品尝到更多的菜肴。

2. 如果人多，要自觉排队取菜。注意每次不要取得太多，以防因一次取得过多而吃不完，造成浪费。

3. 几个朋友一起用餐时，应自取自用，忌大家共取许多盘，像吃中餐那样一起吃。

4. 吃完一盘后将刀叉平行放于盘中，再去取下一盘，服务员会主动收走盘子。不将所取的食物带出餐厅。

（二）西餐礼仪

1. 简餐礼仪

（1）切勿在用餐时整理衣饰，化妆或补妆；不要乱挑、翻拣菜肴或直接以手取用食物，也不要用自己的餐具为别人夹菜、舀汤等。

（2）享用食物时保持安静，不要用餐具对着别人指点，或者敲打餐具。

（3）对于不宜下咽的食物不要随口乱吐，最好在餐巾布的遮掩下先吐在手上，然后放于盘子的边沿。

进食西餐时，基本原则是右手持刀或汤匙，左手拿叉。因此，护士为外籍病人摆台时，应尊重对方的习惯，把刀放在右面，刀刃对着盘子，叉放在左面，叉齿向上，主餐盘放于刀和叉子之间，餐巾放于摆台的中央或左侧。如有汤菜，汤勺应放在刀的外端，见图5-4。

出于护理外国病人和社交的需要，我们应掌握"刀叉语言"，明白摆放刀叉所传递的信息。如果病人将刀叉摆成八字或交叉置于盘

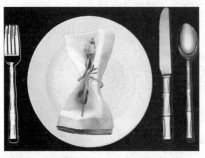

图5-4　西餐简餐的摆台

上，刀刃向内，叉尖朝上或朝下，表示他还不想让你撤走他的餐盘，见图5-5。如将刀叉合拢斜向下平排放盘内，摆成45°，刀刃向内，叉子尖可以朝上或朝下，则表示他已吃完，停止进餐，你可以去收拾餐具，见图5-6。

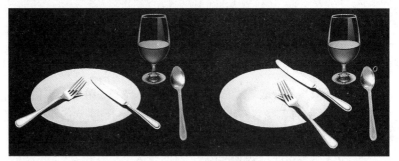

图5-5　以示还要继续进餐

2. 吃面包的礼仪

（1）面包切忌用刀子切割，面包撕成小块吃不可以用嘴咬。撕面包时，要用小盘子接住面包屑，不要掉得到处都是。切忌将面包浸在汤中，或浸肉汁来吃。

（2）如要涂黄油可先撕下小块，涂上黄油后送入口中。不可将大片面包全部涂上。

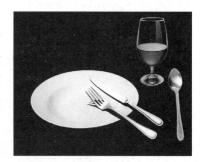

图5-6　停止进餐

（3）如果饼干和面包是烤热的，可以整片先涂黄油，再撕成小块吃。吐司（烤面包）多用于早餐，在宴席中，不应上吐司。

（4）涂牛油要用黄油刀，如果餐桌上没有准备黄油刀，用其他刀子也可。

3. 吃蔬菜和沙拉的礼仪

（1）配制在主菜里的蔬菜，都可以吃。

（2）玉米段上插了牙签、木棍，可以拿起来吃。但是比较文雅的方式是将玉米竖起，用右手的刀、左手的叉子压住玉米，切下玉米后再用叉舀食。青豆可以用叉子先压扁，再舀起来吃。芹菜条可以用手取食，也可以用刀叉取食，小番茄可用手取食。

（3）沙拉用叉子吃，如果菜叶太大，可用刀在沙拉盘中切割，然后用叉子吃。

4. 吃鱼、虾、海鲜的礼仪

（1）吃鱼片，可用右手持叉进食，少用刀。

（2）如果是连头带尾的全鱼，可以先将头尾切除，再去鱼鳍，将切下的头尾放在盘子一边，再吃鱼肉。全鱼吃完鱼的上层切忌翻身，可以用刀叉去掉鱼骨。鱼骨的去除要用刀叉，不能用手。

（3）万一吃到骨头不能吐出，用拇指和食指从口中取出放在盘子上。

（4）附带的柠檬片，宜用刀叉或手挤出汁水。

（5）贝类海鲜，应以左手持叉，刺其肉，挑出来吃。

5. 吃肉类的礼仪

（1）认识牛排的熟度。如果被问"要几分熟的？"要正确回答。事后再重烤或不敢吃都会引起困扰。

（2）嚼肉时两嘴合拢不要发出声音，口中食物吞下后再吃新的食物。

（3）牛排要吃一块，切一块，右手拿刀，左手握叉，见图5-7。切牛排应由外向内，一次未切下，再切一次，不能以拉锯子的方式切，亦不要拉扯。切肉大小要适度，不要大块送入嘴里。猪排、羊肉与牛排吃法相同。

（4）烤鸡或炸鸡，在正式场合下用刀叉吃。雏鸡、乳鸽等，用刀叉压住，割下腿肉或胸肉，不要翻身，为求完整，在开始吃时，可把它自胸部切成两半。

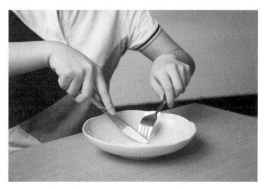

图5-7　拿刀叉的方法

6. 喝咖啡的礼仪

（1）用匙调咖啡时，切忌用匙舀起咖啡，尝尝是否够甜。

（2）喝咖啡时，用食指和拇指捏住杯把端起来喝，咖啡碟不必端起。

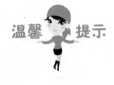

温馨提示

喝咖啡的礼仪知识

1. 端杯：用拇指和食指捏住杯柄，将杯子轻轻端起。因咖啡杯一般较小，千万不要用手指捏杯口或托底。

2. 加奶和糖：如果加方糖，应该用糖夹夹起轻轻放入杯中，不要让咖啡溅出，以免弄脏桌布。如果加入砂糖，不要用自己的咖啡勺子去舀，应该用专用勺从糖罐中舀取。

3. 搅拌：饮用咖啡之前，应先充分搅拌均匀。搅拌后要把咖啡勺子放在碟子的外侧，以不妨碍喝咖啡为宜。切忌将咖啡勺留在杯中，端起就喝，这样既不雅观，也容易弄洒咖啡。不用勺子的时候，将其放在碟子上。

4. 品喝：如离餐桌较近的话，上身挺直，用右手握住杯耳，靠近嘴巴就行了。如离餐桌较远，可先把咖啡杯碟一起用左手端至齐胸处，然后左手持碟不动，用右手端着杯子往嘴里送。注意不要双手握杯、满把攥杯，也不要俯下身子趴到杯上去喝。饮咖啡忌讳大口吞咽、响声大做、一干而尽，一小口，一小口慢慢地品味最好。

五、交往禁忌

（一）涉外交往禁忌

1. 言语禁忌：交往谈话时不能涉及他人的隐私。

2. 举止禁忌：与英国人站着谈话时，不可背着手或将手插入口袋及低声耳语，更禁忌拍打对方的肩背。在印度、印尼、缅甸、阿拉伯等国家，不能用左手与他人接触和传递东西、上菜、接送物品。泰国人禁忌用脚指东西给人看、用脚踢东西给人、用脚踢门等。在佛教国家，禁忌用手随便摸小孩的头顶。在英国和东南亚国家入座谈话时禁忌架起二郎腿或两膝分开。

3. 饮食禁忌：美国和加拿大人不吃动物内脏；大多数外宾不吃动物的头和脚、淡水鱼和无鳞无棘的动物；信奉印度教的人不吃牛肉；伊斯兰教的人忌食猪肉和烟酒；佛教的人不食荤菜等。

用筷子进食的东方国家，进餐时忌将筷子插在饭碗中间。日本人用筷子吃饭时，禁忌将筷子架在饭碗或碟子上面。

4. 赠礼禁忌：在拉美禁忌赠送刀剑及有关礼品，在巴基斯坦禁忌赠送手帕，在法国则慎赠香水。

（二）花的禁忌

在德国应邀做客时，不要送给女主人红玫瑰，因为它是赠给情人的。在法国做客时不要向主人赠送菊花，欧美一些国家用菊花祭死者，只用于墓地与灵前；意大利和南美洲各国认为菊花是"妖花"。日本人不愿接受有菊花或菊花图案的东西或礼物，因为它是皇室家族的标志。在英国做客时不送百合花，因为认为是对亡灵的悼念。德国人认为郁金香是没有感情的花。黄色的花在法国被认为是不忠诚的表示。在土耳其，黄玫瑰是离别的象征；黄石竹花视为忧愁、伤感，黄美人蕉视为嫉妒。日本人认为荷花是不吉祥之物，意味着祭奠。此外，西方人不把黄色的鲜花送给亲朋好友，因为含有绝交的意思。

练一练

连线下列问题，请同学找出不同国家花的禁忌：

山茶花	日本人在探望病人时用
荷花	印度人
黄玫瑰	英国人
紫花	巴西人
郁金香	德国人
菊花	欧洲许多国家
干花	波兰人

提示：正确的选择是平行连接。

（三）颜色禁忌

欧美一些国家忌讳黑色，认为其是丧礼的颜色，不能用于卧室。巴西、埃及、埃塞俄比亚等国忌讳黄色，以棕黄色为凶丧之色；埃塞俄比亚人、叙利亚人视黄色为死亡之色；在巴基斯坦，黄色是僧侣的专用服色。日本人、巴西人认为绿色是不吉利的象征；英国人也认为绿色象征阴暗。蓝色在埃及人眼里是恶魔的象征；比利时人忌蓝色，只有遇有不吉利的事，才穿蓝色衣服。泰国人忌讳用红色写名字，只能书写死者的名字；法国人认为红色象征危险、警告、恐怖、专横等。

（四）数字禁忌

欧美国家的人们普遍认为"13"带来的是凶兆，任何场合都尽量回避它。星期三、星期五也常被认为不吉利，尤其是遇上13号的星期五，一般不举行宴请活动。尼泊尔、新加坡人认为"8"不吉利。在日语中，"9"的发音与"苦"相近，因此日本人忌用。日本、韩国、马来西亚、新加坡等国忌用4，特别是在请客送礼时，忌出现这个数字。在肯尼亚等非洲国家和新加坡，对"7"很反感。

（五）服饰禁忌

西班牙女子上街若不戴耳环，则被看做不穿衣服一样；美国人禁忌穿睡衣迎接客人；英国人不系戴条纹的领带；摩洛哥人忌穿白色服装；巴西、埃及、埃塞俄比亚等国忌穿黄色服装。

总之，称呼、介绍、名片、电话、电子邮件、握手、拱手和鞠躬、馈赠、位次、跳舞、涉外等礼仪，在社交礼仪中的作用不可小视。

评价反馈　　一、项目评价表

通过课文中"练一练"任务的训练，按"社交礼仪表演测评表"进行评价。

项目五　社交礼仪表演测评表

姓名＿＿＿＿＿　　　　班级＿＿＿＿＿　　　　项目得分＿＿＿＿＿

表演项目	共同要求（20分，每项4分）	要点	分值	实得分
称呼	1. 着装大方，修饰得体 2. 体态语言自然、得体、准确。如，面带微笑，表情自然 3. 敬语 4. 内容翔实，重点突出	尊重对方的习惯，称呼可以接受	10	
介绍		尊者在后，手势正确	10	
名片		身体前倾、双手或右手接、存放得当，默念或念出声音。根据自己的身份索要名片	10	
电话		铃声响三次接电话，通话三分钟原则，受话人不先挂断电话，遵守通电话的时间	10	

表演项目	共同要求 （20分，每项4分）	要点	分值	实得分
鞠躬	5. 言语流畅，表达贴切，普通话标准，语音语调适宜	鞠躬30°，回礼15°。眼看对方的脚尖，颈部不得弯曲	10	

二、思考题

1. 称呼的禁忌你知道多少？请说出不宜称呼对方的昵称、小名和绰号的理由。

2. 索要名片时，下列关系运用哪种方法比较合适？请连线。

   合作伙伴　　　　　　交易法

   名人专家　　　　　　谦恭法

   长者　　　　　　　　激将法

   晚辈　　　　　　　　交换法

3. 请评估下列电话（手机）形象：

   （1）打电话的时候想什么时候打电话（含发短信息）随时就拨、就发。

   （2）电话一响马上接，或者响五六声再去接听。

   （3）接到对方电话后：没有敬语，往往以"说……，"或"你找谁？"开头。

   （4）凡是接到了服务对象的电话，要注意严格控制通话时间，绝对不可超过3分钟。

   （5）代接了同事的电话后，立即大声呼叫其快来接电话。如果电话意外中断了，即使知道对方是谁也不主动打过去。

   （6）工作忙碌中，突然电话来了，于是一脸严肃地接听。

   （7）快下班的时候，为了更好地解答患者的咨询电话，让患者明天再打过来。

   （8）电话拨通："是×××单位吗？请你们董事长接电话。"

   （9）发话人还没有结束话题也没有说再见，受话人先挂了电话。

   （10）挂电话之前没有使用敬语。

   以上电话形象全部属于不佳者，如果你都不对，希望加强电话礼仪的学习和运用，改变电话形象刻不容缓。

4. 会正确书写电子邮件的题目和按照规范的电子邮件格式发信件吗？请给老师发一封电子邮件。

5. 握手时谁先伸出手来?

   男士与女士　长辈与孩子　老师与学生　上级与下属　早到者与晚到者　已婚者与未婚者　客人与主人　长者与女士

6. 受赠礼品的时候为什么要当着馈赠者的面打开包装?

7. 品尝咖啡的礼仪是什么? 请示范给同学看。

8. 家里来了客人, 尝试安排桌次和位次。

9. 搭朋友的车郊游, 你选择的车位是几号位, 能说出选择的理由?

10. 跳舞的礼节有哪些?

11. 与外宾交谈应遵守的礼仪规范有哪些?

（高燕）

项目六

护理
工作礼仪

情景——展示

××市中心医院普外科病区，接到住院处的电话，有一位急性胆囊炎的女性病人需要住院治疗，请做好接待病人的准备。一会儿，病人在住院处护士小关和家属的搀扶下，步行进入护士站。病人面色潮红、口唇干裂、精神萎靡不振。小关向值班护士吴玉虹交代病人情况后离开，随即吴玉虹对病人进行入院护理。请问她需应用哪些护理礼仪服务技能，才能首次为病人提供规范优质的入院礼仪服务？

项目目标

1. 掌握护理工作礼仪的基本知识与操作技能，以及病区、手术室工作礼仪的基本要求和应用技巧。
2. 熟悉门诊部、急诊室工作接待礼仪的基本内容和实施办法。
3. 了解护理操作礼仪基本规程，以及护理操作前解释、操作中指导和操作后嘱咐的礼仪要求。

实施方案

学一学

21世纪的护理工作内涵已随社会的进步发生了巨大变化，在爱心与艺术结合的基础上，护理礼仪增添了许多新的规范要求，从而开辟了现代护理职业的新天地。本项目紧密联系临床护理实际，对护士接待病人，在门诊部、急诊室、病区、手术室工作时的护理操作礼仪规范进行了系统阐述，并介绍了常见护理操作礼仪范例，这样，有利于广大护士通过刻苦学习和实践，不断增长护理礼仪知识，熟练地运用整体护理知识和技能，以良好的礼仪修养和精湛的护理服务技术，及时为病人提供全方位的优质护理服务，成为我国医疗卫生事业的推动者、创新者和维护者。

任务一
护士的接待礼仪

在整体护理实践中，严格遵守有关礼仪规范，热情接待每位病人就医治病，是每个护士务必掌握和真正练好的一项礼仪基本功。这项基本功能使护士一丝不苟地按礼仪规范待人接物，自觉地以最佳的精神面貌和温雅有礼的职业形象，让病人消除恐惧，感受抚慰，化解隔阂，乐意配合，成为愿与护士真诚交往的知心人。

一、接待门诊病人礼仪

门诊作为医院面向社会的服务窗口，历来是病人和医护人员初次接触的重要环境。人们往往根据门诊医护人员的服务态度来初步判断医院的服务质量。因此，与病人接触最多的门诊护士的服务态度和礼仪修养，从某方面来看代表着医院的整体形象。显然，护理礼仪修养的一个重点就是门诊护士的礼仪培训，它要求门诊护士在接待病人时具体做到：

（一）仪表

着装合适得体，梳妆淡雅整齐，佩戴清晰胸牌，短发不得过肩，长发需要盘髻，衣冠整齐清洁，文明大方朴实，展示端庄仪表，给病人留下良好、深刻的第一印象。

（二）语言

以文明的语言、诚恳的态度与病人接触，是门诊护士必须严格遵守的基本礼仪规范。因为和蔼亲切的语气和悦耳柔和的语调，可有效地融洽护患关系，增加病人与护士之间的亲切感。如门诊护士导诊时，见到病人应主动热情迎上，说"您好！我是门诊的导诊护士，请问您需要我帮忙吗？……请先到挂号处挂××科号，然后到这个诊室来就诊"。病人挂号后到诊室时，接诊护士应温和地说"您好！请将病历依次放在这里，请坐在候诊椅上稍候片刻，依次就诊"，随即给候诊病人送上一杯水，递上一本书（健康教育资料或医院宣传资料），使病人感到安慰和温暖。

（三）表情

面部表情变化可动态反映一个人的内心情感。门诊护士与病人接触时，应面带笑容，热情真诚，由衷地表达出对病人的关爱之情，从而使病人倍感温暖，树立战胜疾病、恢复健康的信心。

（四）目光

向病人传递语言难以充分表达的信息可通过眼睛这个心灵的"窗

口"。门诊护士的目光，应与语言、表情和动作协调一致。通常热情、亲切、和蔼的目光，可使病人精神振奋，信心倍增；而责备、冷淡、漠视的目光，常使病人心灰意冷，不知所措。

（五）动作

这里所指的是护士站、坐、走的姿态，操作动作和头、手、身体各部位体态语等，它们是护患之间非语言沟通的重要内涵。一般接诊病人时，护士的姿态务必规范端正。而从事护理操作时，护士的动作应熟练、准确、轻柔，身体各部位的体态语应表里如一，表达确切，真正使病人感到护士的真诚、关爱和帮助。

二、接待急诊病人礼仪

急诊护士作为最先与急诊病人及其家属接触的人，除应具备高尚的思想品德、优良的心理素质和精湛熟练的护理技术外，还需有良好的礼仪修养，能以洁净整齐的着装、端庄大方的仪表、优雅稳重的举止、体贴入微的言谈，帮助病人配合抢救，力争脱离危险。

（一）确保情绪稳定，及时晓以利弊

急诊护士应积极针对急诊病人因发病急、来势猛、病情重、毫无心理准备而引起的惊慌、恐惧和紧张等实际情况，一方面全力配合医生采取有条不紊的急救措施；另一方面抓紧时机，及时向病人及其家属给予必要的安慰和合理的解释，通过陈述利害，晓以利弊，努力使病人及其家属尽早消除紧张，稳定情绪，为下一步的病情处理尽可能创造有利条件。

（二）抓住抢救时机，果断处理问题

对急诊病人的病情初步了解后，急诊护士应立即对其进行必不可少的紧急抢救处理，全力以赴地使整个抢救过程体现决策果断，方法正确，措施得力，富有成效的特色，生动展示急诊护士在救治和处理急诊病人问题时的及时性、针对性、主动性和慎重性，增强病人及其家属对急诊护士的信任、依靠和配合。

（三）紧急而不失礼，繁忙注重守节

尽管对急诊病人的接待与抢救紧张急切，但绝不能因紧急而不顾礼节，繁忙而失去有序，要客观针对病人常有的恐慌、绝望等特殊心

理，以更加关爱的心情、更加礼貌的态度、更加准确的判断、更加果断的救治，从信念层面上给予病人更强有力的支持、鼓励和协助，从而为挽救病人生命尽到责任。

三、急诊抢救礼仪

危急、严重病人一旦入院，急诊护士应尽快运用所学的知识，充分凭借积累的经验，争分夺秒地为抢救病人开辟绿色通道，为有效地抢救病人营造一个有利、适宜的急救环境，确保对病人的抢救顺利实施。具体来说，一是要求急诊护士充分发挥较强的判断及应变能力，以适应急诊病人发病急骤、发展迅速的抢救过程，从而在判准病情、确定措施、果断急救的基础上，始终做到临危不乱，沉着施救，急中冷静，忙中有序。注意以从容礼貌、谦虚务实、严谨慎独、追求实效的工作态度，使抢救工作快速有效地进行。二是积极投入急诊病人的救治与护理中，无条件地服从医院领导和相关科室负责人对急诊抢救工作的安排，与其他医护人员密切配合，团结协作、文明礼让、理解尊重和优势互补，齐心协力履行救治、护理重责，为救活病人全力以赴。三是同步做好急诊病人及其家属的解释安慰工作，正面疏导、稳定病人及其家属情绪，想方设法消除他们的顾虑、偏见和过激言行，尤其要善于安抚危急病人家属的急躁情绪，使他们主动配合医护人员实施救护，以平和、渴求的心态积极协助病人接受急救，大力支持医护人员实现治病救人的目标。

> **想一想**
> 护士应怎样接待门诊病人和急诊病人，才能达到相应的礼仪要求？应如何依照急诊救护礼仪规程，对急诊病人进行快捷准确、合理有序的抢救与护理？

任务二
护士在病区的工作礼仪

学一学

病区护士的工作礼仪对安慰、稳定住院病人情绪、帮助他们树立战胜疾病的信心至关重要。因此，病区护士应严格遵守护理礼仪规范，努力使自己逐步具备优良的职业道德和礼仪修养，从而在护理工作实践中，对病人真正做到宽慰相待，关怀体贴，使他们缓解心理压力，消除情绪，安心住院治疗，静心修养，配合护理。医护人员与病人彼此加深了解，建立起良好的护患关系。

一、病人住院时的护理礼仪

当住院处护士以热情礼貌、体贴关怀、大方诚恳、善解人意的言行接待每位住院病人时，病人会倍感亲切，内心温暖，从而产生良好的第一印象，真心配合医护人员的诊治、护理工作，有利于提高医护服务质量。

（一）协助病人办理入院手续

经医生初步诊断，确定病人需住院诊治时，护士应对此时心理紧张、神情沮丧或焦虑不安的病人及时给予热情接待、礼貌指导，帮助他们或家属凭住院证办理有关入院手续，如填写登记表格、预交住院费用、了解住院规则等，对病人深表同情和关心，同时详细安排病人住院的其他事宜，尽可能消除病人因初入人地两生的环境和不知自己病情底细而产生的烦躁、焦急及郁闷等心情，帮助他们树立安心住院、治愈疾病的信心，杜绝因出现态度冷淡、脸色难看甚至恶语斥责的行为，给病人造成妨碍治病的负面影响。

（二）护送病人进入病区

病人办好入院手续后，护士应满腔热情地护送病人进入病区，要视病人病情分别采取扶助步行、轮椅或平车运送等方式。护送时，应主动与病人沟通，详细介绍病区情况，耐心解答病人或家属的提问，以关心体贴的言行，消除病人的疑虑，了解病人更多的患病信息。尤其要妥善安排危重病人的卧位，注意保暖、输液和给氧，确保护送安全。当送入病区后，负责护送病人的护士应耐心细致地与病区值班护士进行交接，将病情介绍和物品清点办理妥当，做到前后交接，环环相扣，护送有序，服务到位。

二、病人进入病区后的护理礼仪

事实上，进入病区的病人及其家属都十分希望所接触的医护人员言谈有礼，举止文明，修养良好，技术精湛，待人真诚，有求必应。因此，根据服务对象的希望与企盼，护士应严格按整体护理和礼仪规范的要求，用礼仪化言行为病人提供高质量的整体护理服务。

（一）病人新入院时的护理礼仪

1. 迎接入院病人的礼仪

当新入院的病人来临时，护士应马上起立面对，微笑相迎，一边安排病人就座，一边予以亲切问候和自我介绍，"您好！我是值班护士×××，今天由我接待您，请先把您的病历交给我"。同时，双手接过病历，以表示对病人的尊重。若其他护士正好在场，也应一起抬头，面向病人，点头微笑，让病人有如到家的感觉。

随后护士对病人说："现在我送您到病室去，请跟我来。"当带病人走到病床时，护士再说："这是您的病床，请坐。您的主治医生是×××，责任护士是×××。他们现在正忙着，您先休息一下，待会儿他们要来看您，并为您介绍入院后的有关事项，请稍候片刻。"

2. 对入院病人作介绍的礼仪

责任护士一接到通知，应立即带着体温表、血压计、入院介绍本等物品来到病床前，插上床头卡，然后耐心细致地对病人说："您好！我是您的责任护士。我叫×××，您叫我小×就可以了，有事请随时找我，我会帮您解决问题。您的主治医生是×××。希望您安心治病，配合治疗与护理，我们会尽力让您早日恢复健康。现在我要为您测量体温、脉搏、呼吸和血压，请您配合。"然后，再依据病人的实际情况（如病情、个人感受及有无住院史等），详细询问病人有何需求和亟待处理的事宜，并介绍病区环境（如护士办公室、医生办公室、治疗室、卫生间等）和病床情况（如床头呼叫器、床旁桌、床下鞋架、脸盆架等），以平和温柔的语气提出医院作息时间和住院规则，讲述时应多用"为了您的健康，请您……""谢谢……""您觉得……"等客套语句，避免使用"必须……""不准……""您只有……"等命令式祈使句，以消除病人的紧张、逆反心理，逐步在愉悦轻松的心境中转变角色，接受介绍，学会配合，促进康复。

（二）病人住院期间的护理礼仪

在病人住院过程中，护理礼仪规范的实施状况直接影响病人的治疗和护理效果，所以要求护士真正做到：

1. 自然大方，轻盈快捷

护士在护理操作中所表现的技术规范、动作优美，能够获得病人及其家属的信任。因此，病区护士只有通过勤学苦练，才能使自己站、坐、走及各种操作达到礼仪化要求，以行走庄重，推车平稳，开、关门轻，操作娴熟，轻快准确，镇静自然等言行，让病人产生安全舒适、轻松细腻、清新灵巧和信任放心的感觉。如现场抢救一位因吸入毒气引起急性肺损伤造成的急性呼吸衰竭的病人，护士如能从容镇静，抓紧时机，有条不紊地严格按医嘱进行畅通呼吸道，体外心脏按摩，人工呼吸，合理氧疗，应用呼吸兴奋剂，适宜的机械通气，控制感染，纠正水、电解质与酸碱平衡紊乱、防治消化道出血等抢救措施，就可很快消除病人及其家属的恐惧、疑惑心理，由此增强对医院救治水平的信任度。相反，护士在病人及其家属面前惊慌失措、举止轻浮，则会加重服务对象的怀疑、害怕和不信任感，给正在实施的抢救带来副作用。

2. 亲切温暖，关怀尊重

通常，每个住院病人都希望自己被医护人员重视、尊重，从而得到更好的治疗、护理和关怀。所以，病区护士应自觉按礼仪要求，在查房、治疗、护理时先给病人亲切的称呼与问候，要求病人配合时应说"请您……"得到病人配合后必说"谢谢您"。在与病人交谈时，应目视病人，以示对病人的尊重，不能埋头边做事边说话。并始终注意在紧张繁忙的工作中，及时给病人倒一杯水，做一次搀扶，使病人产生一种亲近信任感，从而有效地缩短与病人之间的人际距离。同时，善于控制自己的情感和利用行为举止来表达某些感情，绝不把自己的不愉快想法或不良情绪表露在病人面前。要想方设法让病人感到温暖，获得关怀，摆脱孤独，受到尊重，从而早日恢复身心健康。

3. 灵敏准确，快速及时

娴熟准确的优质护理服务，可深获病人的信赖与尊重。护士应在长期的临床护理实践中，通过勤奋学习，不断培养科学的临床思维能力，逐步丰富临床护理知识与经验，以便保证自己在面对各种病人时，能思维敏捷，判断准确，动作规范，处理及时，尽心尽力地为病人的合理治疗与护理赢得时间，把握关键，获取疗效，积累经验。

4. 知识厚实，技术娴熟

事实上，住院病人都会对医院的医疗水平和医疗措施的疗效产生顾虑，因而十分渴望借助医护人员的正确诊治、护理，来减轻、消除病痛，恢复身心健康。而护士的广博知识和娴熟技术正是使病人消除顾虑，实现上述愿望的一个关键。因此，要出色完成各项护理任务，护士只有依靠勤奋学习，刻苦磨炼，才能以厚实的知识和娴熟的技术，真正使病人的愿望变为现实。

5. 坚持原则，满足需要

在不违反医院规章制度、遵守社会公德、维护社会利益和严禁损人利己的前提下，坚持以人为本的原则，对病人的不同需求，尽可能适时满足，让病人满意并得到他们的相应配合。如病人住院后，常想知道自己的病情、治疗和护理等情况，责任护士应及时告知病人这些问题，并视其病情恰当解释应当采取的治疗、护理措施，简要介绍护理级别等有关知识，以便帮助病人理解、配合护理工作。

三、病人出院时的护理礼仪

当病人痊愈准备出院时，责任护士应切实做好以下几项工作。

（一）出院前应真心祝贺

利用病人即将出院的时机，真诚地对病人的康复表示祝贺。如"×××女士，祝贺您康复出院。看上去您的气色很好，真为您高兴"！并诚心感谢病人住院期间对医护工作所给予的配合、理解和支持，表达对病人一如既往的关爱之情。同时，对自己工作上的不足，向病人深表歉意，并提出今后为病人提供相应帮助的想法。

（二）出院时要细心指导

责任护士对待每位出院病人，应细心地进行出院指导。在帮助病人办理出院手续时，告知疾病的治疗情况，要详细地向病人介绍如何调整心态，如何服药、康复锻炼，如何学会自我控制，灵活调节饮食起居，更好地适应出院后的生活等方法，并详述出院后的注意事项及复查时间，直到病人问清记熟为止。

（三）送别时的礼节

当病人办好出院手续、医生开出医嘱和对病人进行健康指导等事办妥后，病人即将走出医院时，责任护士应送病人到病区门口、电梯口或汽车上，再次祝贺病人康复出院，并嘱托病人按医护人员指导的方法，坚持锻炼、调养和保重身体。然后与病人握手或行挥手礼告别，直到病人走出视线、电梯门关闭或汽车马达发动时才转身返回病区。

小贴士

病人出院时的护理礼仪应用范例。

护士：祝贺您！您今天可以出院了。

病人：非常感谢！我出院后应该怎样休养？

护士：您出院后首先要注意休息，避免精神紧张；二要加强营养，主动戒掉烟酒；三要继续服药，定期检查身体，一旦病情复发或加重，立即到医院就诊。另外，请您再检查一遍，看看应带的东西是否齐全，不要遗忘啦！

病人：谢谢你的提醒，我要带的东西都准备好了。这次住院，你们对我关怀备至、体贴入微，真的太感谢你们了。

护士：不要客气，在这里医护好您，本来就是我们的工作职责。

病人：你们真是太好了，我今后一定要记住你们！

想一想

病区护士按照有关护理礼仪要求，应当怎样协助病人办好入院手续和护送病人进入病区？怎样迎接和介绍入院病人？怎样有效实施病人住院期间和出院时的护理礼仪？

任务三
护士在手术室的工作礼仪

学一学

由于手术室工作特殊，作用重要，不允许出现任何差错、事故，以免给手术造成不该有的负面影响。因此，手术室护士必须严格要求自己，一丝不苟地按礼仪规范工作，确保以最好的精神面貌、心理状态和工作态度来获取优质服务与最佳工作效率。

一、术前的工作礼仪

根据手术既可治疗病人又可给病人造成创伤而带来严重心理刺激的双重特性，手术室护士应在积极协助医生进行手术治疗的同时，自觉以文明礼貌的言行关心、尊重病人，尽可能减轻或消除因手术而引起病人产生焦虑、恐惧和担心等不良心理反应，确保手术成功、顺利。

（一）认真做好病人的术前疏导礼仪

针对术前病人食欲下降，经常失眠，心神难宁，焦虑烦躁等表现，护士务必认真做好病人的术前疏导工作，用礼仪化的言行，和蔼可亲的态度，科学准确的措辞和开放式提问的技巧，缓解其不良的心理反应，进而获取病人术中的积极配合和术后的良好疗效。

1. 加强沟通，亲切交谈

护士应主动利用与病人术前的接触机会，亲切、平等地与病人交流，较为详细地了解病人的心理状态、生活习惯（如吸烟史与饮酒史等）、社会背景（如职业和社会地位等）、性格特征和接受手术、配合治疗等真实想法，恰当地启发病人说出对手术的顾虑、担心和要求，在及时依据病人的看法做出适当说明、解释、鼓励和安慰的前提下，有针对性地帮助病人熟悉手术的各种注意事项，做好接受手术治疗的充分心理准备。

2. 讲究技巧，满足需要

护士应自始至终按礼仪规范要求与病人进行交流沟通，注意选择的时间适宜，沟通的内容精练，不便的时刻避开，未明白的事情询问。并保证交谈时语言温和缓慢，通俗易懂，简明清楚，毫不含糊。同时杜绝忌语，绝不因乱讲"死亡"、"癌症"等词而造成病人情绪不稳定；也不因详细说明手术过程而增加病人的心理负担；更不向病人讲述自己不懂的问题。总之，要灵活运用合理准确的临床语言和真诚温馨的礼貌语言，引领术前病人做好心理准备，自觉忍耐术后疼痛，积极配合术后治疗和护理，有效减少病人对手术效果的怀疑和明显减轻因手术切口疼痛、功能障碍所滋生的一些不良反应，从而不断促进术后病人的疗养和康复。

（二）周密遵守术前谈话签字礼仪

医生对病人实施手术，必须事先征得病人及其家属的同意方可进行。这是一项内容和方式都十分重要的常规工作制度，务必严格执行。因为术前的病人承诺和签字，表明医护人员尊重病人的人格和对自身治疗的知情同意权。同时，意味着病人及其家属信任医护人员，认可手术治疗方法，愿意承担手术的一切后果。通常医护人员应按以下两点要求进行术前谈话和签字。

1. 注重文明礼貌，讲究严肃认真

以明显的针对性和诚恳礼貌的态度与病人谈话，让病人不仅能真正感到医护人员的工作态度科学认真、严谨求实，而且能明白手术治疗的作用与意义，自愿接受医生的手术建议。尤其是对一些准备应用的新手术，务必事先向病人及其家属讲清手术原理、常用方法和可能出现的有关问题，必要时邀请病人及其家属旁听术前讨论会，从而使病人深感医护人员的事业心和责任感，自觉减轻顾虑，坦然接受手术。同时，注意术前谈话的客观性和全面性，绝不能主观片面，或只讲好处，不谈风险；或突出病人责任，淡化医生职责。要通过全面介绍，中肯分析，既让病人及其家属心中有数，又避免误会，消除隐患，为自己的工作留有余地。

2. 信守职业道德，敢于承担责任

由于医学职业道德要求医护人员在本职工作中敢于履行职责、承担风险。因此，医护人员对手术治疗应本着诚信守诺、尊重病人的礼仪道德信念，以宽广的胸怀、强烈的责任心与使命感，勇敢承担自己的工作责任和风险，绝不能以病人及其家属的签字作为推卸责任的借口，必须杜绝这种不担风险、不讲道德，造成医护人员形象和声誉严重损害的恶劣行为。

二、术中的工作礼仪

礼待手术中的病人是医护人员必须严格遵守的礼仪规范，容不得半点马虎大意和草率疏忽。手术时，医护人员在全神贯注、规范操作的同时，应始终保持不讲闲话、表情安详、举止从容、胸有成竹的状态，以这种微妙的影响来减轻术中病人的心理压力。具体应做到：

（一）礼待病人，视如亲人

无论手术病人的社会地位、年龄长幼、经济状况和与自己亲疏关系如何，护士均应满腔热情、耐心细致，像对待自己的亲人那样，周密亲热地关怀照顾手术中的病人。如进手术室时，护士应主动平车运送或步行护送着病人进入，同时可简单向病人介绍手术室的基本情况，注意减轻病人的神秘感、恐惧感。一旦进入手术室，立即协助病人卧于手术床上，并在轻柔温和地帮助病人摆好麻醉体位的同时，简要解释手术、麻醉为何要采用这种体位的道理，尽可能满足病人所提的要求，常以"请您放心，我就在您身边，随时可为您服务"等亲切、关爱、鼓励的话语安抚病人。当手术结束，病人呈麻醉苏醒状态时，护士应来到病人床旁，轻抚病人面部，凑近病人耳旁亲切、小声呼唤其名字，并轻声地对患者说"××先生（女士、小朋友），请醒醒，手术已给您做完了，您感觉怎样？伤口疼痛吗？"尽早让病人完全清醒，配合术后的治疗与护理。

（二）言谈谨慎，举止从容

手术期间，医护人员应尽量减少交谈，更不能讲一些易造成病人误会的话语，如"看，这里也有病变，没想到这么严重"，"这种情况，不能这样处理"，"糟了"等。在非全身麻醉手术时医护人员更应做到言谈谨慎。因为处于这种状态的病人非常留意医护人员的言谈和举动，除对手术器械的撞击声十分敏感外，还会注意观察能见到的医护人员的表情，医护人员一旦露出无可奈何、惊讶、紧张等表情会立即被病人观察到，造成不良的心理负担；同时，病人更会将手术中听到的只言片语，当成自己生病的原因，从而导致心理失衡，影响治病的效果。所以，医护人员在手术过程中，应自始至终保持精细手术，默契配合，言谈慎重，举止从容的状态，以确保手术顺利进行，疗效良好。

三、术后的工作礼仪

关心、重视术后病人的病情变化，及时发现、处理由此产生的各种问题，是保障病人生命安全和提高手术疗效的一项重要工作，务必切实抓好。

（一）和蔼可亲，鼓励安慰

手术结束后，护士应及时将病人送入病室，安置在病床上，做好与病区护士的交接，并细心告诉病人家属如何使术后病人维持现有体位，保持输液通畅、保暖等措施的规范实施，和蔼可亲地告诉病人手术一切顺利，术后效果良好，从而及时给刚接受手术治疗的病人以莫大的鼓励和安慰。同时对病人战胜恐惧、配合手术的行为表示赞扬，继续鼓励他再接再厉，更好地配合护士战胜术后痛苦，争取早日康复。并针对术后病人身体虚弱，情绪烦躁，心境不佳和伤口疼痛等实际情况，以充满关爱和体谅的心情来照看病人，想方设法运用药物和心理暗示法等措施，尽可能减轻病人痛苦，鼓励病人进行咳嗽咳痰等相应活动，以减少或避免并发症的形成，促进创口愈合。但对那些手术效果不佳，预后不良的病人（如恶性肿瘤已发生转移的病人），医护人员应以深切的同情心，在不告诉他们真实情况的前提下，用更好的礼仪化言行，避免他们受到任何精神刺激，并热情鼓励他们树立战胜疾病的信心，积极配合医生进行下一阶段的治疗。

（二）严密观察，正确指导

对待术后病人，除严格按上述要求工作外，还应切实做到：

1. 认真细致观察病情，经常进行交流沟通

护士应像对待自己的亲人那样服务术后病人，不仅要密切精细观察病人术后的病情变化，而且要以灵活多变的沟通方式，耐心询问病人的术后感觉，了解病人的各种要求，真正实现有求必应、有问必答的护理状态。

2. 科学礼貌解释问题，力争得到理解配合

护士应对术后病人常伴有的一些不适症状及其引起的疑问，礼貌热情地向病人及其家属进行科学解释，逐步达到讲清道理、消除疑虑、看到希望、愿意配合的目的，努力帮助病人增强早日康复的信心，合理引导病人减少"角色行为"，以积极主动的配合意识，理解术后不适，减轻心理紧张，促进切口愈合，有利全面康复。

3. 正确指导术后活动，现场示范服务周到

实践证明，术后病人的病情康复离不开术后的适当活动。因此，护士应把握时机。如对骨科手术病人，术后应要求他保持功能位和加强功能锻炼；而对腹部手术病人，术后则应鼓励其进行适当活动，以加速血液循环，促进切口愈合。由于适当活动有一定的技术要求，故护士的指导不能只停留在口头上，而应现场示范，以熟练的规范动作，当面给病人提供模仿练习的机会，有计划地协助病人进行术后活动，采用面对面的关爱行动，让病人学得直观，练得具体，在娴熟自如、心甘情愿的基础上活动，通过术后活动，取得应有的康复成效，促进病情的根本好转。

想一想
手术室护士应当如何对手术病人开展规范有效的术前、术中和术后工作礼仪？以确保病人手术顺利，身体康复。

任务四
护理操作礼仪

学一学

护理操作是护理本职工作的主要内容，也是建立护患关系的重要基础。因此，严格要求护士按礼仪规范进行护理操作，做好操作前解释，操作中指导，操作后嘱咐，取得病人的配合。用真诚的态度、优雅的举止、礼貌的语言及时为病人提供优质的护理服务，既有利于维护病人的权利，促进病人的康复和塑造医院的良好形象，又有利于保护护士的自身安全和加强自我保护意识。

一、操作前的礼仪

（一）仪表端庄，举止优雅

在护理操作全过程中始终保持端庄的仪容仪态和优雅的行为举止，是护士务必遵守的基本礼仪规范，来不得丝毫松懈与马虎。为此，当给病人进行护理操作前，护士应按礼仪规范要求，着装衣冠清洁，朴实整齐；行走轻快敏捷，肃静悄然；推治疗车（或端治疗盘）动作规范，操作得心应手。走到病室门口需先轻声敲门，再轻推开房门入内，并随手轻轻将房门关好。走进病室应先向病人点头微笑、问好和打招呼，再开展操作前的有关准备工作。

（二）言谈礼貌，解释合理

主动在护理操作前认真、严格地查对病人的姓名、年龄、性别、所用药物的名称、浓度、剂量、时间、方法等，并简单向病人介绍本次操作的目的、方法，操作中可能出现的感觉以及病人需要做好的准备等，争取赢得病人的理解、同意和配合。事实上，礼貌的言谈是护士在护理操作前重要的准备工作。因为病人有权利知道护士为他进行什么样的操作和为什么要进行这项操作。护士只有通过礼貌的言谈，对病人进行合理的解释和正确的指导，以事先征得病人的同意，表示愿意接受这项护理操作，才能确保操作顺利实施。例如对一位新入院的病人，需要第二天清晨抽血化验检查，护士应以这样礼貌关切的方式给病人进行操作前的解释：

护士："大叔，您好！我叫陈××，是明天的早班护士，您可以叫我小陈。请问您的床位是几号？您叫什么名字？"

病人："小陈，您好！我的床位是36号，我叫杨×。"

护士："医生根据您的病情，特为您开了化验单，明天早上请您不要喝水、吃东西，六点半我来为您抽血。您有什么不明白的吗？"

病人："好的。化验什么项目呀？准备抽多少血？"

护士："化验项目有肝功能、血糖、血脂，只需抽5 ml血。抽血不会影响您的健康，但对您的病情诊断却相当重要，我会很小心操作的，敬请放心。您千万不要因此紧张和害怕，一定要配合我操作。同时，请您记住明早抽血前一定不要吃任何东西和喝水。"

病人："好的，我记住了。"

护士："那就谢谢您了。请您先休息好，明天我会准时为您抽血。您如有事请按床头呼叫器，我会随叫随到，及时为您服务，我也会经常来看望您的，再见！"

二、操作中的礼仪

（一）态度和蔼，由衷关怀

对病人实行护理操作时，护士应表情亲切，态度和蔼，言谈温柔，体态友好，以发自内心的真情与关怀，让病人感到温暖和安心。同时注意主动与病人沟通，通过对病人耐心解释方法、动态询问感受，及时消除疑惑，适当给予安慰，以获得病人的理解、合作和友谊。

（二）操作准确，娴熟轻柔

由于护士对病人的尊重与礼貌来源于其丰富的护理知识和熟练的操作技术。因此，护士进行护理操作时，不仅要态度温和，动作准确，技术娴熟，反应敏捷，使病人深感关爱与尊重，而且应边操作边指导病人配合，并用安慰性语言转移病人的注意力，使用鼓励性语言增强其信心，可以减轻病人的痛苦，降低操作的难度，真正提高护理操作的质量与效率。如对一名60岁脾脏切除术后的男性病人因咳痰困难而进行排痰指导，应简要向病人讲清具体排痰的配合方法，积极鼓励病人协助完成排痰操作。即应这样进行指导：

护士："大伯，您不要因有痰难以咳出而着急，我来帮您咳痰。先给您拍拍背，使痰液因受到震动容易咳出。现在我已帮您按住了伤口，您可像我这样（护士做示范动作），把痰咳出，您咳吧。好的……就是这样，请把痰吐在床旁痰盂里。来，再咳一次。好，是否感觉舒服了一些。因为要防止肺不张、肺部感染必须把痰咳出来，您也会因呼吸畅通而感觉好一些。"

病人："是的，痰咳出后我感觉舒服多了，但我感到伤口很痛。"

护士："您的伤口疼痛肯定与咳嗽震动有关。您先休息一下，过一会儿我会再来帮助您。如果有事请您按呼叫器叫我来处理。"

病人："谢谢您。"

护士："不用谢，这是我应该做的。"

上述整个护理操作在护士精心娴熟的运作下，既可使病人排出痰液，从而消除咳痰困难的症状，又可让病人受到亲人般的爱护，从而减轻心理压力，产生强烈的操作配合动机。

（三）操作后的礼仪

1. 诚恳致谢，尊重病人

护理操作完毕，护士应对病人的配合和支持表示衷心的谢意，并由此体现护士高尚的职业道德和良好的礼仪修养，同时也让病人明白，与医护人员密切配合更有利于早日恢复健康。

2. 亲切嘱咐，真诚安慰

护士操作后，除对病人致谢外，还应按护理操作程序，及时依据病人的病情给予亲切嘱咐和真诚安慰。通常操作后护士应再次予以核对，并观察了解效果，询问相应感觉和告知有关注意事项，即为嘱咐；而对因操作造成的不适和顾虑给予合理解释，即为安慰，这样对病人的康复具有重要意义。如护士给一位因肺部感染的年轻高热病人进行酒精擦浴后，可以嘱咐与安慰如下：

护士："小袁，我已经为您做完了酒精擦浴，现在帮您穿衣服。您脚底的热水袋我取走了，头部的冰袋还得暂时放置一会，请盖好被子，半小时后我会再来为您测体温的，请您先休息。"半小时后，护士来到小袁的病床前，热心地问："小袁，您感觉怎样？"

小袁："我感觉好多了。"

护士再次给小袁测量体温后说："小袁，很好，现在您的体温是37.8℃，我可以替您取走头部冰袋了。请您多喝水，好好休息，有事请按呼叫器找我。"

总之，严格按护理礼仪规范进行准确熟练的护理操作和优质的护理服务，能够帮助病人理解、明确每项治疗和护理措施的目的与意义，有利于深化护患沟通，真正改革长期受传统的生物医学模式指导而形成的主动—被动型护患关系，逐步建立以生物—心理—社会医学模式为指导的指导—合作型护患关系，并注意及时解答病人的疑问和做好相关知识的健康教育工作，从整体角度夯实现代共同参与型护患关系的构建基础。

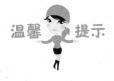

温馨 提示

护士应掌握的规范护理礼仪有：洁净整齐的着装、端庄大方的仪表、优雅稳重的举止、体贴入微的言谈、灵活多变的沟通；操作前的解释、操作中的指导、操作后的嘱咐及娴熟、规范的护理操作技能等。

练一练

认真按照下篇护理操作礼仪模拟实训要求，采取个人独练、学员互练和班组演练等方式，分别进行护理操作前、操作中和操作后的礼仪训练，力争获取规范娴熟、合理应用的实训成绩。

任务五
常见护理操作礼仪范例

学一学

护理操作礼仪规范的培养，不仅要通过勤奋学习和反复实践，逐步熟练掌握操作前、中、后的每个技术环节和注意事项，而且需因时、因地、因人制宜，灵活运用，举一反三，恰到好处，真正让每位病人和需要健康帮助的人得到"白衣天使"的优质服务。下面列举一些护理操作礼仪范例，供广大护士学习参考。

一、体温、脉搏、呼吸、血压的测量

例如病人杨某，男，47岁，某公司推销员，因发热原因待查入院，护士要为他测量体温、脉搏、呼吸、血压。

操作前解释：

护士："杨先生，上午好！我来为您测量体温、脉搏、呼吸、血压，这是入院后的常规体格检查，为您疾病的诊断与治疗提供依据。您在近半小时内是否喝过热开水？"

病人："没有。是不是喝热开水对体温有影响？"

护士："是的，这样会使体温升高。好，现在我先测量您的体温。"

病人："还是我自己来测吧。"

操作中指导：

护士："不用您亲自动手，应由我来帮您测量。请您解开衣服，我先用纱布把您的腋下擦干。"

病人："为什么要擦干腋下呢？"（病人感到疑惑不解）

护士（微笑着答道）："因为天气炎热，您腋下出汗造成所测的体温不真实。"

病人："噢，是这样，我明白了。"

护士："请您按屈臂过胸的姿势夹紧体温计，过10分钟再看结果。"（边说边帮病人摆正体温测量姿势）

病人："原来测量体温也要讲规矩，我在家测体温从未这样做。哎呀，护士，我没戴表怎么知道测量所用时间？"

护士："您放心，我已经看表计时了。这些都是我的工作职责，不用您劳神。"

病人："是的，到医院来治病就得听你们的。"

护士："请您安静一下，我要给您测量脉搏和呼吸。"（进行测量）

病人："我的脉搏如何？"

护士："您的脉搏正常，每分钟90次，呼吸频率也正常，每分钟22次。"

病人："护士，我没有看见你测我的呼吸，你说的呼吸次数是怎么来的？"

护士："在测量您脉搏之后，我就观测了您的呼吸次数，只是我没有告诉您，这样可保证所测得的呼吸结果更自然准确。现在给您测量血压，请您将一侧上肢的衣袖脱掉，并请保持安静。"（护士测量病人血压）

病人："听说测量血压时应先休息一下。"

护士："是的。您的高压是130 mmHg，低压是82 mmHg，是正常的。时间到了，请把您的体温表给我。"

病人："好，给。我发烧吗？"

护士："低热，38.2 ℃。"

操作后嘱咐：

护士："您休息一下，别着急，待会儿我继续带您去做其他检查，争取把发热的原因查清楚。"

病人："谢谢您对我的关照。"

护士："别客气，这是我应该做的，谢谢您的配合。"

二、药物过敏试验法与肌肉注射法

例如病人魏某，男，61岁，退休工人，慢性支气管炎急性发作伴肺气肿。医嘱：青霉素80万单位，肌肉注射，一天两次，门诊治疗。

（一）药物过敏试验法

操作前解释：

护士："魏大伯，您好！您患了支气管炎伴肺气肿病，医生根据您的病情为您开了青霉素注射药物，每天需要注射两次，这种药物治疗效果很好，但是有过敏现象，所以注射青霉素前必须要做皮肤过敏试验。今天是第一次，我要先给您做皮试。如果皮试阳性，就不可以用青霉素，医生会给您更换其他抗炎药物。如果皮试阴性，就可给您注射青霉素了。您以前用过青霉素吗？是否出现过过敏反应？"

病人："以前没有用过青霉素，不知道有没有过敏反应。"

护士："您以往对哪些药物过敏呢？您的家人有没有药物过敏的？"

病人："以前用药没有出现药物过敏。我不知道我的家人有没有药物过敏的。"

护士："好，我知道了。我们选择的注射部位是前臂掌侧下段，您看这里的皮肤很薄，我会在这里注射一个很小的皮丘，注射时会有些疼痛，我会尽量手法轻柔，请您不要紧张，现在我为您做皮试。"

操作中指导：

护士："请您把胳膊伸过来（消毒皮肤后，进针）有点痛，别害怕，只有那么一下。（形成皮丘后）好了，皮试已做完，感谢您的配合。"

病人："针眼周围皮肤稍微有点红。"

操作后嘱咐：

护士："这是皮试药液刺激的，不要用手触摸针眼周围皮肤，请您休息等待，不要马上离开注射室，观察20分钟后看结果，如果您感到不舒服请立即告诉我。"

病人："好的。"

护士：（20分钟后）"魏大伯，已经20分钟了，您感到有什么不舒服吗？"

病人："没有。"

护士："好。（看皮试处）皮试阴性，可以应用青霉素肌注。我现在马上为您做好肌肉注射准备，请您稍等片刻。"

（二）肌肉注射法

操作前解释：

护士："魏大伯，您好！您咳嗽这么重，需先躺下休息一下，待您咳完，感觉好一些后，我再给您注射。（等病人咳嗽结束）现在我可以给您注射了。"

操作中指导：

护士："请您侧卧，把裤带解开，伸直上面的腿，把下面的腿稍微弯曲。对，就是这样很好。（常规消毒皮肤）请您放松，别紧张。"

病人："没事，我不紧张，您放心注射好了。"

护士：（进针、推药，边推边说，努力使病人的注意力分散）"医生给您选用的青霉素，对治疗慢性支气管炎急性发作的疗效很好，相信您用药后很快会康复的。"（感到病人注射处肌肉稍微紧张）"有点痛是吗？我再慢点推药，请您坚持一下，很快就注射完了。"（拔针后立即按压病人的注射部位，以防出血，随后协助病人穿好裤子）

操作后嘱咐：

护士："魏大伯，好了，我扶您起来，您刚注射完，请您暂时别离开注射室太远，休息一会儿再走，一旦感到不舒服，请您立即告诉我，请您记住按时来注射。"

病人："好的，我记住了，我现在没有不舒服的感觉，谢谢您。"

护士："不必客气，谢谢您的配合。"

三、静脉输液法

例如病人吴某，女，38岁，小学教师，胃溃疡穿孔行胃大部切除术后，给予输液治疗。

操作前解释：

护士："吴老师，上午好！今天感觉怎样？伤口很疼吗？看起来您的脸色和精神都好多了。现在我来为您输液。由于您目前还不能喝水、进食，所以今天要输的液体有6瓶，共3 000 ml。您觉得哪只手输液更方便？好，让我来看看您的血管情况，我们就输这里吧。输液时间会长一些，请您先解方便一下。"（递给病人尿壶）

操作中指导：

护士："请把您的手伸出来。"（铺上治疗巾，扎紧止血带，选择好进针血管）

病人："我的血管是不是不明显？"

护士："放心，您手上的表浅血管很好，我会为您一次进针顺利输液的，只是进针时会痛一下，请您握紧拳头。"（穿刺、固定、调节输液速度）

操作后嘱咐：

护士："好啦，现在输液正常进行了，今天输液时间比较长，您活动时务必小心，切不可因针头穿破血管而重新扎一次，给您增加痛苦。液体滴速我已调节为每分钟60滴，这种滴速比较适合您的身体状况，请您不要随意调节。"

病人：（看了看滴速）"每分钟60滴，液体是不是输得太快了？"

护士："不快，滴速正好合适。因为输液速度要根据病人的年龄、病情和药物进行调节，滴速应调慢些的适应对象主要是年老体弱者、小儿、心脏病人和某些特殊药物应用者等。您的体质很好，又无心脏病，将滴速调节为每分钟60滴是完全可行的。此外，这次您输的液体很多，输液太慢不仅今天可能输不完，直接影响您的治疗，而且还会妨碍您的正常休息。"

病人："如果输液太快了，会产生什么后果？"

护士："滴速快了，会加重老年病人或心脏病人的心脏负担，导致肺水肿与心力衰竭。您尽管放心，这个滴速，您不会出现这些异常情况的。待会儿输含钾药物时我会按要求适当给您调慢滴速，以防万一。"

病人："我很放心，只是好奇，想问一问，谢谢您对我的关照。"

护士："您别客气，也谢谢您的配合。输液过程中您如果感觉不舒服的话，这里有呼叫器，您按一下我会马上过来看您的。如果输液不滴、输液部位皮肤有肿胀、疼痛或输液快输完时，请您告诉我，我会及时来处理的。还有什么问题要问吗？您安心输液吧，我们会经常巡视，及时留意为您更换输液液体的，请您好好休息。"

四、发口服药法

例如病人田某，男，48岁，机关干部，因慢性胃炎、原发性高血压病住院，按医嘱给予口服药物治疗。

操作前解释：

护士："田先生，早上好！昨晚您睡得好吗？胃口感觉怎样？现在您该服药了，我给您倒杯水。您所口服的是胃动力药，这是一种增加胃蠕动功能和减轻胃胀的药物，口服后有助于您治疗慢性胃炎病，故要求饭前30分钟服用。"

操作中指导：

护士："请您先喝一口水，再将药物服下。"（病人服完药）

病人："就口服一种药吗？听医生说，我还应该口服另外一种药。"

护士：（核对服药卡后）"是的，另外一种药是治疗您高血压病的，每8小时口服1次。请您放心，到时间我会将药物送给您口服的。"

操作后嘱咐：

护士："请您注意休息，半小时后再进早餐，应多进食易消化的清淡食物，有不舒服的感觉及时告诉我，谢谢您的配合。"

病人："好的，谢谢您。"

五、口腔护理

例如病人易某，女，73岁，家庭妇女，因急性肠梗阻急诊住院。目前，正在禁食，持续胃肠减压，生活不能自理，每天口腔护理两次。

操作前解释：

护士："易奶奶，早上好！您还腹痛吗？您的身体这样虚弱，又插着胃管，需要我们护士每天帮您做口腔护理。"

病人："口腔护理是什么？怎样做啊？"

护士："就是由我们护士帮您漱口、刷牙。通过口腔护理可清除病人口腔的病菌，达到预防口腔炎症的目的。请您放心，我保证整个护理过程轻柔细致，您会觉得舒适满意的。"

操作中指导：

护士："易奶奶，您的假牙要刷洗一下，我帮您取下来。刷洗后再给您泡在冷开水杯里，您要吃东西时，我会及时给您戴上。"

"请您张开嘴，我看看好吗？请再张大点……好，您配合得很好……觉得累吗？一旦感到不舒服请立即告诉我……马上就好了。"（护士一边细心操作，一边指导病人密切配合。同时，注重观察病人的反应，并不断鼓励病人予以合作。）

操作后嘱咐：

护士："易奶奶，您感觉舒服吗？整个过程您配合得很好，非常感谢。今天下午我还会来为您做一次。您还有什么事吗？"

病人："姑娘，你真好。谢谢啦！"

护士："别客气，这些都是我应该做的。请您放心，在这里我会像您的亲孙女一样照看您。有事您只要按按这个床头呼叫器就可以了，我们马上就会来处理。平时，我会经常来看您，请您休息吧。"

六、晨间护理

例如清晨，某医院外科病区。

操作前解释：

护士："大家早晨好！我们现在给大家做晨间护理，主要是帮助大家洗漱和整理病房，以便接受治疗与护理，请大家理解、配合我们。"

操作中指导：

护士："小徐（腹股沟斜疝结扎术后第二天的病人），你应该下床活动一下，这样有利于防止肠粘连，促进伤口愈合，我来扶你起来吧。"

"唐大伯（新住院病人），昨晚您睡得好吗？请您下床走一走，我们现在要帮您整理床位了。"

"马大叔（急性胃肠炎病人），您觉得好些吗？看起来您的精神较差，昨晚没有睡好吧？您不要思虑过多，安心养病，很快就会康复的。现在我来帮您漱口，这是您的漱口水，漱完后请把水吐在这个弯盘里。再帮您洗洗脸。昨天您呕吐很重，弄脏了床单与衣服，今天我们帮您更换，请您配合我们。大叔，我先扶您向左侧翻身，现在用红花油帮您按摩受压的骨突部位，您会觉得舒服的。请不要动，很快就会结束按摩……顺便帮您再更换一下床单，再扶您向右侧翻身，并给您按摩另一侧，这样做可以促进血液循环，以防产生压疮。床单已换好了，这是一套干净衣服，我帮您换上。您感觉舒服多了吧，请盖好被子，静心治病，争取早日康复。"

"好，晨间护理给大家做完了，现在开窗通风30分钟，大家呼吸一下新鲜空气，请各位穿好衣服，盖好被子，以防着凉。"

操作后嘱咐：

护士："谢谢大家的配合，请大家休息吧，稍后医生要进行查房"。

病人："好的，谢谢护士。"

七、晚间护理

例如晚上8点，某医院内科病区。

操作前解释：

护士："大家晚上好！现在是晚上8点钟，到入寝休息时间了，下面我来为大家做晚间护理，以便大家能更好地睡眠。"

操作中指导：

护士："小石（急性肺部感染病人），请注意早点休息，尽管您经过治疗康复较快，但切不可掉以轻心，要配合治疗与适当休息，以免影响病情好转，甚至造成该病复发。我已为您准备了热水，请洗脸吧。"

"谌大爷，由于昨晚您没有睡好，所以今晚我帮您好好用热水泡泡脚，并请您喝一些热饮料，这样可帮助您尽快入睡。水温合适吗？今天天气冷，请您加盖一床被子，以防受凉感冒。"

操作后嘱咐：

护士："谢谢大家的配合，还有什么事情需要我帮忙吗……请大家休息吧。"护士边说边放下窗帘，并关大灯，开地灯，操作整理完毕再离开病室。临走时说："大家晚安。"

病人："晚安，谢谢护士。"

八、留置导尿管术

例如病人姚某，女，45岁，某高校图书管理员，因患子宫肌瘤，术前行留置导尿管术。

操作前解释：

护士："姚女士，早上好！今天上午8点您要做子宫肌瘤切除手术，请您配合我做一些术前准备工作。您需要留置导尿管，目的是为了排空膀胱，避免手术误伤。"

病人："插尿管会很疼吗？"

护士："不疼，在插尿管时可能会稍有点不舒服的感觉，但只要您放松腹部，就可减轻这种不适感。请您不要紧张，我保证小心轻柔，准确操作，不会让您痛苦的。"

操作中指导：

护士："请您先清洗一下外阴，以便减少分泌物，防止细菌感染。"

"请您平躺，脱下左侧裤腿，两腿分开、外展，对就是这样。很好……您放松，不要用力，好一点了吗？……您用的是气囊导尿管，我现在要把10ml生理盐水注入气囊内，若气囊膨胀不会使尿管脱出，就不需要用胶布固定了……好了，导尿管已经插好，尿袋也接好了，您可以把两腿伸直啦，我帮您盖好被子等候手术吧。谢谢您的配合。"

操作后嘱咐：

护士："请您记住不要自己牵拉尿管，强行外拽尿管可能会引起尿道损伤。同时，您翻身时一定要注意自己身上的尿管，尽可能避免尿管阻塞或拽出等问题。过一会，我送您去手术室。"

病人："这是我第一次做手术，很担心。"

护士："您不必担心，从您的治疗上看，这只是一个普通手术，术后会很快康复的，手术室的王护士已经与您交流过，手术时她会一直守护在您的身边，您不要紧张。手术后24小时插在您膀胱内的尿管就会被拔掉，拔尿管前我会为您定时开放尿管，以促使膀胱功能恢复。您尽管放心。祝您手术顺利！"

九、静脉输血法

例如病人伍某，男，46岁，某乡管理干部，因肺癌入院，病人血红蛋白60 g/L，为纠正贫血需要静脉输血400 ml，以做好手术准备。

操作前解释：

护士："伍先生，早上好！昨晚睡着了吗？看来，近日您的气色比刚入院时要好一些。今天，由我来给您输血。这是医生为做好手术准备，特意为您采取的办法，其目的在于纠正您的贫血，增加血红蛋白，补充抗体，增强身体抵抗力，以保障手术的顺利进行。昨天给您抽血后，我把血标本送到血库已作了血型鉴定和交叉配血试验，您的血型是B型。我已经按您的血型取回同型血了。请您放心，不要紧张，我和小谢护士已严格核对过，会顺利输完的。"

操作中指导：

护士："伍先生，我现在先给您输一些生理盐水。因为刚从血库冰箱取回血液，所以要在室温下放15～20分钟才能输。为了确保输血顺利，今天所用的是较粗的9号头皮针，比平时的输液要痛一些，请您忍耐一下。"

"伍先生，现在按规定，我要给您打一针抗过敏药苯海拉明，以避免产生输血反应。请您侧身躺一下……小心您输液的胳膊……我帮您解开裤带。"

"伍先生，为慎重起见，我和小谢现在再与您核对一遍。您的姓名是伍××，年龄46岁，血型B型。好的，完全正确，没有什么问题。"

"伍先生，生理盐水点滴得很顺利，现在我为您输血，您不会出现什么不舒适感觉的。（护士换上血袋）我先给您输血的滴速调慢一些，观察15分钟，到时若无不良反应则可再给您调快一些。"

操作后嘱咐：

护士："伍先生，您有不舒服的感觉吗？一旦有事请立即按呼叫器。"

病人："我现在没有不舒服的感觉。谢谢您。"

护士：（输血结束）"伍先生，现在血已输完了，还需要再给您输一些生理盐水，然后才拔针……我现在要给您拔针了，由于输血用的是较粗的针头，对血管损伤较大，拔出后，需要多按压一些时间……好，您感觉怎么样？请休息吧。明早还要给您复查血常规，有事请按呼叫器，谢谢您的配合，再见。”

十、氧气吸入疗法

例如病人蒋某，女，68岁，急性肺炎球菌性肺炎、心衰，因呼吸困难给予吸氧治疗。

操作前解释：

护士：“蒋奶奶，您好！您现在喘得厉害，胸闷难受吧，您需要吸氧治疗。我现在给您吸上氧气，吸氧后您会感到舒服的，这样可以纠正您的缺氧状态。我是用鼻塞法为您吸氧，就是将鼻塞轻轻塞入鼻孔处，有一个固定带，绕过两侧耳部在颌下固定就可以了，比较方便，不会给您带来不适的感觉。您现在的半坐卧位舒适吗？”

病人：“比较舒适。”

操作中的指导：

护士：“蒋奶奶，我先用湿棉签给您清洁一下鼻腔，以便氧气顺利进入……（调节氧气流量、检查及湿润鼻塞后），我把鼻塞塞入您的鼻孔处，请您将头稍微抬高一下，拉紧固定带。您现在感觉怎样？固定带松紧合适吗？”

病人：“感觉挺好，固定带有点紧。”

护士：“我为您调节一下，现在可以吗？（病人点头）蒋奶奶，谢谢您的配合。”

操作后嘱咐：

护士：“您现在感觉好些吗？”

病人：“吸氧后感觉胸闷得不那么难受了，但是感到鼻孔里有点不舒服。”

护士：“是的，那是氧气气流刺激的，刚开始不适应，过一会就会好了，等您的气喘减轻好转，我再把氧气流量调小一点，您会舒服些。”

“病室因有氧气，请家属们都要自觉遵守医院的有关规定，注意安全用氧，主动做好防火、防油、防震和防热等工作，平时不使用电炉、酒精炉，不随便扭动氧气筒开关，防止一切意外发生。您有事请按呼叫器告诉我，我会立即赶来处理。此外，我也会经常来看望您，请您安静休息吧”。

十一、压疮护理

例如病人腾某，女，69岁，因脑梗塞入院，目前左侧肢体偏瘫，骶尾部有一个4 cm×3 cm的压疮，表皮水泡已破溃而形成溃疡，需要对病人进行压疮护理。

操作前解释：

护士："腾大娘，您好！我现在为您做压疮护理好吗？我操作时可能会有一点疼痛。腾大娘，从您的压疮来看，如果不及时处理发展下去，不仅会加重病情，给您增加不少痛苦，而且还可能发生严重感染，请您放心，我会认真细心操作，尽可能动作轻稳，以减轻您的疼痛。"

操作中指导：

护士："腾大娘，您平躺快两个小时了，我帮您侧身躺一会儿，并给您按摩一下背部和受压处，按摩可促进局部血液循环，改善营养状况，对压疮的发生可起到预防作用，您觉得舒服吗？我现在给您的压疮换药，有些疼，您需要忍耐一下，马上就会好。怎么样？很疼吗？"

病人："稍微有点疼。"

护士："对不起，刚才，可能我的动作重了，我会注意的。您再忍耐一下，好了，谢谢您的配合。由于您的压疮较重，所以处理起来较复杂，恢复也需要有一个过程。从今天起我们将为您每天做两次理疗，只要坚持下来，您会逐步恢复正常的。"

病人："好的。"

操作后嘱咐：

护士："腾大娘，压疮的发生主要与病人长期卧床不改变体位，造成局部长期受压和血液循环障碍有关，从而引起皮肤营养不良，抵抗力下降。当受到摩擦、潮湿等不良刺激时，可引起溃烂，组织坏死，以致形成压疮。"

病人："我的压疮能好吗？"

护士："根据压疮发生的原因，请您今后经常要注意变换体位，我会每两小时帮您翻一次身，我们应共同做到'勤翻身，勤擦洗，勤按摩，勤整理，勤更换'，同时注意增加营养，增强抵抗力和组织修复能力，您的压疮会顺利痊愈的。"

病人："哦，我明白了。我会与您配合的，谢谢您。"

十二、术前皮肤准备

例如病人李某，男，50岁，个体户，因患慢性胆囊炎与胆石症需手术治疗，于手术前一日进行术区的皮肤准备。

操作前解释：

护士："李先生，您好！明天您要做手术，请您随我到处置室来，我为您做手术区的皮肤准备。"

病人："为什么要做皮肤准备呢？"

护士："皮肤准备就是将您手术部位的皮肤清洁干净，祛除皮肤上的毛发、污垢及其微生物等，减少手术后感染的机会，有利于伤口的愈合。请您别紧张，具体操作很简单，不会产生痛感。"

操作中指导：

护士："李先生，请您在这张床上躺好，露出胸、腹部位，我先在手术区的皮肤上涂抹肥皂水，再用剃毛刀剃除毛发，请您不要动，避免划破皮肤，影响手术……最后用温水将毛发、肥皂、污垢擦洗干净。"

"李先生，由于手术要在您腹部取正中切口，所以，我要处理干净您肚脐内的污垢。好了，皮肤准备就是这么简单。"

操作后嘱咐：

护士："李先生，皮肤准备已做好，您可以起来了，请您回病室后洗澡和更换干净衣服，并修剪指甲，注意不要着凉，预防感冒，洗澡时擦洗皮肤不要太用力，以免损伤皮肤影响手术。好啦，现在您可以回病室了，有事请按呼叫器，谢谢您的配合。"

十三、床上洗发

例如病人王某，女，22岁，银行职员，因摔跤致右股骨干骨折行股骨固定术后，需要给予头发护理。

操作前解释：

护士："小王，您好！今天的感觉好吗？看起来您的精神很好，今天的天气也暖和，您术后行动不便，我给您洗洗头发好吗？洗发可促进头皮的血液循环，预防头皮感染，防止头虱发生。洗发后您会感到清洁舒适的，这样有利于您及早恢复健康。"

病人："好的。谢谢您。"

操作中指导：

护士："小王，为了方便洗发，我先把您的耳朵塞上棉球，眼睛盖上纱布，以防洗头时水流进您的耳朵和眼睛里。您觉得水温合适吗？您有什么不舒服的感觉请随时告诉我……好，您的头发洗干净了，我给您擦擦脸，再用吹风机把您的头发吹干，好吗？"

操作后嘱咐：

护士："小王，您感觉舒服吗？"

病人："感觉舒服极了，谢谢您，您辛苦了。"

护士："这是我应该做的，我也要谢谢您的配合。您的伤口正在愈合中，由于您行动不便，生活不能自理，我会每周来帮您洗一次头发。您现在休息吧，有事请按呼叫器找我。"

十四、保护具的应用

例如病人罗某，男，31岁，司机，因车祸致头部、胸部复合外伤，处于意识模糊状态，表现躁动不安、谵语等。为确保其安全，采取保护措施。

操作前解释：

护士："您是罗师傅的家属吧？罗师傅现在正处于意识模糊状态，神志不清楚，容易出现撞伤、抓伤、坠床等意外，为了避免出现这些现象，我们特安装了床挡，并需要用约束带限制他的肢体活动，防止他无故拽出胸腔引流管，希望您理解与支持。罗师傅一旦清醒，我们马上就会为他解开，好吗？"

家属："哦，我明白了，可以使用。"

操作中指导：

护士："家属，请您帮助我抬起罗师傅的颈肩部，我要固定他的肩部……抬起他的下肢，固定膝部……抬起他的上肢，固定上臂、手腕……"

操作后嘱咐：

护士："根据罗师傅的伤情，我们不得不用约束带固定罗师傅的肩部、手和膝部，但这只是短暂性保护制动措施，约束带内衬有棉垫，固定后我们会两小时定时放松和进行局部按摩，以促进局部血液循环，因此不会产生不良后果。请您理解，并协助我们做好对罗师傅的制动保护工作。有异常情况请及时按呼叫器，我会立即处理，谢谢您的配合。"

十五、会阴冲洗

例如病人姜某，女，28岁，药品推销员，妊娠40周，行会阴侧切术产一男婴，产后需要进行会阴冲洗。

操作前解释：

护士："姜女士，您好！我现在来为您做会阴冲洗。这种冲洗可清洁会阴部及肛门，预防感染，使您感到清洁舒适，促进伤口的愈合。您准备好了吗？"

病人："会阴冲洗会很疼吗？"

护士："不疼的，我会动作轻柔，准确操作。"

操作中指导：

护士："姜女士，请您平躺在床上，并脱下裤子（护士帮助病人），抬起臀部，以便我把便盆放在您臀下，水温合适吗？我用配制好的高锰酸钾溶液进行会阴冲洗，这种溶液具有杀菌、止痒、消炎作用。您需要每天做两次会阴冲洗。"

病人："我会阴侧切伤口很疼，不敢走动？"

护士："姜女士，您刚生完孩子，体质虚弱，一直卧床休息，但您应进行适当的下床活动，这样才有利于您的子宫收缩、产后恶露排出和会阴侧切伤口愈合。并且，您坚持母乳喂养，对于新生儿的成长与您的产后恢复大有好处。"

操作后嘱咐：

护士："好，姜女士，现在冲洗完了，我要用酒精纱布湿敷在您的会阴侧切伤口上，20分钟后再取下。酒精刺激伤口会有一些疼，请忍耐一下。好，请抬起臀部以便我取出便盆（护士拿出便盆）。为了避免伤口感染，您要尽量保持侧卧位，及时更换卫生巾，谢谢您的配合。您好好休息吧！"

病人："好的，我记住了，谢谢您。"

十六、肛门坐浴

例如病人关某，男，43岁，某公司办公室秘书，因外痔手术后，需用1∶5 000高锰酸钾温水坐浴。

操作前解释：

护士："关先生，您好！术后伤口还很疼吧？您现在需要进行肛门坐浴，坐浴可清洁肛门，有效改善局部血液循环，使肛门括约肌痉挛缓解，减轻伤口疼痛。我扶您起来吧，您坐浴后会感到很舒服的。"

操作中指导：

护士："关先生，这是为您配制的1∶5 000高锰酸钾加温溶液，也叫PP水，它呈杨梅红色，请您记住这种颜色，您出院后，在家坐浴就需自己配制了。我现在帮您解开裤带，扶您坐进去，您感觉水温合适吗？您需把整个肛门部位完全浸泡在加温的PP水中，每日两次，每次15～20分钟。此外，每次大便后也应坐浴。"

操作后嘱咐：

护士："关先生，您坐浴完后，起来时一定要小心（护士边协助病人穿衣，边嘱咐病人）。由于痔疮的发生与人们的饮食习惯、排便习惯等生活方式密切相关，您应多吃些蔬菜、水果等富含纤维素的食物，每天应保证摄入足够的水分，保持大便通畅，应避免刺激性食物，可多做些提肛运动，以增强肛门括约肌的舒缩功能。注意坐浴后您还要换药，换好药您再休息。"

病人："谢谢您对我的帮助。"

护士："别客气，这是我应该做的，您的满意是我最大的心愿，谢谢您的配合。有事请按呼叫器，您安心休息吧。"

十七、痰标本采集法

例如病人陈某，男，51岁，建筑设计师，近日工作时感疲乏无力，下午低热，晚上盗汗，疑为肺结核病，已拍胸片，住院检查、治疗。为了确定诊断，需留痰标本，检查结核杆菌。

操作前解释：

护士："陈先生，您好！您刚入院，请先熟悉一下医院病区环境（护士向病人简单介绍住院部基本情况）。我是您的责任护士，明天要化验检查您的痰液，查查痰中有无结核杆菌，我给您放一瓶漱口水，请您明天清晨留第一口痰，注意咳痰前先用漱口水漱口，再用清水漱口，然后深吸气用力咳嗽，以便咳出气道深部的痰液，将痰液采集到这个小瓶内。"

操作中指导：

护士："陈先生，请您练习一下，看看是否掌握了这种咳痰方法。一定要按我说的来做。对，就这样咳痰。明天早上您应像刚才做的那样采集痰液，好了，明天一早我来取痰标本送检。"

病人："好的，我记住了。"

操作后嘱咐：

护士："（第二天清晨）陈先生，您好！昨晚睡得好吗？痰标本留下来了吗？"

病人："昨晚睡得挺好，痰留好了。"

护士："谢谢您的配合。我来拿去化验，有什么要求请随时按呼叫器。好，一会儿我再来给您输液，请您先吃早饭吧。"

十八、吸痰术

例如病人周某，男，75岁，农民，喉癌术后，气管已切开，需进行吸痰，以保持呼吸道通畅，预防并发症的发生。

操作前解释：

护士："周大爷，您好！您的痰很多，听起来有很重的痰鸣音，对您的呼吸已产生了影响，我现在来帮您吸痰，吸痰时会有些呛咳，较为难受，但是吸出痰后，您的呼吸就会通畅，感觉也会舒服多了，并且还能防止肺部感染。您放心，操作时我会精心细致，尽量轻柔。"

操作中指导：

护士："周大爷，我先给您吸一会儿氧气……很好，现在我要给您吸痰了……好，忍耐一下……您休息片刻，我再为您吸一次……请您再吸一会儿氧气，我听听您的肺部，您感觉好一些吗？（病人点头）您休息时要经常变换姿势，这样有利于痰液咳出来。"

操作后嘱咐：

护士："周大爷，现在您肺部听诊比原先好多了，谢谢您的配合。您现在休息吧，有事请按呼叫器，我一会儿再来看您。"

十九、心电监护

例如病人丁某，女，35岁，中学教师，因心律失常，室性早搏频发，需进行心电监护。

操作前解释：

护士："丁老师，您好！现在心慌得厉害吗？您心慌主要由频发性室性早搏所引起，所以需要进行心电监护，这样就可随时观察心率、心律的变化，有利于我们掌握您的病情，便于治疗与护理。"

病人："我第一次做心电监护，很紧张。"

护士："请不要紧张，它不影响您的休息与活动。"

操作中指导：

护士："丁老师，请您平卧，解开上衣扣子，露出胸部，好的，就这样。我需要把电极片贴在您的胸部，在贴附之前要先打磨皮肤，可能有点疼痛，但请您放心，我的动作会尽可能轻柔……您觉得怎么样？疼吗？"

病人："现在不疼。"

护士："如果您感到很疼，请立即告诉我……请再坚持片刻……好了，电极已贴附好……监护仪已显示您目前的心率95次/分钟，心律不齐，有偶发的室性早搏，现在我来帮您穿好衣服，谢谢您的配合。"

操作后嘱咐：

护士："丁老师，您翻身时动作要尽可能轻缓，千万不要把导连线或电极片拽脱，以致监护仪出现干扰波，影响监护效果。另外，电极片可能会引起皮肤瘙痒，如果有这种现象，我会为您及时更换电极。"

病人："我很担心，监护突然中断。"

护士："您别紧张，在中心监护站我们可以观察到您的心电图变化，如有什么异常，我们会为您立即处理的。如果24小时后，您的室性早搏明显减少，我会为您停用心电监护仪。现在请您安静休息，有事请按呼叫器，我会立即赶来，谢谢您的配合。"

二十、心导管介入检查术

例如病人雷某，男，公司经理，怀疑冠心病、心绞痛，需确诊，准备行冠状动脉造影术。

操作前解释：

护士："雷先生，上午好！我来通知您明日做冠状动脉造影术。"

病人："好的，请问术前我需要做一些什么准备？"

护士："术前您最好洗个澡，这样可减少皮肤感染的机会，晚上应早些休息，明天早上禁食，不要吃任何东西。等会儿，我要为您做药物过敏试验和进行皮肤准备。"

病人："我知道了，我会按您的要求去准备的。但我一直担心这种检查的危险是不是太大了，弄得不好会危及生命，因此心里十分不安和害怕。"

护士："您别紧张，也不必害怕，这种检查诊断方法相当先进，与以前所用的同类方法相比，具有伤口小、用时短（约需1小时）的好处，已有许多病人做过这种检查，均未发生危险。您在术前有点紧张是可以理解的。一会儿，我给您两片安眠药，您在晚上睡觉前服下，这样可帮助您入睡，有利于您明天接受检查。"

病人："谢谢，我现在明白了，压力也减小了。"

护士："这就对了，希望您能保持轻松自如的心态接受明天的检查。请记住明天早上不要吃任何东西，祝您检查顺利。"

操作中指导：

护士："早上好！雷先生，昨晚睡得好吗？"

病人："按照您的要求，昨晚我在睡觉前服了两片安眠药后很快就睡着了，今天觉得精神很好。"

护士："这样就好，检查马上就要开始了，请您积极配合我们，如有不适，也请及时告诉我。"

病人："好，我知道了。"

护士："检查已经开始了，您有什么不舒服吗？现在正给您插管，请不要动……现在您是否觉得有点胸憋。"

病人："好像有点。"

护士："别紧张，请您和我进行下列配合。请做深呼吸，呼、吸，呼、吸……现在您感觉怎么样？"

病人："心里没有那么紧张了，但还是感到有点憋。"

护士："这样吧。请您在舌下含服这片硝酸甘油。请您张开嘴，我把它放到您的舌下，等一下您就会觉得舒服些……还感到胸憋吗？"

病人："现在好多了。"

护士："雷先生，检查开展得相当顺利，请您再坚持一下，检查马上就要结束了……全部检查做完了，您配合得很好，我现在护送您回病室休息。"

操作后嘱咐：

护士："雷先生，术后您需要卧床休息24小时，不要屈腿。现在伤口上压着砂袋，目的在于防止伤口出血，6小时后我会为您取下砂袋。"

病人："伤口并不痛啊！为什么还要压砂袋呢？"

护士："因为这是心导管检查术，一般要通过股动脉进行插管，如果不足24小时就取走砂袋或下床活动，就容易造成伤口出血或在其周围形成血肿。此外，为预防术后伤口感染，我现在还要为您输抗生素。"

病人："谢谢，我懂了。"

护士："别客气，这是我应该做的。请您安静休息，24小时后您才能下床活动，谢谢您的配合。"

> **想一想**
> 通过上述20项护理操作礼仪范例的学习，作为一名护士，应当怎样紧密结合临床护理实际，借鉴所学范例的可取之处，举一反三，合理选用，切实掌握护理操作的基本流程，熟练进行每项操作的前期解释、中期指导和后期嘱咐的流程运作，力争出色完成操作任务，给病人提供优质惬意的护理礼仪服务？

🛈 评价反馈

一、项目评价表

姓名_____ 班级_____ 项目得分_____

实训项目	分值	实训要点及标准	学生评价	教师评价	综合评价
接待礼仪	20	1. 接待门诊病人的礼仪服务状况（10分） 2. 接待急诊病人的礼仪服务状况（10分）			
在病区工作礼仪	25	1. 病人入院护理礼仪服务状况（8分） 2. 病人入病区护理礼仪服务状况（9分） 3. 病人出院护理礼仪服务状况（8分）			
在手术室工作礼仪	25	1. 术前工作礼仪状况（8分） 2. 术中工作礼仪状况（9分） 3. 术后工作礼仪状况（8分）			
护理操作礼仪	30	1. 操作前的护理礼仪服务状况（10分） 2. 操作中的护理礼仪服务状况（10分） 3. 操作后的护理礼仪服务状况（10分）			

二、思考题

1. 门诊护士应当如何接诊，并自觉做好哪些礼仪工作?

2. 护士应怎样礼貌地接待急诊病人?

3. 护士需用哪些礼仪行为对待入院病人和出院病人?

4. 怎样按礼仪要求对病人进行术前疏导、术中关照和术后安慰?

5. 简述关心和安慰术后病人的主要方法。

6. 手术期间护士应自觉遵守的礼仪规范有哪些?

7. 简述护理操作的礼仪要求有哪些?

8. 举例说明护理操作过程中有关操作前解释、操作中指导及操作后嘱咐的礼仪规范。

9. 联系临床护理实际，谈谈应当如何加强礼仪修养，以促使自己的护理操作符合礼仪规范要求?

（迟延辉）

护患礼仪

肝病科护士严晓芳在给病人张静忠发药时，听到给张姨陪床的女儿对她说："妈，大后天是您的生日，可我正好开学了，我就不能给您过生日了，等我放假后补上，现在就祝福您生日快乐！"张姨说："别操心了，我又不是年轻人，还过什么生日。"到了张姨生日那天中午11点多，肝病科在岗护士来到了张姨的病床前，她们手提着花篮和蛋糕，齐声说到："祝张姨生日快乐！"张姨看到这情景，高兴得不知说什么好。

试问：护士们为什么要在医院为张姨祝贺生日？

项目目标

1. 掌握护士对病儿、孕产妇、年轻异性病人、中年病人和老年病人的护理礼仪。
2. 熟悉年轻异性病人的特殊心理与礼仪服务特点。
3. 了解各年龄段病人的生理、心理特点和礼仪服务要求。

实施方案

学一学

现代社会的不断发展和进步，使医疗护理服务的中心转向病人。医院的基本功能定位于及时满足病人治病康复的迫切需求，而这项功能的增强和医护服务质量的提高，取决于护患关系的和谐、融洽和健康。维持护患关系这种状况的催化剂和动力源，正是广大护士分别对患儿、孕产妇、老年病人、年轻异性病人和中年病人的护理礼仪进行规范实践的结果。

任务一
对病儿的护理礼仪

一、儿童期的特点

儿童期生长发育快，但逻辑记忆力有限，有一定的创造力、自制力和模仿力，接收能力快，求知欲强，有强烈的好奇心，活泼好动。自我意识形成，但自我评价能力差，暗示性较强，易情绪化等。因此，护士要依据儿童期特点将护理礼仪融入儿童护理，提高服务质量。

二、病儿的护理礼仪要求

作为一名儿科护士，应针对儿童的生理、心理特点，注意遵守以下礼仪规范：

（一）环境布置

环境布置与色彩搭配既要适合儿童特点，又能美化环境。走廊摆放一些花卉，室内尽可能多摆放一些儿童喜爱的玩具、图片、儿童读物和装饰物。定时通风，保持室内空气新鲜。安装空调的房间要保持一定湿度。病室内环境和供患儿玩耍的玩具等物品要定期消毒。

（二）语言沟通礼仪

1. 文明用语

护士言谈应发音清晰，语言柔和，语调婉转，通俗易懂，使用文明用语。如多用×××小朋友和×××同学、"请"、"谢谢"、"对不起"、"别客气"、"没关系"等。不用命令式的语句，如"不行"、"不能"、"不要"、"不许"等。

2. 低姿态

护士与病儿进行人际交往要善于主动。"小朋友，我们互相认识一下好吗？我已知道你叫×××，我是×××护士阿姨，现在是你的责任护士"；"×××小朋友，和阿姨交个朋友吧！欢迎你的到来，认识你很高兴"；"你长得真漂亮"；"我们一定会成为好朋友的，对吗"等。

3. 协商的语气

与病儿语言沟通时应采用商量的方式进行。如说"这就是你住的病床。看，这是给你用的柜子和桌椅，喜欢吗？"；"这是你和小朋友们一起玩的游戏室，好玩吗？"这是对讲机，你轻轻按下按钮阿姨就可以听到你说话了，有事可以通过它和阿姨讲话，但使劲乱按容易坏，就不能和阿姨对话了。"接病儿对讲机电话时，说"你好！×××小朋友，有事要阿姨帮忙吗？好，别着急啊，我马上就来看你"。

4. 赞美的语言

尊重和承认是人类最需要、最难得和最渴望的心理需求。病儿尤为如此，更加需要赞美。给病儿治疗、护理时，必须讲究方法，多用鼓励语言，有利于病儿康复。如"你是×××小朋友吗？来！阿姨帮你抽血，做化验，好吗？"；"真是个男子汉，好样的！每天按时吃药，病就好得快，你可以早些上学了"；"×××小朋友，阿姨要给你打针了，阿姨会轻轻地、慢慢地打，你很勇敢，表现真不错，我一会儿就告诉别的小朋友，让他们向你学习"。

想一想

病儿毛侠，三岁，男，骨折恢复期。因害怕注射而哭闹，拒绝打针。妈妈非常生气，打了他的屁股，这下火上浇油了，毛侠在床上打起滚来。请您试根据小儿的特点，采用什么方法与毛侠沟通？

5. 提问方式

儿童的思维能力和口头表达能力是有限的，为了准确收集病情信息，护士应该选择合理的提问方式与病儿沟通。提问方式有开放式提问和闭合式提问两种。开放式提问指所问的问题范围广，允许主动、不受限制的回答，信息多且真实可靠。回答者主动性强，空间大。但费时多。闭合式提问只需回答"是"与"不是"，效率较高，省时，信息量小。但缺乏全面性，暗示性大，回答者比较被动。护理病儿时尽量少使用封闭式提问，多使用开放式提问。

想一想

1. 小菲，女，5岁。昨天手术，病情较稳定，看下面对话分析护士了解病情的提问方式合适吗？

护士："小菲你好啊，你现在腿部痛还是不痛啊？"

小菲："阿姨好，不太痛了。"

护士："今天吃饭香不香？"

小菲："香。"

护士："你打针哭了没有？"

小菲："没有哭。"

护士："你是一个勇敢的孩子。"

2. 请您以开放式提问方式与病儿沟通，你从中感受到了什么？

护士："小菲你好啊，今天感觉怎么样啊，让我看看你的伤口吧？"

小菲："阿姨好，我的腿不太痛了！伤口好像还在流血，你帮我看好吗。阿姨，昨天晚上我老是睡不着，怎么办呀？"

护士："好的，伤口没有问题，不用担心哦。我会告诉你的主治医生，医生会让你睡舒服的。今天胃口如何呢？"

小菲："哦好多了，我吃了鱼和鸭，还有米饭，妈妈做的饭真好吃。"

护士："打针时你表现得怎样？"

小菲："嗯，好痛啊，可是我没有哭。"

护士："哦，不错，你是个坚强的孩子。"

（三）非语言沟通礼仪

1. 通过体态语观察病情变化

儿童患病后，大都会由活泼好动转变为不爱运动，无精打采，双目失神，对亲人的依赖性增强，对护士有一种恐惧感。护士应掌握儿童的性格特点，善于观察、领悟病儿肢体、表情的体态语言，从中获取有价值的病情资料。

2. 拉近与病儿的人际距离

尽量以平行的视线与病儿交谈，使用蹲姿、坐姿与病儿沟通，交谈时与病儿坐在同侧（A图）比面对面（B图）坐，更加有利于交流，见图7-1。

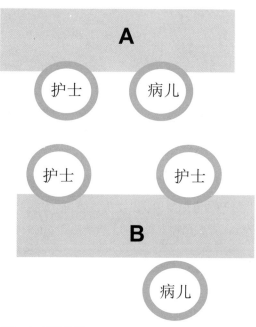

图7-1 座位礼仪

3. 触摸

知识链接：

　　根据临床观察，常在母亲怀抱中的婴儿生长发育较快，睡眠好，很少哭闹，抗病能力强。相反，如果缺少或剥夺这种皮肤上的触摸，孩子处于"皮肤饥饿"状态，就可能造成小孩食欲减退，烦躁不安，智力下降，性格缺陷，甚至出现行为异常，如孤僻、攻击性强、虐待小动物等。研究还发现，幼儿大多喜欢大人抚摸自己的身体，当成人以抚摸幼儿的头部作为奖励时，他们常常露出灿烂的笑容。大一些的儿童也喜欢在亲人身边依偎。渴望抚摸他们的手和头。可见，重视皮肤触摸对儿童生长发育、智力发展及良好性格的形成有一定的作用。

　　在护理实践中，当病儿病情允许时，正在新生儿室、妇产科和小儿科值班的护理人员可时常抱起、抚摸病儿，以满足他们对触摸的心理需要。

任务二
对孕产妇的护理礼仪

学一学

　　孕期妇女的保健目的是为了母婴健康和提高生命质量。怀孕、生产对妇女来说，是一生中的大事。因此，护士必须遵守以下礼仪规范：

一、根据孕产妇的心理实施人性化护理

（一）调节情绪

　　大量临床观察表明，母亲孕期的情绪状态，对胎儿的健康发育影响很大。倘若孕期情绪起伏过大，有导致胎儿畸形的危险。维护孕妇情绪稳定，让其保持快乐心境，对胎儿发育具有重大意义。

（二）心理支持

　　护士应指导孕妇家属特别是其丈夫，要与孕妇保持和谐关系，多陪她聊天、散步。要在精神上和心理上给孕妇更多的关心和帮助。

二、产妇分娩中的礼仪要求

　　面对任何一位需要帮助的产妇，应该放下手中的工作，及时解决她们的问题，切不可不闻不问。迅速为其安排好病室及床位，并热

情地说"您好，欢迎您来到妇产科，我是×××护士，很高兴为您服务"，"请问您现在感觉怎么样？我先为您听听胎心音行吗？"，"现在您的情况还好，需要到待产室继续观察"，"胎心音正常，胎位也正常，您先休息一会，我很快就会来看您"等。

用推车送产妇到待产室，立即用胎心监测仪对产妇进行检查后说："您可放心，胎心音正常，胎位也正常。您现在要抓紧时间休息，我外出一下，很快就会来看您。"

产妇进入产房后往往会更加紧张，护士这时要倍加呵护："目前，您的子宫收缩很正常。""现在，您一定非常疼痛吧，你要坚强些！""请您放心，我们会尽全力帮助您的。"护士可握住产妇的手，轻轻地抚摸她的腹部，为产妇擦汗水，给予心理上的安慰。提倡在"家庭式产房"分娩，有丈夫的陪伴，抚摸产妇的腹部、握住产妇的手，可以使她安静，增强信心，减轻疼痛，有利于分娩。对于产妇，护理人员抚摸产妇的肩或用力握住产妇的手，以传递对病人的关心和帮助等信息，给予心理安慰。

婴儿的第一声哭啼会给所有人安慰，尤其是新生儿父母。"祝贺您，快看看宝宝吧，她健康，漂亮，真为您高兴！"待分娩后期护理处理完毕后，将新生儿抱到产妇身旁，促进亲情建立，有利于泌乳。

三、护理孕产妇的言行禁忌

1. 对未婚妈妈或超生母亲态度生硬、恶语中伤、轻视嘲讽、不屑一顾。

2. 对孕产妇提出的问题不予理睬，或不负责任地说"就你事多，自己问医生去"。

3. 对于饱受剧烈疼痛折磨的产妇，视而不见，全然不顾产妇的感受，仍谈笑风生。

4. 当发现产妇分娩出现异常时，训斥、埋怨和议论。

四、指导产妇产褥期保健

1. 加强心理护理，使产妇尽快向母亲角色转变。产后，很多产妇由于疲劳、疼痛、失血等原因，体力和精神很差，延迟了进入母亲角色的时间，不利于新生儿成长。此时嘱咐产妇加强营养，保证休息时间，有利于身体恢复和乳汁分泌。

2. 为产妇营造安静舒适的休养环境。房间内空气应清新，无异味。

冬天注意保暖,夏天注意降温。注意产后休息,做产后保健操。剖腹产或会阴侧切者待伤口愈合后做产后保健操,加强个人卫生,每天清洗外阴,预防感染。

3. 加强避孕宣教。一旦在哺乳期妊娠不仅会影响产妇泌乳,也会因人工流产而影响产妇的健康。因此,要坚持哺乳期避孕,使用安全套避孕较佳。指导母乳喂养,根据婴儿的生长速度决定喂养的时间和次数。

想一想

产妇,黄平娉,36岁。待产期因害怕疼痛而拒绝产前检查,较为敏感,对护理要求较高。在医务人员的关心和照顾下,黄平娉顺产一男婴,美中不足的是没有奶水,伤口没有一期愈合。不仅情绪低落,胃口也不好,常常失眠。婆婆待黄女士像女儿一样,这让黄女士更加内疚。焦虑、烦躁困扰着她,非常痛苦。

1. 请您制定一个说服产妇接受产前检查的方案,并展示,同学参与点评。
2. 怎样排解黄女士产后的痛苦?

任务三
对老年病人的护理礼仪

学一学

我国已进入老年社会,如何实现健康老龄化的目标,既是一大社会问题,又是护士面临的一个新挑战。

一、老年人的生理心理特征

老年人的生理功能呈进行性退行变化,这种变化使老年人的各器官生理功能减弱、降低,代谢变慢,对外界环境适应力减退等。

老年人常因生理机能减弱引起感知觉、记忆力、智力、思维、情绪、意志及个性出现退化性改变。

二、护理老年病人的礼仪要求

（一）称呼与敬语

对于那些曾经担任过领导干部或知识分子的老年病人，可以称呼其职务或职称，如×××处长、×××教授等。对尚不明确身份和姓名的老年病人，可试探地询问："请问这位老先生（老大爷、老师傅……），您的尊姓大名？怎么称呼您呢？""请问前辈（老奶奶、老大姐……）您贵姓？"当了解病人的基本情况后，分别给予适当的称呼。

此外，应多使用敬语谦词，用商量的口吻交谈。对老年人应称"您"，而不是"你"，如"您如果有困难请告诉我们"，"这样做您感觉还好吗"，"在您面前我是晚辈，有照顾不周的地方还请您多批评、包涵"。

（二）别吝啬赞美

护士应注意了解老年病人的这些特点，以便交谈时有的放矢、投其所好。如经常夸奖他们曾经的成就和贡献，以增加老年病人的自尊心。从语言和行为上尊敬他们，多与他们沟通，多理解、支持他们。特别是对他们在诊断、治疗、护理等方面的配合，要及时予以肯定和表扬。

（三）健康指导

1. 居家光线充足、定时开窗通风，保持适宜的湿度和温度。老年人应注意个人卫生，保持有规律的生活节奏。

2. 每餐需要定时、定量、定质，粗、细粮合理搭配，戒烟限酒。

3. 安排适当的健身运动。遵守适度运动的原则，不做剧烈运动。适当选择太极拳、游泳、步行、跳舞、小球类等运动项目，以运动后不觉得疲劳为标准。

（四）体态语言的作用

"生理性老化、疾病、废用性萎缩"等因素，可导致老年病人的体态语言迟钝、木讷、呆滞，再加上有些老年病人口语表达不清，意思表达不明确完整，给护士的病情观察带来不便。由于他们听力逐渐下降，故在交往中体态语言极为重要。护士应常以聆听为主，顺势提出自己的建议，根据老年病人的体态语，如眼神、面部表情、步态姿势等，再结合医学知识进行专业性判断。这时，就需要护士友好的表情、微笑的点头、同情的注视、轻柔的动作和适时的抚摸等。

想一想

刘思慧，女，58岁。以住一直健康，精力旺盛。以心前区不适10分钟入院。15分钟前病人于上楼时突感心前区不适，胸痛、胸闷、头痛、面色苍白，四肢无力。既往无有高血压、冠心病史。入院体检：脉搏49次/ min，血压80/40 mmHg。意识清晰，表情紧张焦虑。心率49次/ min，律齐。四肢肌力和肌张力正常，心电图异常。初步诊断为冠心病不规则性心绞痛。

病人住院后不相信自己得了冠心病，表现为急躁不安，情绪低落。不配合医生检查和治疗。

作为一名护士，请说出你对这位病人的礼仪服务计划。

任务四
对年轻异性病人的护理礼仪

学一学

由于护士多为年轻女性，故对年轻异性病人实施护理时的表情、言语、肢体语言等均要善于控制，切不可因过于热情、举止轻佻而使年轻男性病人产生错觉，出现一些意想不到的问题。

一、异性交往的特殊心理

（一）接近心理

成熟的青年男女几乎都有接近异性的欲望，由于疾病的影响造成病人的信赖感增强，从而增强了对异性护士的亲近心理。

（二）羞怯心理

年轻男女相处有时会不好意思说话，或说话紧张，语无伦次，面红耳赤，心跳加快等。

（三）好奇心理

在性意识的作用下，对异性充满了好奇感和神秘感。

针对上述心理特点，护士应在真正认识、理解的前提下，用坚强的意志品质、稳定的心理素质和良好的职业道德，妥善处理与年轻异性病人的关系。

二、护理异性病人的礼仪要求

（一）坚持正确的交往原则

自觉坚持"态度坦诚，不卑不亢，举止端庄，热情稳重，表情自然"的交往原则。果断、得体地拒绝一些年轻异性病人表示的亲近，切不可谩骂、讥笑病人。因为这些肤浅的交往行为，常常会使病人难堪，甚至加重其病情。进行治疗、护理时，与年轻异性病人交流的语气应平缓，不要凌驾于他人之上，把握眼神、目光以及人际距离。交代注意事项时应用协商的语气，使其感到护士对他们的尊重。

（二）营造职业氛围

着装整齐、言谈得体、态度严肃是营造职业气氛的关键。在做擦浴、导尿、灌肠、备皮等暴露病人身体的护理操作时，应事先做好解释工作，使病人诚心配合，并用屏风遮挡病人，给其安全感。为异性病人做上述护理时应有第二人在场，以免护士和病人都感到尴尬、羞怯和窘迫。病人在患病住院期间，与护士的关系是一种治疗性人际关系。所以，在年轻男性病人面前应避免交谈个人的事情，特别是感情方面的话题，要学会主动把握好这个尺度。

（三）保持理智，控制情感

护士与病人的接触，有发展为爱情的可能。护士一旦发现这种萌芽，一定要控制自己的感情，理智地加以终止。若病人一厢情愿，护士要主动回避，用适当的方式婉言谢绝。

想一想

小齐姑娘年轻貌美，不久前她从护士学校应聘到某市中心医院骨科工作。这天是她第一次单独上班，激动的心情无以言表。交接班后，立即投入紧张的护理工作。

小齐："赵总早上好！今天您的情绪不错呀，看来病情是好转了，真为您高兴啊。"

赵总："嘿嘿，谢谢你。感觉好多了。"

小齐："您准备好了吧，一会儿为您打点滴好吗？"

赵总："好的。"

赵总满面堆笑，眯着眼看着护士小齐说："小齐啊，你很能干，漂亮，魔鬼般的身材，肤色白里透红，当护士太可惜了。"（趁小齐没留意拉过小齐的手）"你看这小手就是做大事的手啊，不如你到我的公司做事吧？"

小齐赶紧抽回自己的手。眼睛注视着输液用物并开始为赵总扎止血带、消毒……调节滴数，整理用物后说："请您休息吧，有什么事按呼叫器会有护士过来处理的，谢谢您的配合。"

分析：

赵总真是替小齐找工作吗？

小齐在礼仪方面出错了吗，她运用了哪些礼仪服务技巧？

任务五
对中年病人的护理礼仪

学一学

中年病人是所有患者中病情复杂和人数较为庞大的一类病人。他们的职业各异，生活处境不同，经济状况和受教育程度也参差不齐，由此其就医心理富有个性。可见，护理中年病人是一项艰巨而重要的任务。

一、中年人的特点

中年期后，人的身体各器官功能开始下降，如身体逐步发福，头发变白，记忆力减退，体力和耐力下降，反应不够敏捷，食欲、消化能力和睡眠质量下降等。

中年人的生理功能由盛转衰，而心理则处于相对稳定和继续发展的状态。事业上的成功、家庭负担的沉重和人际关系的复杂常使得他们身心疲惫，压力较大。由此，出现一系列心理紧张和心理冲突，如高度的社会责任感与能力相对不足的矛盾、渴望事业成功与内耗的矛盾、渴求健康与忽视健身的矛盾等，均可因处理不当而引起身心疾病。

二、护理中年病人的礼仪要求

1. 护士对中年病人的护理，应在充分理解、尊重的基础上，以满腔热忱、一视同仁的态度精心护理每位病人。

2. 开展中年人的常见疾病健康教育。护士要及时、耐心地向中年病人介绍防治下列常见疾病的方法，如高血压、糖尿病、冠心病、颈椎病、心脏病、呼吸道疾病、癌症的防治知识，将对中年人的康复保健发挥重要的促进作用。

做一做

糖尿病病人秦志强，36岁，男性，在某高中任教务处长一职，因担心长期服药有副作用，不坚持服药而使病情加重，请模拟与该病人沟通，使其提高依从性，减少并发症。

护士："张处长早上好，早晨起来运动了没有？这是医生给您新开的药请按时吃药啊。"

病人："哎，真是心烦啊，糖尿病为什么要终生吃药呢，常言道：是药三分毒。这药会把肝脏吃坏的吧？真不想天天吃这东西，更何况还要花很多钱的。"

护士："我理解您此刻的心情。我想说的是，病情加重和药物副作用对您的损伤哪个更大呢？万一出现了并发症，病情可不是吃点药就能解决得了的，您权衡比较了吗？还有，关于药费的问题，俗话说：身体是本钱呀。身体不行了，用什么挣钱，您觉得我说得对吧？"

病人："哦，有道理。护士，你还是先说说糖尿病并发症吧，严重不？"

护士："可发生糖尿病足病、肾病、眼病、脑病、心脏病、皮肤病、性病是糖尿病最常见的并发症。"

病人："我的天呀，那我不是没有几天好日子了？那我上有老下有小，他们全靠我的工资生活呀。还有我的工作，我很难过。"

护士："您先别着急上火呀。临床观察和资料表明，坚持用药者比间断服药或不服药者发生并发症的几率要小得多、死亡率也低。现在，您明白坚持用药的目的了吧。"

病人："是呀，病情控制了，才能重新工作。家人才有好日子过呢。从今天开始我一定好好治疗，谢谢你了，护士。"

护士："您的转变让我为您高兴，因为您终于明白了按时服药的道理。祝您早日康复。"

病人："嗯，我会努力的，谢谢。"

总之，对病儿、孕产妇、老年病人、年轻异性病人、中年病人的护理礼仪是依据不同年龄、性别特点进行的。病儿表达不准确，有极强的暗示性，善于与其家长或监护人沟通是收集病情的重要环节。此外要尊重儿童的人格，善用体态语，缩短与病儿的人际距离，多触摸病儿以增加安全感。孕妇情感脆弱，心理负担重，护士要注意调节其情绪，加强心理支持。老年病人怕连累家人被嫌弃，有自卑心理，应多关注他们，为他们提供礼仪服务要自觉使用敬语和恰当的称呼，并重视对他们的赞美鼓励和健康指导。年轻异性病人常有羞怯心理和好奇心理，护士要营造治疗气氛，让他们顺利实现向病人角色缺失的转变。护士要帮助中年病人尽快进入角色，安心治疗。并针对中年病人心理负担重，情绪变化大的问题，采取多理解、尊重和关心的方式，为他们提供优质有效的护理礼仪服务。

评价反馈

一、训练题

角色扮演互换训练。

方法：

分组　每组六人，分为内圈和外圈。内圈三人扮演病人，外圈三人扮演护士（圈内同学先扮演病人，再扮演护士），外圈护士选择一个话题后分别对内围的病人进行沟通。

要求：一个话题完成后，请三名"病人"谈谈感悟，比较三位与你沟通的"护士"哪一位做得最好，为什么？评价内容见附表。

附表　项目七　角色扮演互换评估表

姓名_____　　　班级_____　　　项目得分_____

	好（10分）	中（7分）	差（5分）	得分
仪容仪表	0.5	0.25	0.2	
态度	0.5	0.25	0.2	
语言沟通	1.5	1	0.6	
非语言沟通	1.5	1	0.5	
具有针对性	2	1.5	1	
沟通效果	4	3	2.5	
总　分				

话题1：小毛顽皮可爱，是个人见人爱的孩子，生病后怕的就是吃药。

话题2：69岁的海大妈，从事居委会主任工作多年，退休后失落感颇多。去年患了高血压病，住院后报怨老伴和儿女们不关心自己，觉得自己是个累赘，整日唉声叹气，情绪低落。

话题3：推销员小关，女，25岁，体检发现身患贫血，听说自己要住院进一步检查，非常着急。于是去找医生商量能否不住院在门诊检查。没有找到医生正上火呢。正好碰上了护士梅一娉，就询问梅护士："我能不住院吗？因为有一个大客户正等着我去洽谈，这项生意对我来说很重要，所以我不想住院，在门诊做检查就可以了吧。"

话题4：宁森鹏，男，45岁，某公司总经理。他住的病房每日人来人往，川流不息。特别是公司的人员一日三请示，五汇报的，严重干扰了疾病的治疗，也影响他人休息。

主题5：陶宝，男，16岁，住院两周。在校学生，因打篮球下肢骨折。他性格外向，爱开玩笑。护士艾肖宝（取了爸爸妈妈的姓，又是独生女），这次碰巧做了陶宝的责任护士。这天艾肖宝给陶宝换药，一阵寒暄后淘气地说：小艾护士，我们俩的名中都有个宝字，对吧，你爱宝，我是宝，是不是有缘分啊？要不我们交个朋友好吗？

二、思考题

1. 当你面对病儿时，能够用礼仪来表达你对其的关心和爱护吗？从哪些方面体现以人为本的护理理念？

2. 有一孕妇分娩后，为了维护身材决定放弃母乳喂养孩子，你知道了这件事，决定去说服这位妈妈，你应该做哪些准备？

3. 戎马一生的李伯伯，离休干部，突然生了病感觉自己什么都不是了，请你帮助老人重新找回昔日的风采。

4. 处于青春期的年轻病人，因其发育特点，可能会做出让人难堪的事。能够理解年轻异性病人的特殊心理就是对他们的尊重，要学会与他（她）们沟通。试说出与他（她）们沟通的要点。

（高燕）

男护士
护理礼仪

情景——展示

在××医学院附属医院举办的护理礼仪培训班上，女护士小燕本着相互切磋、共同提高的学习目的，主动问男护士兴华："这次培训班内容多，时间紧，要求高，你作为一名男护士，应当如何通过扎实的学习和训练，真正学好护理礼仪实用知识，掌握过硬的护理礼仪服务技能，以满足临床护理的执业要求？"兴华答道："参加本次培训，要围绕办班目的，瞄准自身不足，积极更新观念，依从培训导向，严格按培训计划和岗位需求，自觉学好护理礼仪必需知识，练硬礼仪服务本领，就可适时满足今后临床护理的礼仪服务需求。"

项目目标

1. 掌握男护士仪容、举止、着装礼仪、男护士言谈、社交礼仪和护理操作礼仪。
2. 熟悉男护士的职业体验，男护士优、劣势比较和常见护理操作礼仪范例。
3. 了解男护士的发展历史。

实施方案

学一学

男士涉足护理领域，专职从事护理工作早在公元前250年就已开始。随着全球经济社会的持续发展，现代护理工作强度的日趋增大，白衣天使行列中迅速增加大量男护士，逐步成为当今护理行业发展的一大趋势。通常，男护士以胆大心细、反应敏捷、体力充沛、假期较少，特别适应急诊室、手术室、重症监护室等科室工作等特点，深受同行、病人的认可与欢迎。为此，男护士更应注重礼仪修养，在护理礼仪基础理论学习、基本技能训练和礼仪素质优化等环节上狠下工夫，顺利达到应有的护理礼仪修养水准。

任务一
男护士基本概述

知识链接：

男护士的发展历史

在人类历史上，尽管女性以其天然的母性情怀和主角地位，在维护人群健康、关照伤病患者方面，起着无与伦比的角色作用。但男性在许多特定时期也参与了伤病员的照护活动，因而男性对护理事业的进步与发展，同样做出了不可磨灭的贡献。

1. 国外男护士的发展简史

大约公元前250年，世界上第一所护士学校创立于印度。由于当时认为护士必须由纯洁的人来担当，只有男性才能胜任护士角色，故只招收了少量男学生。学校要求这些男生接受培训后，能对人善良，举止得体，操作熟练，身手敏捷，熟练帮助病人移动身躯，运用所学的按摩技术为病人按摩肢体，陪病人散步，帮病人烹饪食物、洗澡和洗衣服，出色完成病人提出的每项服务。

公元4世纪，被奉为罗马国教的基督教积极发展慈善事业，成立了许多由男性成员组成的慈善团体；6世纪，意大利的圣本笃修会，安排修士（男性）为病人提供照护服务；1106年，伦敦圣托马斯医院接收男护士入院工作；中世纪期间，每次大瘟疫流行均有许多男护士冒着生命危险，冲在瘟疫防治的第一线护理病人；14世纪，当黑死病横扫欧洲大陆时，许多慈善团体中的男护士不顾个人安危，来到濒死病人身旁，为他们做临终护理和尸体掩埋工作；15—16世纪，圣约翰·西尤戴德（葡萄牙人）于1538年建立慈善兄弟会，并在格林纳达开了一家医院，主要照顾那些无家可归者、精神障碍病人或残疾人。1550年，他为抢救一名溺水男孩不幸身亡，1690年被追封为圣徒。圣凯米勒·德·莱里斯（意大利人）创建了病人照护团，救助所有需要帮助的人，1614年逝世，1746年被追封为圣徒。后来，圣约翰·西尤戴德和圣凯米勒·德·莱里斯一起被确立为护理的守护神。1861—1865年，在美国国内战争中，南北双方军队都设置有男护士，南方军队甚至要求每个团必须有30名男护士负责护理伤病员。并在战后规定美国军队内只有男性才能做护士。但到1901年，情况发生了变化，刚成立的美国军队护士团拒绝男性参加，并不准应征入伍的男护士从事护理工作，由此，改变了军队男护士占主导地位的状况。直到1955年，才允许男性进入军队护理领域，进而扭转了半个世纪以来美国军队无男护士的局面。1971年，美国男护士协会成立，极大支持和推动了男护士的发展，使男护士的数量逐年增多。

2. 国内男护士的发展简史

在我国，人们最初受传统的"男女授受不亲"、"女人不能抛头露面"等观念的影响，无法适应西方传来的以女性为主的护理病人模式，以致照护病人的护士多为男性。后来，伴随西医的迅猛发展和人们观念的逐步转变，女护士才成为护理队伍的主力军。但目前护理界"女护士一统天下"的现实，以及护士社会地位和工资待遇均较低的负面影响，明显制约了男护士队伍的发展。加上绝大多数男护士很难终生从事护理工作，结果出现男护士短缺现象，即在全国128万护士中，男护士比例显著低于1%。从而导致除了精神病医院和部分专科医院有适量男护士外，大多综合医院和基层医院所聘用的男护士较少，难以满足临床护理工作需要。这种男护士供不应求，妨碍护理事业发展的问题亟待我们寻找良策，有效解决。

学一学

一、男护士的优势与劣势

（一）男护士的优势

1. 具有理性思维优势

在临床护理实践中，男护士常以思路敏锐，反应快捷，推论严谨，逻辑性强的理性思维优势，不仅比女护士更胜任现场急救、重症监护、手术室护理和精密仪器应用等挑战性强的工作，而且能切实改变护理群体的思维特点和工作方式，增强护理服务的竞争力和创新力，进而提高护理行业在我国医疗卫生领域的应有地位。

2. 工作精力充沛、集中

通常，男护士凭借自身的生理优势，形成了他们"假期"远比女护士少，并较少受婚姻、家庭因素限制与拖累的有利条件。以致能以充沛、集中的精力，全身心地投入到护理本职工作中，直接为病人提供较为长久、优质的临床护理服务。

3. 满足特殊病人需求

由于大多数男护士体能较强，体力优势明显。因而在临床护理实践中常能独立完成重体重病人的搬运、翻身等移位工作，并在一些特殊情况下，如对一些有自伤、伤人和毁物等兴奋躁动行为的精神病人实施"保护性约束"。此外，男护士在保护男病人隐私方面具有独特的性别优势。当涉及男病人隐私部位护理如导尿、留置尿管和备皮时，如只有女护士去操作，双方常会感到尴尬。一旦改为男护士为该病人服务，就可有效避免这种尴尬情况的出现，从而较好地保护了男病人的个人隐私。

4. 促进护理团队建设

长期以来，临床护理作为一项集脑力、体力于一身，需24小时连续服务，工作突发事件多的行业，其执业主体人员护士又一直呈性别单一的现状，以致人们产生了护理职业技术含量低，护理人员为弱势群体的偏见。目前，当大量男护士加入护理行业，尤其是他们那种乐意接受挑战性工作，具有较强抗压能力的性别特点，迅速改变了人们的这种错误看法。因为男护士不仅可通过与女护士的共同值班，减轻同班女护士的心理压力，避免同性工作人员之间常出现的矛盾纠葛，而且可适时到一些亟需男护士的精神科、急诊科、外科和手术室等科室工作，从而有效优化临床护理资源，大力促进护理团队建设，不断提高临床护理服务质量。

（二）男护士的劣势

1. 深受职业形象困扰

"白衣天使"作为女护士的职业形象，早已得到人们的广泛认同，并形成根深蒂固的认知观念。实践表明，具有良好护理礼仪服务素质的女护士形象，可唤起病人的美感，拉近护患之间的人际距离，增加病人对医护人员的信任度，愿意积极配合各种医护活动，力争自己早日康复。但男护士因工作服与医生难以区别，面临着职业形象的挑战。因此，怎样合理设计、制作适宜的工作制服，让男护士真正展示其职业形象，则成为一个值得我们深入探讨和不懈攻关的重要课题。

2. 自我定位困惑、失准

由于以服务、照顾为主要属性的护理工作，既不利于男性展示其较强的自主性和独立性，又难以彰显男性"刚强胆大、敢于冒险"的性别特征，从而造成从事护理工作的男护士遭受"小护士"和"大男生"等角色观念的强烈冲击，引起部分男护士认为自己"学护理后变得脾气温和，办事细心，并十分注意个人卫生、饮食、健康等生活细节"，与社会各界认同的男性形象大不相同，结果陷入会失去"男人味"的认知困扰中，痛失自我定位的准确性。

3. 承受社会压力过重

在我国，由于男性长期处于社会和家庭的主角地位，而护理工作的主要内容大多是琐碎的生活护理和清洁护理。这样，男护士所从事的护理工作与传统男性应做的事情相差甚远，不得不承受过重的社会压力，在社会交往中常会焦虑不安，缺乏自信，以致产生"跳槽转行"的思想和行为。

4. 缺乏天生"柔"性素质

实际上，护理服务作为一种追求精细，讲究技艺的"柔"性职业，与女性天生温柔细腻，耐心热情的"柔"性个性相当贴近和匹配，加上女性之间共同语言多，容易交往，十分适宜女性就业。而男性天生直爽豪放，粗犷实在，"柔"性素质相对偏弱。加上男护士不宜与女护士密切交往，其"刚"性素质无法充分调和，于是与护理"柔"性职业不相适应，形成一定的性别劣势。

二、男护士的职业体验与改进对策

（一）男护士的职业体验

伴随现代护理事业的迅猛发展，一直以女性为主导的护理职业，正出现一种男护士人数不断增多，男护士群体日益扩大的发展趋势。通常，男护士作为护理职业的新角色，他们对护理职业有以下体验和看法：

1. 传统的认知障碍

由于我国男护士的工作服与医生相似，他们从事护理服务时，许多病人因难以识别而纷纷质疑、提问，需要他们事先不停地解释，从而与"白衣天使"的女护士形象相差甚远，深受职业形象的困扰。

2. 平淡的执业方式

在医院就业的男护士大多认为所从事的护理工作尽管平淡，但作为一种执业平台，既可承载自己通过及时为病人提供规范、优质的临床护理服务，保护、促进病人康复，又能直接给自己创造稳定的生活和固定的收入。因此，护理服务是一种值得自己热爱和立足的本职工作，决心扎实学习，勤奋实践，突出质量，真正干好。

3. 渴求得到他人尊重

通常，扎根在临床护理第一线的男护士，绝大多数渴求得到他人的尊重，尤其是希望得到医生的尊重和肯定。并乐意与同事和谐相处，用同事之间的良好人际关系，防止出现职业倦怠情绪。在虚心学习女护士的长处，自觉坚持性格修养，努力提高自己细心、耐心水准的同时，充分发挥自己维修器械、运送病人、操作仪器等职业优势，力争成为同行认可，病人欢迎的高素质护理人才。

4. 缺乏工作成就感

对业务考核和成绩评价的看法，部分男护士认为评优太难，只要合格，不出护理安全事故，能拿到基本工资即可。显然，这种想法缺乏工作成就感，找不到自己的职业归属感和执业目标。于是，如何采取有效的教育引导方式，帮助有这种想法的男护士树立上进心，找到归属感，成为我们尽快解决的实际问题。

（二）改进对策

1. 营造、树立职业形象

注重从精神、政策等层面给予男护士更多的关怀、理解和支持，帮助他们树立正确的专业价值观和良好的职业形象，努力克服自卑心理，不断增强自信心和成就感，逐步树立用优质的护理服务质量，获得同行的认可和社会的尊重。

2. 不断提高地位、待遇

积极制订、实施有关方针、政策，努力提高护士的社会地位，通过加强宣传力度，引导人们正确了解护理职业的专业性和重要性，客观认识男士从事护理工作的必要性，合理营造一个欢迎、接受男护士的社会环境，给男护士更多的理解、尊重和信任。并适当提高护士的各种待遇，创造、提供有关学习深造机会，充分调动他们的工作积极性，不断优化其护理服务质量。

3. 努力提升自身素质

引导、鼓励男护士勤奋学习，规范实践，在稳步提升自己业务素质的同时，积极优化心理素质，注重培养自己开朗乐观、奋发向上的进取心态，主动克服职业生涯的困难与挫折，勇敢迎接社会偏见与不理解的挑战，通过树立信心，发挥优势，全力改变自己在公众中的职业形象，成功开辟在护理行业创业的新天地。

> **想一想**
> 作为未来的男护士，应当怎样体会当今男护士的职业体验？并从中增强成才信心，确立改进目标，主动在护理服务实践中，获取全新的职业体验。

任务二
男护士仪容、举止、着装礼仪

学一学

一、男护士仪容礼仪

男护士的仪容礼仪主要包括发型发式选择、面部修饰得体和保持良好仪表形象等基本内容。

（一）发型发式选择

发型发式是一个人热爱生活、尊重生命的直接体现，也是挖掘自身人格魅力的重要手段。作为护士先生的男护士，应以积极健康的人生态度，主动选择大方稳重、整洁干净的发型发式，既使自己容光焕发，充满活力，又让病人心情舒畅，倍感亲切，从而直接拉近医患之间的人际距离。

1. 发型发式大方稳重。不选长发型，所选的发型要求前不遮盖眉头，侧不遮盖耳廓上缘，后发际下缘不及衣领上缘，且容易梳理。若为短发型，则不得剃光头，更不能烫发、染彩色发和留长鬓角。

2. 头发保持整洁干净。经常清洗、梳理头发，使之不沾染脏物，不粘连板结，无发屑与汗馊气味，长期保持干净整洁的状态。

小贴士

1. 健康头发的标志
（1）自然光泽，触摸时有润滑感，柔顺、易梳理。
（2）不分叉，不打结，不易折断和脱落，无头皮屑。
2. 秀发养护的五项注意
（1）注意保持良好的身体素质、健康的心理状态和充足的睡眠。
（2）注意合理调整饮食，多吃富含B族维生素的水果、蔬菜（如玉米、小米、核桃、黑芝麻、葵花子等）和高蛋白食物（如鲜肉、蛋类、鱼类等），以利养发与润发。
（3）注意头发的局部养护，依据发质确定洗发周期（如油性头发2—3天洗发1次；干性头发4—5天洗发1次），洗发时要用护发用品，并把水温调控为37 ℃～40 ℃。
（4）注意避免伤害头皮，尽可能减少染发、烫发的次数。夏天要勤用遮阳伞与遮阳帽，以减少阳光对头皮的暴晒。
（5）注意经常给自己做头部按摩，以促进发根部位的血液循环。

（二）面部修饰清洁得体

注意每天剃须修面，及时清理耳毛、鼻毛，经常保持颜面的清洁干净。自觉坚持早晚刷牙，餐后漱口；工作时不嚼口香糖，以避免产生口腔异味。努力防止因颜面不洁或口有异味，让病人与同事对自己产生一种粗心马虎、邋遢脏乱的不良印象，进而在今后的护理服务实践中失去他们的信任、协作和配合。

（三）保持良好仪表形象

自觉按照男护士的仪表要求，打点扮靓自己的职业形象。尤其要严防自己出现文身，蓄胡须，染彩色发，留长发，怪异发与过长小指指甲，上班戴耳环、戒指、手链、脚链、项链（坠）等饰品，穿短裤、背心或光背敞怀地进出病区，以及穿响声过大的硬底鞋、拖鞋出入病室等不良行为，使自己长期保持良好的仪表形象。

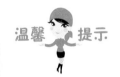

与异性相处的注意事项

1. 务必在有女性陪同的前提下，才为女病人做导尿、会阴冲洗、体格检查等操作。

2. 在房间里与女病人、女同事或女领导沟通交往时，务必敞开房门，切不可关门或锁门。

3. 进入女病房时要先敲门，征得女病人同意后，再进入病房。

4. 与女性接触时，要求谈吐文明谦和，举止规矩稳重，严禁粗话调笑或动手动脚侵扰所接触的女性。

练一练

1. 按照所学的男护士仪容礼仪标准，每天进行10分钟发式发型和面部修饰整理。

2. 整理时可采用对着穿衣镜自己整理或两人一对一相互整理的方式进行。

3. 定期评价、考核上述三项整理的结果。

二、男护士举止礼仪

（一）站姿

基本要求是"站如松"，即稳健挺直，站立如松。

1. 常见站姿

（1）基本站姿：要求站立时头正身直，双目平视，下颌微收，面带微笑，挺胸收腹，立腰提臀，双肩放松，脊柱后背挺直，两臂自然下垂。双腿直立，两脚跟相靠，脚尖开度为45°～60°，脚掌分开似"V"字形，呈正脚位小八字步。

（2）双手自然下垂站姿：双手自然下垂，手指自然弯曲，虎口向前，双腿直立，两脚跟相靠，脚尖开度为45°～60°，脚掌分开似"V"字形，呈正脚位小八字步。

（3）双手在小腹前交叉或背后交叉站姿：右手搭在左手上，双下肢呈正脚位小八字步；或双腿直立、分开，两脚平行，不超过肩宽，身体重心主要落在脚掌、脚弓上，给人以稳重挺拔之感（图8-1）。

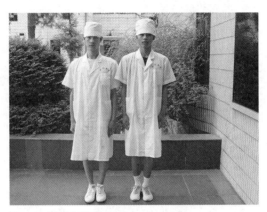

图8-1　男护士基本站姿

2. 禁忌站姿

（1）站立时全身不够端正。

（2）站立后手脚随意乱动。

（3）站立中表现随意散漫。

（二）蹲姿

基本要求是规范雅观，端庄自如。

1. 常见蹲姿（图8-2）

（1）单膝点地式蹲姿：即一腿弯曲，另一腿的膝盖以着地单跪方式下蹲。

（2）双腿高低式蹲姿：即双腿以一高一低，相互倚靠的方式下蹲。

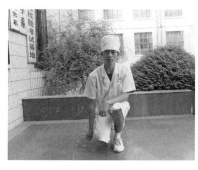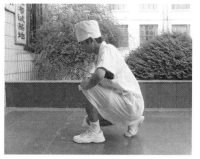

A　　　　　　　　　　　　　B

图8-2　男护士蹲姿
　　　　A　正面蹲姿
　　　　B　侧面蹲姿

2. 禁忌蹲姿

（1）下蹲时面对他人，这种蹲姿直接造成面对者的不方便。

（2）下蹲时背对他人，这种蹲姿明显对背对者缺乏应有的尊重。

（3）双腿平行叉开的蹲姿，因蹲者像在上洗手间，故有"洗手间姿势"之称。

（4）低头、弯背或弯上身，翘臀部的蹲姿，显得相当不文雅。

（三）坐姿

基本要求是"坐如钟"，即稳重大方，端坐如钟。

1. 常见坐姿

（1）基本坐姿：就座时以从容和缓的步履走到适当的座位前，落座在坐椅面的1/2～2/3处。上身挺直，下颌微收，头部端正，双目平视，两腿分开不超过肩宽，两脚尖对向正前方或侧后方，双脚平行、并拢或前后摆放。双手掌心向下，叠放在大腿之上，或摆放在身前的桌面上，或分放在左右两边的扶手上（图8-3、图8-4）。

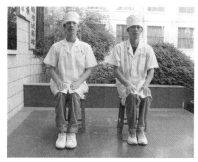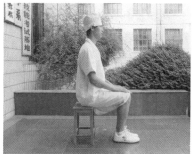

图8-3　男护士基本坐姿正面图　　图8-4　男护士基本坐姿侧面图

（2）就座与离座的要求

1）就座的要求是要注意先后顺序，在适当之处无声地落座，以优雅的姿势就座。

2）离座的要求是起身前要先有表示，按先后次序缓慢离座，站立稳定后再行走，行走时注意从左边离开。

2. 禁忌坐姿

（1）双手在胸前交叉，不断晃动手中的物品或摆弄手中的茶杯。

（2）就座后双手不时地拉衣服、整头发、抠鼻子、掏耳朵等。

（四）行姿

基本要求是"行如风"，即轻松敏捷，行走如风。

1. 常见行姿

昂首挺胸，全身伸直，起步时上身稍向前倾，身体重心落在前脚掌上。行走时，双肩平衡，目光平视，下颌微收，面带笑容，两臂伸直放松，手指自然弯曲，以肩关节为轴，上臂带动前臂前后摆动，适宜摆幅为30°～35°。

步幅恰当，前脚跟与后脚尖的距离，通常为自己一只脚的长度。脚步跨出时应前脚掌着地，膝和足踝不僵直，全身协调，匀速行走在一条直线上，从而以稳健厚重、轻松敏捷的行姿，给人一种朝气蓬勃、积极向上的动态美感。

2. 禁忌行姿

（1）行走时身体不挺直，或伴有较大的声响。

（2）行走步履蹒跚，双腿弯曲，不成直线，双脚呈"内八字"或"外八字"步态。

（3）迈步后的行姿呈瞻前顾后、左右摇摆、弯腰驼背、歪肩晃膀或大甩手的不良状态。

练一练
按男护士的举止礼仪要求，认真完成站姿、蹲姿、坐姿、行姿的礼仪训练，达到预定的实训目标。

三、男护士着装礼仪

在现代医院的病房环境中，相伴头戴燕帽，身着一袭裙式白护士服，面带甜蜜温馨微笑的女同事，男护士如同点缀在"万花丛中"的一点"绿"，以严谨大方、沉稳整洁、内敛真挚的阳刚之美，给病人及其家属带来清新明亮的认知感和放心认可的信任度。

（一）工作期间的着装礼仪

男护士在医院病区内工作时务必着白大褂或分体式工作服，戴低圆筒帽，穿低腰、软底、清洁合适的白色工作鞋，配白色或浅色袜。通常，着工作服的原则是整齐洁净、大方适体、便于操作。具体要求尺寸合身，以衣长刚好过膝10 cm，袖长至腕1 cm为宜。下身配穿白色长工作裤，裤长以裤脚前缘平鞋面，裤脚后缘盖在鞋跟上缘2 cm为宜（图8-5）。此外，着工作服不得穿高领或深色内衣，袖口不外露所穿的内衣，并扣齐工作服的全部衣扣，不能用胶布、别针代替。口袋忌塞满鼓鼓，夏季穿工作服不允许袒胸，且要穿汗背心。严禁只穿背心、短裤、拖鞋或带响声的硬底鞋进出病区。

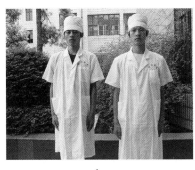 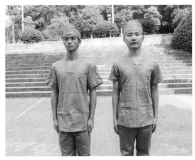

A   B

图8-5　男护士着装
　　A　普通着装
　　B　手术室着装

（二）社交活动的着装礼仪

男士在社交活动中的着装，应坚持服饰配色的三色原则，使所穿的西服套装、衬衫、领带、腰带、鞋袜等服饰的颜色不超过三种，以便实现服装色彩的最佳搭配。

1. 男士的着装与场合

实际上，男护士作为一名男士，在参与有关社交活动时，要自觉遵守相应的着装礼仪。如参加婚礼、晚会、纪念日、生日宴会等正式活动，应主动穿着熨烫平整的深色西装，要求西装袖口干净，衣领挺括，袖扣扣齐，皮鞋擦亮，并使与之套穿的西裤有裤线。

当欢度节日或参加舞会时，要根据不同场合和对象选穿浅色西装、夹克衫、两用衫、牛仔服等合适便装。切不可选用花里胡哨、奇形怪状的服饰，更不能穿陈旧破烂的牛仔裤。

2. 穿着西装的要求

男士穿着西装，一是要通过认真挑选，确保所选西装上下衣服的款式、色调和面料的一致性。二是客观依据自己的身材、肤色和需求等因素合理选择西装式样，如肤色较黄的男士适合穿着灰色西装；身材较为健美的男士适合穿着英式西装；身材较小的男士适合穿着日式西装；休闲的男士适合穿着美式西装。三是穿着西装前要去掉其上面的所有标签，并防止衬衫领口和袖口出现磨损痕迹。四是穿着西装不能穿旅游鞋，而要选用系鞋带的皮鞋与袜子，以显得规范。同时，穿深色西装要配深色皮鞋与袜子，而穿深色皮鞋，尤其是穿黑色皮鞋时不能配穿白色袜子。

3. 选用领带的方法

领带素有"西装的灵魂"之称，挑选领带历来是男士的一项专利。事实表明，同样一套西装，精心选择一条合适的领带，往往会产生明显不同的西装穿着效果，甚至可立即改变主人的身份和形象。因而，准备穿着西装的男士，应按以下方法挑选合适的领带。

（1）领带的择优选用

一般，领带的质量国内以真丝面料的最优，国外则是久享盛名的意大利领带。同时，要认知、掌握领带的图案语意。如方格表示热情，碎花显示体贴，斜纹表明果断，圆点代表关怀，纯色或几何图案体现正式；不规则图案或三种以上色彩显得活泼等。以便按需择优选购备用领带。

（2）领带的适宜选配

依据男士穿着的西装来选配适宜领带，通常具有以下几种恰当的选用方式：

1）灰西装、白衬衫宜选用灰、黄、绿色领带。

2）深蓝西装、白色或明亮的蓝色衬衣，可选择蓝、灰、黄色领带。

3）黑色西装、白衬衫应挑选灰、黄、绿色领带。

（3）领带的系结要求

系结领带时，衬衫的第一个扣务必扣好，领带长度不得超过腰带，且无污渍。平时应备好几种不同款式的领带，以便根据不同的社交场合择优选用。

4. 皮鞋与袜子的选用

脚作为人的立世之本，历来为人们所关注和看重。脚上无鞋穷半截的俗语，就是人们对脚重要性的客观评价。因此，男士在一切正式社交场合，只宜选穿黑色或深咖啡色皮鞋。并要求所穿的皮鞋事先擦亮，裤腿长短适宜，裤脚前面与鞋面平齐，后面则垂直遮盖鞋帮 1~2 cm。只有在休闲游乐时，才可选用其他颜色（如白色、灰色等）皮鞋。

由于袜子可发挥衔接裤子与皮鞋的作用，因而颜色挑选应首选单一色调（如黑色、棕色、青色等），这样，可促使袜子与长裤颜色匹配或接近。同时，袜子长度应选择中长袜，切不可因袜子太短，坐下时稍不留意就露出皮肉，以致明显违反礼仪规范。

　　5. 男士饰品的挑选与佩戴

男士参加社会交往活动时，应事先根据活动的性质和要求，适当挑选、佩戴一些必要的饰品（首饰除外），以显示自己沉稳大方，善于交往的风度。

（1）皮带：除固定裤子外，具有突出的装饰作用，选好可有效增加男士的气质与风度。因此，除选用黑色皮带以匹配任何服装外，还可按颜色接近原则，适当选用与裤子颜色相同、类似和呈对比色的皮带。

（2）手表：最好戴做工精，走时准，款式简单的机械手表，表带应选皮质或金属质地的，颜色与皮带协调。

（3）笔：应携带一支钢笔参加社交活动。笔可放在西装上衣内袋里或公文包中，但不可插在西装上衣左胸外侧的装饰口袋内。

（4）包：选择用深褐色或棕色皮革制作的公文包，内装钢笔、记事本等物品。

（5）皮夹：可选用暗咖啡色或黑色的皮夹，其内除只装纸币、卡片等适当物品外，切不可塞满其他东西。

（三）男士着装的细节

1. 注重保持三点一线。即着装后要使自己的衬衣领开口、皮带襻和裤子前开口外侧保持在一条线上，从而显得衣冠楚楚，时髦端庄。

2. 穿着西装若不系领带，可穿较为休闲的鞋，但不能使用过于休闲的腰带。若系了领带，则只宜穿黑色或深咖啡色的皮鞋。

3. 系领带时，不要让领带尖触到皮带襻上。领带一旦系好，除非特殊情况确需暂时解开外，不得在任何社交场合随意松开，否则会显得很不礼貌。

4. 在购买衬衫过程中，试穿新衬衫时要及时检查衣领与脖子之间能否插进2个手指，如能插进，表明这件新衬衫洗过之后，穿着时仍然会相当合适。

5. 选用质地厚实，外透感不强的衬衫，以防他人透过自己穿着的衬衫而隐隐约约看到里面的内衣，由此产生不良的感觉。

练一练

1. 对照男护士的着装礼仪标准，每天开展一次工作期间的着装礼仪训练活动，每次10分钟；每周开展两次社交活动的着装礼仪训练活动，每次20分钟。

2. 开展男护士着装礼仪训练，可要求学生自己对着穿衣镜单独训练或2人一组的"一对一"相互训练。

3. 定期评价、考核男护士着装礼仪的训练效果。

任务三
男护士言谈、社交礼仪

学一学

一、男护士言谈礼仪

古希腊著名医生希波克拉底曾说过，医生有两种东西能治病，一是药物，二是语言；中国也有一句古语说：良言一句三冬暖，恶语一句六月寒。上述两句充分说明了语言在医疗护理实践中的重要性和必要性。因此，和女护士一样，男护士在本职工作中要加强语言的学习和修养，自觉运用礼貌、准确的护理服务语言来愉悦病人心灵，促进病人康复，有效提高护理服务质量。

知识链接：

语言基本概述

孔子曾说过：言之无文，行而不远。表明语言作为人类最重要的交际工具，当被人们应用于交谈时，必须认真学好有关语言的基础知识，并使所用的语言符合言谈礼仪规范。

1. 语言主要类别

（1）有声语言：有声语言是一种以听和说为形式的口头语言。由于这种语言作为思维活动的符号，可借助交谈形式直接表达人们的思维过程、思维方式和思维结果，加上具有所传递的信息量最大，内容最多的特点，因而是人们社会交往中首选的最主要信息交流方式。

（2）无声语言：也称非语言，是一种以不发声方式来传递信息的语言，主要分体态语言和沉默语言两种。

1）体态语言：指通过人体及其姿态（包括表情、动作、姿态、服饰等）发出的无声语言信息。它与有声语言一样，在人们社交活动中发挥着传递信息的重要作用，并比有声语言显示更多、更深刻的意义。如著名体语专家伯德惠斯特尔说过：两人交往时，有65％的信息是用非语言符号传递的。事实上，用好体态语言，可灵活自如地表达交往者无法或难以用语言说清的意思，自觉恰当地表露交往者的真实心态，进而加深言谈的语义和语感功效。

2）沉默语言：指话语间的短暂停顿，是一种超越语言力量的高超传播方式。它所表达的意义丰富多彩，既可是欣然默认，也可是保留己见；既可是完全赞同，也可是愤怒抗议；既可是附和众意，也可是坚强意志等等；从而显示了运用语言的精彩艺术，体现了语言内容的延伸与升华，因而对有声语言具有重要的辅助作用。

（3）书面语言：一种将有声语言用文字进行表述的语言方式。由于它具有重视语言表述的思想性、理论性和逻辑性等特点，因而在社交中常用于记载重要的、定论的或有法律效应的思想内容，并以新闻体、公文体、广告体等文体形式加以表达。

（4）实物语言：指以实物形式传递信息的符号系统。常以静态或动态的形式向外展示其特有的含义。如工艺品、商标、建筑物、样品、花卉、招牌及特殊物品等。

2. 语言基本要求

作为人们言谈的载体，语言历来是言谈者必须诚心学好、精细掌握和规范应用的交往工具。通常，交往双方言谈对语言的基本要求是：文明、礼貌、准确。

（1）会用文明语言：在社会交往中，凡有一定文化知识和礼仪教养的人，都会主动应用文明优雅语言交谈，而不会使用怪话、粗话、荤话、气话、脏话、黑话等不文明语言。

1）怪话：怪话是指某些成心要显示自己谈吐之"怪"的人，所说的一种话。这种话阴阳怪气，胡言乱语，逻辑混乱，黑白颠倒，嘲讽戏弄，耸人听闻，似乎要一鸣惊人，令人刮目相看。通常，爱讲怪话的人，往往令人难生好感，无法与其进行正常交往。

2）粗话：粗话是指某些为显示自己为人粗犷的人，经常讲的一种以粗野为特征的话。如把名人叫"大腕"，称领导为"老板"；把出租汽车男司机叫"的哥"，称女司机为"的姐"；把老父亲叫"老头子"，称老母亲为"老太太"；把丈夫叫"老公"，称妻子为"家里的"；把男孩叫"靓仔"，称女孩为"小妞"；把吃饭叫"撮一顿"，称上班为"卖苦力"等。显然，爱讲这种粗话的人，既失身份，又难以与人顺利交往。

3）荤话：荤话是指某些人常说的一种涉及艳事、绯闻、色情、男女关系等内容的话。很明显，爱说荤话的人，由于说话"带色"，张口"贩黄"，不仅表明自己的品位低下，而且还极不尊重交谈对方，使双方的交谈无法进行。

4）气话：气话是指人有情绪，闹意气时说的一种话。虽然说这种话的人，目的在于发牢骚，泄私愤，图报复，出恶气，不是针对交谈对方。但用说气话的方式与人交谈，既无助于沟通，又容易使对方误会，甚至受到伤害，直接妨碍交谈的进行。

5）脏话：脏话是指某些人通过骂骂咧咧说出的一种内容涉脏的话。这种话低级下流，肮脏无聊，极不文明，自我贬低，损害形象，以致双方无法正常交往。

6）黑话：黑话是指流行于黑社会的一种行话。通常，讲黑话的人自以为见过世面，可用这种话吓唬人。实际上却在交谈中显得匪气十足，令人反感，难以与对方真正交往和有效沟通。

（2）会用礼貌语言：男护士在社会交往中，务必从以下两个方面学会应用礼貌语言交谈，以求博得对方的好感、信任与理解。

1）学会多用礼貌用语：所谓礼貌用语是指约定俗成的表示谦虚恭敬的专门用语。如初次见面说"久仰"；久别相见说"久违"；等候他人说"恭候"；客人来访说"光临"；探望别人说"拜访"；中途离开说"失陪"；交往离别说"告辞"；请人别送说"留步"；恳请指点说"赐教"；请求批评说"指教"；托人办事说"拜托"，寻求帮助说"劳驾"；请人谅解说"包涵"；麻烦他人说"打扰"等。

2）学会巧用"五句十字"礼貌语：在社会交往中，男护士要通过认真学习实践，巧妙用好以下"五句十字"礼貌语，以达到友好交往之目的。

①"您好"，是交往者常用的一句表示问候的礼貌语。这句礼貌语简洁明晰，适用面广。学会用好它有利于交往双方见面打招呼，相互致问候，直接为双方交往的顺利进行奠定良好的情感基础。

②"请"，是交往双方常用来表示请求的礼貌语。由于求人办事要先摆正自己的位置，既不能居高临下，颐指气使；又不可低声下气，百般乞求。只得站在求人的位置上，积极用"请"字开头，以便赢得主动，获得对方的好感。

③"谢谢"，是交往双方必用的一句致谢的礼貌语。交往时凡得到帮助，获得理解，求得关照，受到礼遇的接受方，都应立即用"谢谢"这句礼貌语向对

方表示感谢，以达到真诚感激，充分肯定对方的交往目的。

④ "对不起"，是在给对方造成不良影响时必说的一句道歉的礼貌语。当在社交中给对方造成不便、损失甚至伤害时，或无意中妨碍、影响、打扰了别人时，务必当即向对方说声"对不起"，以求化解矛盾，减小损失，逐步修复双方关系。

⑤ "再见"，是交往结束，与人作别时必说的一句道别的礼貌语。在日常人际交往中，交谈结束时说句"再见"，可表达惜别、恭敬的心意。但在医院内，医生与病人不宜用"再见"来告别，较为妥当的是告别时选用"请走好"、"慢走"等礼貌语言。

（3）会用准确语言：交谈时双方所用的语言准确，是有效交往的基本前提，交往者务必按下列要求狠下工夫，真正学好用准交谈语言。

1）发音准确：发音标准，吐词清楚，是交谈的一个基本要求。其要点在于：① 发音标准，不能读错字，让人误会或见笑；② 发音清晰，使人听得一清二楚；③ 音量适中，既不过大，令人震耳欲聋；又不过小，使人难以聆听。

2）语速适中：语速是指讲话的速度。双方交谈时，应注意控制语速，力求快慢适中，保持匀速。避免因语速控制不当，出现语速过快、过慢或忽快忽慢的不良现象，影响双方交谈的效果。

3）内容简明：交谈时应梳理思路，简化内容，力求言简意赅，不讲废话。更不能任意发挥，短话长说，让对方无法听明白。

4）口气谦和：在双方交谈过程中，说话者一定要亲切谦和，平等待人。注意严防出现摆架子、讲派头、倚官仗势、盛气凌人、倚老卖老、随意指责等妨碍交谈的不良行为。

5）少用方言：双方交谈时应根据对方的籍贯选择语言。如对方不是自己的家人或老乡，切不要选用对方可能听不懂的方言与土语。否则，就是对对方的不尊重。多方交谈时，只要有一个人听不懂，就不要用方言、土语交谈，以防这个人产生被冷落、排挤的感觉。

6）慎用外语：在普通交谈中，应自觉用普通话讲中文。如无外宾在场，则应慎用外语与国人交谈，以免让对方产生卖弄之嫌，难以促成顺利交谈。

（一）护理服务语言的表达

临床护理实践表明，护士应用礼貌、准确的护理服务语言，可有效帮助病人减轻焦虑，宽慰心情，树立战胜疾病的信心，满足希望自己早日康复的心理需求，从而顺利实现治愈疾病，促成健康的愿望。很明显，语言交流同样是男护士与病人沟通的主要方式，也是男护士与病人之间思想交流和情感联络的桥梁。因此，苦练过硬的护理服务语言表达本领，是男护士从事护理礼仪实践的基本要求，应严按规定，刻苦训练，掌握技巧，稳步达标。

1. 礼貌、准确的表达

实际上，护理服务语言作为医疗卫生行业的一种工具语言，具有服务性、专业性和可操作性三个特点，分口头语言、形体语言、书面语言和机器语言四种形式。本节所讲的护理服务语言是口头语言，它由礼貌性语言、解释性语言、安慰性语言和保护性语言（简称"四性语言"）所组成。正确应用口头语言既是交谈礼仪的基本要求，又是构建良好护患关系的重要基础。因此，男护士在与病人的言语交谈中，除按第四章的言谈礼仪要求进行语言交流外，还应遵守礼貌交谈的规则，真正学会用好口头语言。

（1）创造礼貌交谈的自身条件：在护患交谈过程中，男护士作为主导者，理应积极创造自身条件，适时优化礼貌交谈素质，努力促使护患交谈礼貌、真实、可信。

1）培养必需的礼仪服务意识：根据护患交谈的需要，男护士应主动接受培养，努力增强以下四种礼仪服务意识：

① 沟通意识：学会与病人交流沟通是男护士的一项基本功，应狠抓培训，苦练本领，主动与病人充分沟通，用敬称拉近人际距离，用商量语气交流思想，客观了解病人的发病经过、主要想法和治病要求，合理解释病情，回答疑问，积极构建良好的护患关系。

② 服务意识：面对疾病缠身、身心憔悴的病人，男护士要及时依据他们具有焦虑、恐惧、多疑、承受力差等心理变化，想方设法了解病人对诊疗、护理服务的感受，真诚开展"三心服务"，即暖心的医前服务（如电话咨询），耐心的医中服务（如观察病人、陪送病人），舒心的医后服务（如康复指导），有效提高护理服务质量。

③ 诚信、奉献意识：男护士要充分认识护理职业的艰辛性和挑战性，努力增强诚信意识与奉献意识，乐意在护理执业生涯中，承受各种压力，应付多种考试，接受不同检查，经常加班加点，坚持讲究诚信，珍惜信誉，主动将诚信作为自己的做人之本，用诚实守信和追求奉献的言行，自觉履行护士义务，为所在医院不断创造诚信度、知名度和信誉度。

④ 自我保护意识：根据护理工作过程环节众多，构成复杂，稍有疏忽，即可铸成大错的实际，男护士要认真探讨护理差错的发生规律，注意加强防范工作，自觉学习有关法律知识，逐步养成按章办事的习惯，不断提高自我保护的意识，严按制度和常规进行护理操作，尊重

病人权力，保护病人隐私，用自我保护的实际行动，有效防范护理差错和事故的出现。

2）保持良好的心理情绪：由于护士的感觉和情绪反应会直接影响治疗性护患关系，因而作为一名男护士，应积极了解、合理调控自己的心理情绪，始终以良好的情绪为病人服务，精心维护治疗性护患关系，不断促成护患关系的和谐建设和健康发展。

3）丰富实用的礼貌交谈知识：在临床护理实践中，男护士要客观依据护患礼貌交谈的实际需求，利用一切机会学习、更新和增长自己礼貌交谈的知识与技能，用丰富实用的礼貌交谈知识，适时与病人进行礼貌交谈，为病人提供优质的言谈服务。

4）构建应有的健康生活方式：在抓好自己学习、工作的同时，男护士还应学会自我照顾，掌握正确制订、实施自我健康促进计划的基本方法，学会准确评估自己健康状况的实用技巧，及时采取合理的饮食、适当的运动、充分的休息和巧妙的平衡等举措，有效化解各种应激反应，维护自己的身心健康，精力充沛地为病人的康复保驾护航。

（2）把握礼貌交谈的基本要领：礼貌交谈作为男护士与病人相互交往，彼此了解的重要纽带，迫切需要他们遵守言谈礼仪，掌握以下交谈技巧，才能真正与病人传递信息，交流思想，了解病情，增进友谊，获得理想的礼貌交谈效果。

1）交谈态度热情大方：男护士与病人交谈前，主动摆脱不愉快的心情，以稳定的情绪、平静的心境和热情的态度出现在病人面前。交谈时热情诚挚，精力集中，词准音清，委婉柔和，语速适中，开诚布公，并始终注视对方的双眼，及时配合恰当的手势，充分体现对病人的同情和爱护，用热情大方的交谈态度，给病人留下良好的职业印象。

2）交谈分寸适度恰当：所谓交谈分寸是交谈者应把握的言谈深浅和适当限度。因而男护士与病人交谈时，务必从以下环节适度把握交谈分寸。

① 保持谦虚交谈：当男护士与病人交谈时，要始终保持谦虚诚恳的态度，如用一些"您能不能用这种方法试一试"，"我觉得这样比较好"等谦虚语句，巧妙显示自己的谦虚美德，拉近、融洽护患关系。切不可自吹自擂，口气凌人，发号施令，自以为是，直接造成护患关系恶化、疏远。

② 注意及时发言：男护士与病人交谈，应少说多听，把握时机，联系实际，及时发言，力争达到本次谈话的目的。但绝不能一言不发，似乎这次交谈与己无关，以致病人感到被轻视和受冷落，由此产生反感，不愿参与交谈，使护患交往受挫。

③ 力求简明扼要：在与病人交谈的过程中，男护士要力求语言精练，简单明了，适可而止。切不可啰唆反复，喋喋不休，语无新意，一人独讲，直接导致病人对这种言谈心生反感，厌烦再谈。

④ 主动尊重对方：护患交谈时，男护士既要杜绝尖刻挖苦、讽刺嘲笑，甚至诽谤侮辱病人的恶劣言行产生；又须严防信口开河，直言不讳和随心所欲等不负责行为出现，要主动以宽厚、容人的表现，热情、礼貌的话语，真心实意地尊重病人，让病人乐意与你交谈，愿向你倾诉心声，学会良好地表达，促使护患谈话顺利成功。

3）交谈内容按需挑选：按需选好与病人交谈的内容，是男护士务必苦练、掌握的另一项护患交往基本功。因此，男护士应依据不同性别、年龄、职业、阅历、性格和地位的病人实际需要，合理选择护患双方共同关心和都有兴趣的谈话内容，想方设法与病人进行顺畅交谈，实现护患有效沟通。

① 与病人健康有关的内容：通常，病人因自己的健康问题才到医院诊治，此时他们最想了解的是自己的病情，迫切想向医护人员询问的是自己患了什么病？这种病严重吗？自己为什么会患这种病？住院应当怎样治疗？怎样才能配合医护人员治好自己所患的病等有关健康问题。因此，男护士要果断依据病人的这种心理需求，一开始交谈，就首先与病人讨论所患疾病的诊治和康复问题，适时帮助病人了解如何促使自己康复的知识，以解病人的"燃眉之急"。正是由于病人认为这些话题十分重要，于是才以积极的态度参与护患交谈。这时，男护士应紧扣话题，抢抓时机，踊跃与病人交流思想，建立感情，尽可能向病人介绍所患疾病的防治方法，争取达到加强病人健康教育，适时融洽护患关系的双重目的。

② 可引起病人兴趣的内容：男护士与病人的交谈内容，除与健康有关的话题外，还可根据病人的个人兴趣与爱好，合理选择多种适宜的话题。如对从事医学教学模型生产的病人，可主动与他谈谈医学模拟教育的推广、普及问题；对爱好美国NBA篮球运动的病人，可经常与他谈谈NBA篮球运动的赛况和发展动态；对在制药企业技术部门工作的病人，可与他谈谈有关新药研究、开发和销售的问题等。这样，可有效激发病人的交谈兴趣，拉近护患之间的心理距离，提高他们的交往水平。

③ 能让病人轻松愉快的内容：事实上，一个人生病住院后，常常心绪不宁，烦恼悲观，缺乏自信。这时，医护人员的安慰和关怀，犹如冬天里的一把火，给病人送来了温暖和希望。因此男护士工作时，一是要多用安慰性语言与病人交谈，用富有理性、充满亲情和关怀的话语，抚慰病人心灵上的创伤，引导病人正确对待疾病和挫折，树立

战胜疾病的信心；二是应灵活选用轻松愉快的话语，以减轻病人恐惧疾病，害怕致死、致残的心理负担；三是列举一些以往的病友战胜病魔，恢复健康和愉快生活的成功案例，鼓励他们向这些典型学习，以轻松、坦然和必胜的心情克服困难，治愈疾病；四是按需愉悦病人的身心，经常给他们讲一些令人捧腹的笑话、幽默和诙谐的故事等，以求不断浓厚护患双方感情，稳步增进护患友好交往。

4）交谈方法多元、实用。

① 熟练应用礼貌性语言交谈：男护士要自觉坚持礼貌交谈原则，熟练应用"您好"、"请"、"打搅了"、"别客气"等礼貌性语言，与病人亲切交谈，使病人感到温馨、融洽、不受约束，乐意积极配合医护活动，把护士当作自己的好朋友。其次，进行临床护理时，要自觉采用温柔、协商的语气与病人沟通，尽可能取得病人的合作。三是当病人因受疾病折磨而吵闹或不配合时，应主动同情病人，理解其因生病产生的苦恼和烦躁，并通过对病人的耐心安慰和正面引导，获得他们的信任和支持。四是围绕病人的具体问题交谈。男护士要在准确定位的前提下，充分了解预谈病人的实际病情、工作经历、文化水平、社会地位、精神状况等，合理确定交谈的内容与方式，尽力实现礼貌交谈的目的。

② 自觉应用安抚性语言交谈：实践表明，男护士多用安慰、理解和鼓励等安抚性语言与病人交谈，可有效地从精神方面安慰病人，明显增强病人对所患疾病的治疗信心，直接得到他们的积极配合。如面对疼痛难忍的病人，应自觉用安慰性语言对病人说："您这样痛得厉害就哼出来吧，我们都会理解您的。"从而较好地安慰、体贴了病人，让病人深受慰藉和鼓励。

③ 懂得应用赞美性语言交谈：美国心理学家威廉·詹姆士曾说过：人类本性上最深的企图之一是期望被赞美、钦佩、尊重。说明渴望赞美是每个人的一个基本心愿。因此，依据病人这种渴望被人赞美的心理需求，认真学习赞美性语言知识和应用方法，学会运用赞美性语言与病人交谈，是男护士必须掌握的一项执业本领，理应踊跃实践，扎实学好。这样，就能在今后的临床护理服务中，创造条件，把准时机，及时恰当赞美病人，不仅可获得病人的积极配合，有效提高护理服务质量；而且还能得到病人对自己的赞美。如对陪伴成年儿子住院的父亲赞美说："陈大叔，您福气真好，有这么一位工作能干、长得帅气的儿子，还懂得体贴人，太让人羡慕啦。"随后又对病人说："小陈，你太幸运了，你爸这么疼爱你，入院以来一步也不愿离开，你康复出院后，一定要好好孝敬他。"这样的赞美，父子都爱听，常会积极配合医

护工作。而对老年病人的护理，也要不失时机地加以赞美，在协助他翻身时鼓励说："这次我们配合得非常好，如果今后您能这样配合，您很快就会痊愈出院。"这些赞美的话语，往往可使病人及其亲人听起来顺心悦耳，自然会感激你的优质服务，乐意用密切合作的尊护行为，提高男护士的护理服务质量。

2. 规范、清晰的表达

护理服务语言的应用，需要通过规范、清晰的表达，才能真实、准确地将护理人员的用意传递给病人，有效提高临床护理质量。

（1）确保服务语言表达的规范性：为了在护患交谈中，能使病人准确理解护理服务语言，男护士应在语音、语意、语法等方面狠下工夫，通过以下"三个提高"，有效增强自己护理服务语言的表达能力。

1）提高语言的清晰性：应用护理服务语言，男护士务必首选普通话表达。即严按普通话的标准发音，逐步使自己吐词清楚，发音准确，音量适中，语调优美，充分体现对病人的关怀和体贴，让病人听后深感亲切与温暖。同时，努力学习和熟悉当地的方言，尽可能排除或减少与当地病人交谈的语言障碍，尽量使来自不同地区的病人都能听懂、理解自己的护理意图。

2）提高语言的通俗性：由于护理服务语言表达的通俗程度，可直接影响病人对这种语言的承接能力，进而妨碍医护措施的应用效果。因此，对护理服务语言的表达，男护士应在简练清晰、语义准确的基础上，尽量用通俗易懂的语言向病人解释病情、回答疑问和开展健康教育，努力采取提高护理服务语言通俗性的办法，使病人消除误解，减轻不安，增大临床护理服务效果。

3）提高语言的逻辑性：男护士要用好护理服务语言，务必使所用的语言合乎语法要求，具有较强的逻辑性。以便在临床护理实践中，既能把自己所经历的护理事情表述清楚，又可将每个护理问题发生的内因剖析明白。以防护患交谈时，因自己逻辑混乱或语法错误的表达，给病人造成误解，甚至伤害。

（2）确保服务语言表达的灵活性：灵活多样的护理服务语言表达方式，有利于构建良好的护患关系。因此，男护士要根据不同的交谈对象、情境和问题，选好以下适当的谈话方式和内容，促使护患交谈主题突出，内容"合拍"，收到良好的沟通效果。

1）开放式与封闭式语言表达：当选用开放式语言表达时，男护士应以开放式问题为交谈的开头，抓住关键词了解病人的感觉、症状和真心需求，鼓励病人说出自己的观点、意见、思维和感情。如用"您看起来好像不舒服，请告诉我您哪儿难受？""您有什么事，需要我帮您做吗？""你觉得这样做好吗？""照您的意思……"等问题询问病人，给病人说话的机会，激发他们交谈的兴趣。如用"您头痛吗？""你今天的感觉比昨天好一些，是吗？"等封闭式问题询问病人，将病人的回答限制在简单的"是"与"否"的范围内，则是封闭式语言表达方式。显然，上述两种语言表达方式各有所用，男护士要根据需要，灵活选择。

2）启发式语言表达：护患交谈时，男护士要全力克服自己因占谈话主导地位，容易产生向病人一味发问，搞"一言堂"的缺点，主动从多启发病人交谈入手，用真诚和关爱的言行让病人信任自己，想方设法引导他们说出真心话，讲明现想法，并从中发现问题，分析成因，找准症结，妥善解决，顺利达成防患于未然的护理目标。

3）讨论式语言表达：针对病人所患疾病的防治需要，选择护患双方共同关心的话题进行交谈，引导大家围绕话题，充分讨论，畅谈想法，各抒己见，真正促成护患双方在同一问题的处理上，相互尊重，协同攻关，以理服人，达成共识。

4）疏导式语言表达：这是一种引导病人倾吐心中忧虑和苦闷的语言表达方式，适用于患有心理性疾病的病人。男护士要认真学好、善用这种语言表达，当面对这些病史长，哀怨多，一谈伤心事就痛哭流涕的心理疾患病人时，要理解、同情，耐心倾听，先让其畅所欲言，发泄积怨。随后再用疏导式语言进行心理治疗，使其逐步平静，慢慢恢复，促使病情向好转的方向发展。

（二）护理服务语言的应用技巧

学好用活护理服务语言，有效提高与病人言谈的艺术性，同样是男护士务必练就的一项语言基本功，理应踊跃实践，刻苦磨炼，切实掌握以下应用护理服务语言交谈的基本技巧：

1. 选准话题，巧妙开场的技巧

要想与病人顺利交谈，男护士应在不断积累交谈经验，掌握实用交谈技巧的基础上，事先要因时、因地、因人选好恰当的话题，以便与病人围绕话题交谈时形成情感交流，使他们得到心理上的满足和慰藉。如做晨间护理时，可用"早上好！昨晚睡得怎样？"的问候语开场，让病人内心感到温暖，乐意与你交谈。或以关心病人生活的话题开头，如对病人说："今天的天气突然变冷，气温下降了好几度，大家要注意多穿衣服，不要着凉了"等。这样，通过营造良好的交谈开场，使病人真正体验你的关怀与诚意，并希望与你继续交谈，不断得到安慰、信赖和鼓励。于是，护患之间就可敞开心扉，畅所欲言，开展优质高效的护患交谈。

2. 全神贯注，正确聆听的技巧

针对病人都想把自己的病情尽快让医护人员了解，以便得到正确诊治的心情，男护士在交谈过程中，要始终面带微笑，全神贯注，礼貌亲切，耐心聆听，尽量让病人倾诉自己的病情，不随意打断病人的诉说，并注意从准确了解病情的角度，抢抓适当的插话询问机会，启发、引导病人说出有用的疾病信息，并耐心解释病人提出的有关所患疾病的医护问题，使病人真正感到你在关注、理解和帮助他，愿意做你无话不谈的合作者与好朋友。

3. 转变话题，结束交谈的技巧

当男护士感到病人的谈话离题较远或内容讲完时，应委婉、自然、及时地转变话题，切不可因转变过快，突然打断病人的谈话，引起病人的不愉快。结束交谈时，男护士应在病人谈完后，及时用"您今天谈了很多，该休息了，今后继续谈"的服务语言劝告病人休息，或设法将话题转变，再适时结束交谈。

> **练一练**
>
> 按照护士言谈礼仪的训练要求与标准，安排男护士严格按照标准，逐项训练，力争达到预定的护士言谈礼仪实训目标。

二、男护士社交礼仪

在社会交往实践中，男护士应认真学习社交礼仪基本知识，掌握社交礼仪实用技术，积极依靠社交礼仪，真正促使交往双方沟通信息，交流思想，融洽关系，结交朋友。

知识链接：

社交礼仪概述

社交礼仪是指在社会交往中，个人为表示对他人的尊敬和友好，在言谈、举止、仪表等方面遵守人们普遍认同的礼仪规范，是男护士参与礼仪活动的重要内容，务必扎实学习，规范实施。

1. 社交礼仪基本内涵

（1）礼貌的概念：礼貌作为社交礼仪的基本内涵，是指人们交往时相互表示尊敬和友好的行为规范，是人们文明交往的起码要求，既客观体现了一个国家、民族的社会发展要求、时代风貌、文化层次和道德水准，又如实展示了一个人的思想觉悟、文化素养和品德修养程度，成为各国人民共同追求和讲究的行为准则。

（2）礼貌行为类别：具体包括①公共场所最起码的行为准则；②个人交往时最起码的礼节；③个人私生活中最起码的行为习惯等三种类别。这三种礼貌行为均以仪表端庄为基础，要求人们参加社交活动时，要根据时间、地点和目的等因素穿着打扮，努力使自己仪表端庄，大方得体，真诚地表示对他人的尊重。

（3）礼节的概述：礼节作为礼貌的外在表现形式，是指人们在日常生活中语言、行为、仪态等方面的具体表现，特别是在交际场合向他人表示尊敬、问候、祝贺、致意、哀悼、慰问，以及必要协助和照顾的惯用形式。它与礼貌之间存在着相辅相成的关系。一般，有礼貌而不懂礼节，往往容易失礼。如有时可见某些人对他人恭敬、谦虚，但交往时却手足无措，礼节不周。另一种人虽懂礼节，但交往缺乏诚意，令对方感到不舒服，从而拉大了双方的心理距离。

2. 社交礼仪操作原则

（1）尊重原则：尊重是礼仪的情感基础，只有在社会交往中讲究礼貌，尊重对方的人格尊严，才能形成、保持愉快和谐的人际关系，达到双方沟通联系、协作配合的交往目的。事实上，尊重是相互的。因此在实施尊重原则的过程中，一要学会先尊重对方，继而获得对方的尊重；二要尊重对方的隐私，交谈时善于回避涉及对方隐私的所有话题；三要尊重对方的风俗习惯，让对方在交往中能感受到你的真诚、周到和体贴温馨。

（2）宽容原则：宽容通常是指交往者的宽宏大量，能原谅对方的过失，容得下对方。实际上，在社会交往中，每个人都应学会推己及人，多为对方着想，做到严于律己，宽以待人，当对方的意见与自己对立，或对方伤了自己的自尊心、侵犯了自己的利益，都能以宽大的胸怀宽容对方。

（3）自律原则：人们为维持社会生活的稳定，建立、维持了能反映大家共同利益要求的礼仪规范。显然，男护士作为社会的成员，理应对这些礼仪规范自觉学习，生动掌握，牢固树立礼仪规范信念，不断增强用礼仪规范约束自己言行的自律意识，以便在社会交往时能自觉执行各项礼仪规范要求。

（4）适度原则：创造、保持适度的社交距离，是男护士社交务必坚持的一项原则。实质上，社会交往的距离需要适度把握，既不能在交往时缺乏热情，又不能热情过度，让对方觉得虚假。要根据不同情况创设和把握适当的交往距离，力争借助这种距离维持朋友关系，营造朦胧美感，促进相互交往，走出沟通困境，巧妙获得对方的友情、信任和理解，成为待人有方的实践者。

3. 社交礼仪的重要性

社交礼仪的重要性体现在两个方面，一是从心理学角度而言，与人交往的

"第一印象"甚为重要。实践证实，这种"第一印象"正是来源于交往者对对方仪表、仪容、言行举止的礼仪水准和是否讲究礼貌礼节的客观判断与评价。二是从伦理学角度来看，实施礼仪不单纯是对他人表示尊敬和友善，更是施礼者外显自身内在美的契机。显然，把握好这种机遇，就可使施礼者用发自内心的真诚，想方设法尊重、礼遇对方，设身处地为对方的利益和发展着想。

社交实用艺术

通常，社交实用艺术是指社交的基本方法和手段。在社会交往中，交往者除要态度诚恳、语言完善和为人谦恭外，还须掌握下列社交实用艺术，才能保障双方交往顺利，沟通成功。

1. 微笑的实用艺术

实际上，微笑作为一种各国人民都能理解的世界性"语言"，是每个人在社会交往中经常显露的表情。它以社交时能发挥传递情感，显示态度，表达友好，带来欢乐和给人幸福美感等作用，成为人们社交时务必掌握的一种交往艺术。

（1）微笑常见类型：在人际交往中，微笑的形式多种多样，所产生的效应各不相同。一般，日常生活中常见的微笑类型有：

1）喜悦欢迎型：常出现在接见宾客时，主人往往微笑着与客人握手。由于这种微笑表达的是"欢迎您光临"的含义，可使客人感到温暖和喜悦。

2）示意道歉型：无意中在公共场所损害了他人的利益，如不小心撞了他人，要立即微笑着向对方道歉，说声"对不起"，真心实意地求对方接受你的歉意，谅解你的失礼。

3）缓和气氛型：当善于社交者在某种场合被人讥讽时，常用微笑或说笑话方式来转移视线，进而缓和气氛，打破僵局。

4）婉转谢绝型：在社交中对别人的请求，采取边微笑边摇头的方式来暗示谢绝，可让对方好下"台阶"，容易接受。绝不能板起脸来拒绝，使对方顿生反感，难以接受。

5）娇妩爱慕型：交往时向对方的嫣然一笑。这种微笑的特点是双眸柔和，带着思慕，唇齿略露，发笑时用闪电式的眼神向对方无声的一瞥，表示对对方的爱慕。

6）招徕顾客型：服务人员欢迎顾客光临时所带的微笑，这种微笑旨在温暖客人的心，激发顾客接受服务的兴趣。

（2）微笑的基本内涵：概括起来，微笑的基本内涵有以下5种。

1）作为礼貌的载体：在现实生活中，凡是一位讲礼貌、守礼节的人，都会常把微笑当作礼物，奉献给与之交往的每位对象，使他们深感亲切、愉快和温暖。

2）作为自信的象征：当一个人遇到严重困难或极大危险时，仍能面带微笑，若无其事，这种微笑就可作为当事人巨大自信和力量的象征，深深感染、影响其周边的人。

3）作为交际的手段：由于面带微笑与人交往，常常会取得成功，实现预期的交往目标。因此，微笑是人们公认的一种交际手段，尤其值得我们扎实掌握和灵活应用。

4）作为和睦相处的反映：事实上，只有经常保持微笑的人，才能与他人关系融洽。由于常带微笑、和蔼可亲的人容易接近，便于打交道，因此微笑是和睦相处的客观反应。

5）作为心理健康的标志：事实上，心理健康的人才能发出真诚的微笑。微笑作为心理健康的标志，能生动反映心理健康者胸怀温暖、心地善良、情操美好、素质优异和富有同情心，由于这种人愿意与他人分享快乐，主动为他人减轻痛苦和分担忧伤，因而是人们社会交往要充分依靠的力量。

> **练一练**
> 按照微笑的基本要求与标准，采取独自对镜训练、相互面对面训练和临床实践训练等三种方法进行微笑训练，力求达到学会微笑的实训目的。

2. 恭维的实用艺术

推进社会交往，协调人际关系，离不开交往者学习、掌握恭维的实用艺术，充分发挥恭维促进了解、增进友谊、浓厚感情、拉近距离的正面交往作用。为此，要严按以下要求用好恭维艺术。

（1）因人而异，分别实施：恭维前，要充分了解恭维对象的年龄、性别、职业、社会地位、性格特征等基本情况，及时制订有较强针对性的恭维方案，严依计划，按人恭维，力争获取良好的恭维效果。

（2）借题发挥，营造氛围：及时认识恭维不是社会交往的目的，而要借题发挥，巧妙利用，为交往双方的深入沟通营造融洽、友好的交往气氛。

（3）语意诚恳，令人相信：注意在恭维的同时，明确表明自己的愿望、打算和目的，并有意识地披露一些实施细节，逐步使被恭维者感到你真诚可信，值得交往与合作。

（4）措词得当，避免误解：认真构思恭维的恰当措词，动态了解被恭维者的情绪变化，紧密结合实际，巧妙恭维，全力避免出现被人误解，弄巧成拙的不良局面。

（5）注重场合，防人难堪：在公共场所恭维某人时，要把握机遇，巧妙恭维，既让被恭维者对你产生好感，又不引起其他人由此产生不快或反感。

3. 客套的实用艺术

（1）客套的特点。

1）谦恭性：客套话尽管是随口而出的习惯性用语，但它可表达说话者的谦恭愿望，发挥在社交中的联系沟通作用。

2）首尾性：首尾性决定了客套话的位置关系，以致客套话通常用在讲话的开头和结尾处。

3）多余性：与讲话的正式内容比较，客套话往往是多余的，但又是讲话不可缺少的。

4）同调性：剖析客套话的内容，可见它千篇一律，大同小异，毫无独特的内容，因而具有同调性的特点。

5）虚伪性：通常，说客套话的人往往动机不一，用心各异。有的确实是出于谦虚和礼貌；有的却违背真心，抱着不良的动机来愚弄、欺骗听者。

（2）客套的作用：客套话在日常交往中，能发挥减少摩擦，润滑社交的作用。如请人办事，说一句"劳驾"；送客出门，道一声"慢走"。这些客套都能展示你礼貌周到、谈吐文雅的风貌。在服务行业，客套更为重要，要经常根据交际情境的变化，适时巧用各种客套话，借助客套的实用艺术，开创业务交往新局面。

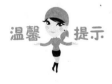
温馨提示

常用的客套话

（1）向人祝贺说"恭喜"，请人改稿说"斧正"。

（2）求人解答说"请问"，赞人见解说"高见"。

（3）招待远客说"洗尘"，陪伴朋友说"奉陪"。

（4）对方来信叫"慧书"，老人年龄称"高寿"。

（5）与客握别称"再见"，归还原物叫"奉还"。

此外，在社会交往中，当遇到自己不愿意接受的事情时，应懂得在这样三种情况下说"不"：①感到烦恼和受压迫；②感到没有成果和不满足；③感到备受连累等。同时，还应做到：一要与对方设置心理距离，并有效利用客套和敬语，在双方之间构筑一道看不见的隔离墙。二要使自己有意识地形成说"不"时所必须有的心理距离。三要注意做好说完"不"后的"售后服务"。总之，要在自己达到"诚心诚意"水准时才说"不"。

任务四
男护士护理操作礼仪及常见范例

学一学

临床护理实践表明，男护士用礼貌规范的护理操作参与护患关系的构建，是提高护理质量，降低护理风险，促进良好护患关系建立的重要举措，迫切需要男护士严格按照要求，刻苦训练，力争以娴熟的护理操作技能和较高的操作礼仪水准，为建立良好的护患关系尽到责任。

一、护理操作准备礼仪

（一）仪容、举止的礼仪要求

男护士在护理操作准备阶段，应严按仪容、举止的礼仪要求，促使自己的工作仪容与举止端庄、得体，符合护理操作的礼仪规范。即要以清洁、整齐的着装，轻快敏捷的举止，肃静悄然地推车（或持盘）行走，走到病房门口应先轻声敲门，再轻推开房门入内，并随手轻轻将房门关好。走进病房要先向病人点头微笑、问好和打招呼，再开展操作前的有关准备工作。

（二）交谈、解释的礼仪要求

每次护理操作前，男护士都应按护理操作规程，主动与病人进行礼貌交谈。即在严格查对清楚病人的姓名、年龄、性别、所用药物的名称、浓度、剂量、时间、方法等事项的前提下，简要清楚地向病人介绍本次操作的目的、方法与过程以及病人需做的准备，操作中可能出现的感觉等，礼貌性地让病人知道即将为他做什么操作和为什么要做这项操作，并对病人的疑问进行合理解释和正确引导，以求事先征得病人的理解、同意和配合，保障这次护理操作的顺利实施。

二、护理操作实施礼仪

（一）操作态度亲切、和蔼

具体从事每项护理操作时，男护士先要以亲切、和蔼的态度，向病人表达发自内心的真情与关怀，自觉用礼貌的交谈和友好的体态，让病人感到温暖和放心。随后，要注重与病人言语沟通，友善耐心地向病人解释操作方法和意义，动态询问病人的感受，及时解除他们的疑惑，适当给予相应的安慰，力争获得病人最大限度的理解与配合。

（二）操作技术准确、娴熟

事实上，对病人的尊重与礼貌，体现于男护士过硬的基础知识和熟练的操作技术。因此，男护士进行护理操作时，不仅要以亲切温和的态度，轻柔敏捷的动作，娴熟准确的技术，使病人深感礼遇和尊重。而且还应指导病人接受操作，鼓励病人自觉配合，以减轻病人痛苦，降低操作难度，真正提高护理操作的质量与效率。

三、护理操作完成礼仪

（一）操作完毕诚恳致谢

护理操作一旦完毕，男护士要立即对病人的配合和协作，表示真诚的感谢，以体现自己良好的职业道德和礼仪修养。同时，也让病人明白与医护人员密切配合，更有利于自己早日康复的道理。

（二）及时嘱咐与安慰

护理操作完成后除向病人致谢外，男护士还应按护理操作程序，及时依据病人的病情给予嘱咐和安慰。所谓嘱咐是指护士操作后应再次核对、观察护理操作效果，询问病人的相应感觉和交代有关注意事项。而安慰是指护士对因操作造成的不适和顾虑给予合理解释。它们均对病人的康复具有重要意义。

病人陈富源，男，56岁，因行喉癌切除术，需要吸痰。

操作前解释：

"陈大伯，您术后康复情况较好。只是现在因痰较多，影响了您的呼吸，我要帮您吸出痰液，使您能够通畅呼吸。吸痰时由于吸管插入气管，您会出现呛咳和感到难受，但很快就会过去，只要痰液吸出，呼吸恢复通畅，您不仅会感到舒服，而且还能防止肺部感染。请您放心，我操作时动作会相当轻柔，以便尽量减少您的不适。"

操作中指导：

"好，现在开始吸痰。请您先吸一会儿氧气……不错，请您停止吸氧，我要给您吸痰了，请您这样闭住气，很好，请忍耐一下……好，休息一会儿，我再为您吸一次……您感觉好一些了吗？请再吸一会儿氧气，我听听您的肺部。"

操作后嘱咐：

"现在您的呼吸通畅了，肺部痰鸣音也明显减少，达到了这次吸痰的治病目的。您好好休息吧，过一会儿我再来看您。"

总之，按护理礼仪规范进行准确熟练的护理操作，既可为病人提供优质的护理服务，又能帮助病人理解、认识每项医疗护理措施对治愈其疾病的作用与意义，从而有利于加强护患沟通，深化护理礼仪改革，不断提高临床护理质量。

想一想
男护士护理操作的准备礼仪、实施礼仪和完成礼仪的内涵和要求是什么？参照有关训练标准和操作范例，你怎样进行这三个护理操作阶段礼仪的严格训练和规范养成？

四、常见男护士护理操作礼仪范例

加强男护士护理操作礼仪的规范培养，能有效提高他们的临床护理服务质量，现列举一些男护士的护理操作礼仪范例，供广大男护士接受培训时参考。

（一）留置胃管

例如病人程某，男，52岁，某制药企业推销员，因粘连性肠梗阻急诊入院。某男护士遵医嘱为他留置胃管，进行持续性胃肠减压操作，注入生植物油150 ml，夹闭1小时，3小时后用肥皂水600 ml灌肠。每天2次。

操作前解释：

男护士："程先生，您好！您患的是急性粘连性肠梗阻，需要留置胃管进行胃肠减压，这是治疗肠梗阻的重要方法。请您积极配合，我要给您插一根胃管吸出胃肠道内的气体和液体，以减轻腹胀，降低肠腔内压力，减少肠腔内的细菌和毒素。我保证插胃管的动作细致、轻柔，请您不要紧张，与我配合一下。插胃管并不像您想象的那么难受，只要我们配合好会相当顺利的。开始会有点恶心，您大口喘气、深呼吸，做吞咽动作，一会儿就好啦。"

操作中指导：

男护士："您不要动，我先用棉签检查并清洁您的鼻孔，然后为您测量一下需要插入的长度。"

"您的头先稍后仰，我将胃管通过鼻腔慢慢插入，您像我这样哈气（男护士做示范动作），您现在做吞咽动作……好，不要着急，再咽一咽……马上就好，再坚持一下……好的……深呼吸（用注射器抽吸，见胃液流出）好了，您看胃液已经出来，证明胃管已经在胃内。现在我固定好留在体外的管子，并接通胃肠减压器抽吸胃液。您现在觉得难受吗？请继续深呼吸，等一下就会好的。"

"您感觉好一些吗？已经吸出1 000 ml多胃液了。我帮您倒掉。现在我用注射器把这些油打进胃管内，您可能会有些憋胀，但不严重。（边注油边安慰）很多肠梗阻病人通过这种治疗方法都好了，您也一样，会好起来的。（见病人皱眉，似乎想呕吐）您是不是很难受，想吐是吗？我再推慢一点，要我拿痰盂吗？"

操作后嘱咐：

男护士："油推注完了，共150 ml。我已经夹闭了胃管的末端，现在不能继续接胃肠减压器抽吸胃液了，因为这样会把刚才注入胃内的油吸出来，使它起不到治疗作用。您可以休息了，一小时后我会来为您打开胃管。有事请按呼叫器，我会很快赶到。"

（二）压疮护理

例如病人向某，男，72岁，脑梗塞，左侧肢体偏瘫，骶尾部有一个3 cm×4 cm的压疮，已形成水疱并破溃。某男护士遵医嘱为其进行压疮护理。

操作前解释：

男护士："向大爷，我现在给您的压疮做些处理好吗？会有一些疼痛，请您忍耐住。因为如不及时处理，压疮就会再扩展，不仅使您增加痛苦，加重病情。而且还可能继发严重感染。您放心，我会细致轻柔操作的，尽全力减轻您的痛苦。"

操作中指导：

男护士："向大爷，您平躺快2个小时了，我帮您侧身睡一会儿，并给您按摩背部等受压处，按摩可促进这些部位的血液循环，发挥预防褥疮的作用，您感觉舒服一些了吗？我现在要给您这块压疮换药，您需要忍耐一下疼痛，马上就会换好药的。您这是Ⅱ度压疮，不仅处理较复杂，而且恢复也较慢，从今天起，我们一天给您做2次理疗，很快就会好的，您不用担心。好，处理做完了，您现在好好休息。"

操作后嘱咐：

男护士："大爷，产生压疮主要与长期卧床不改变体位，局部组织受压过久有关。您今后要注意经常变换体位，我会每小时帮您翻一次身的，今后咱们要共同做到"勤翻身、勤擦洗、勤按摩、勤整理、勤更换"并注意增加营养，增强身体抵抗力和组织修复能力，您的压疮很快会好的。"

（三）酒精擦浴

例如病人肖某，男，26岁，制药企业技术员，肺部感染，高热，39.5℃，某男护士遵医嘱为其进行物理降温。

操作前解释：

男护士："肖技术员，你好！你因肺部感染正在发高烧，我要用酒精擦浴措施给你降温。这种降温方法简单有效，没有什么痛苦，在擦浴过程中，如有不舒服的感觉，你要立即告诉我。"

操作中指导：

男护士："肖技术员，我先把冰袋放在你的头上，这样有助于降温，并防止擦浴时表皮血管收缩，血液集中到头部引起脑充血。热水袋放在你脚底下。我先给你脱去上衣，松开裤带。"

"肖技术员，我等一下会在你的腋下、手掌心、腹股沟、膝盖后面、脚心等部位用劲擦浴，时间也要长一些，直到皮肤发红为止。这样才能达到散热目的。对冷刺激敏感的部位如前胸、腹部、后颈等，则不能擦，以防引起不良反应。"

操作后嘱咐：

男护士："肖技术员，酒精擦浴做完了，我帮你穿好衣服，取走脚底下的热水袋，盖好被子，半小时后我再为你测体温，你先休息一会儿。"

"很好，你的体温明显下降，现为38.2℃，可以取走冰袋了。请你好好休息，多喝水，有事请按呼唤器。"

（四）膀胱冲洗

例如病人刘某，男，65岁，退休教师，前列腺摘除术后进行持续性膀胱冲洗。某男护士遵医嘱为其做膀胱冲洗。

操作前解释：

男护士："刘老师，您刚做完前列腺摘除术，现在需要进行持续性膀胱冲洗，目的是及时冲洗出膀胱内的血性尿液，防止造成感染和形成血凝块阻塞尿道。您不要紧张，这是手术后必须要做的治疗，冲洗时是没有疼痛感的。"

操作中指导：

男护士："刘老师，您留置的是三腔气囊尿管，一个腔通向气囊，注水后气囊膨胀尿管就不会脱出来；另一个腔引流尿液；还有一个腔现在持续滴入生理盐水进行冲洗。"

操作后嘱咐：

男护士："刘老师，您翻身时一定要防止尿管被扭曲、折叠或强行牵拉，以免造成冲洗引流不畅甚至尿管被拽出导致尿道损伤。冲洗通常要进行2、3天，膀胱引流出的尿液正常就可以停止了。"

（五）体位引流

例如病人李某，男，58岁，邮递员，因慢性支气管炎急性发作入院，目前痰量较多，不易咳出。每天晨起频繁咳嗽，病人感到受不了。某男护士按护理计划给病人稀释痰液，体位引流。

操作前解释：

男护士："李伯伯，昨晚睡得好吗？咳嗽好些了吗？痰量多不多？医生已给您用了利痰药，痰比昨天容易咳出吗？为了使您咳痰更容易，今天我们开展利用体位，结合叩击与震荡的方法排痰，肯定会对您排痰有好处，您只要与我们配合就行。"

操作中指导：

男护士："李伯伯，您现在向左侧睡好吗？我来为你叩击，请做深呼吸，不要急，慢点进行，我会适当用力的，如您感到疼痛或不适，请立即告诉我，好吗？"

"好，隔2小时后，再换右侧卧位，我再来帮您叩击，现在您保持左侧卧位，到时我再来。"

"……怎么样，经过以上两次叩击，我看您呼吸舒畅一些了，痰咳出了多少？您配合得很好，最后再叩一次，做完后，请保持一会儿现在的体位，随后可适当活动。"

操作后嘱咐：

男护士："李伯伯，感觉好些了吗？您做得相当好，明天我再为您做一次。请您好好休息，有事请按呼叫器，我会随时来看您。"

> **想一想**
>
> 在上述留置胃管、压疮护理、酒精擦浴、膀胱冲洗和体位引流等五种护理操作礼仪范例的学习过程中，作为一名男护士，应当怎样举一反三、灵活应用，紧密结合临床护理操作实际，掌握与运用每项操作的实用方法和运作技巧，规范、娴熟地进行操作前解释、操作中指导与操作后嘱咐，有效、圆满地完成每次操作任务，直接给病人提供优质满意的服务？

一、项目评价表　　　　　　　　　　　　　　❗ 评价反馈

姓名_____　　班级_____　　项目得分_____

实训项目	分值	实训要点及标准	学生评价	教师评价	综合评价
仪容	15	得体大方、修饰合理、表情和蔼、目光热情、微笑感人；每项3分，按小项评分			
举止	18	日常生活：姿势规范、行礼文明；共9分，按小项评分。 临床工作：站立优雅、落座敏捷、行走健美、持物有礼；共9分，按小项评分			
着装	15	遵守TPO原则，符合工作时与非工作时的着装要求；共15分，其中工作着装8分，非工作着装7分，按小项评分			

实训项目	分值	实训要点及标准	学生评价	教师评价	综合评价
言谈	18	会用敬语、谦语、雅语；共9分，每项3分，按小项评分。话题选择恰当、表达准确谦和、善用多种谈法；共9分，每项3分，按小项评分			
社会交往	16	日常交往礼仪符合实训要求；共8分，按小项评分。主要社会活动礼仪符合实训要求；共8分，按小项评分			
护理操作礼仪	18	护理操作前、操作中和操作后礼仪符合实训要求；共18分，每项6分，按小项评分			

二、思考题

1. 浅谈男护士的发展简史。

2. 比较男护士的优势与劣势，简述男护士的职业体验与改进对策。

3. 男护士工作时的仪容礼仪有哪些要求？如何规范实践？

4. 简述男护士微笑的作用和模拟实训的方法。

5. 男护士工作时的举止礼仪是什么？为什么要求他们这样做？

6. 谈谈如何规范实践男护士举止礼仪。

7. 何谓TPO原则？简述穿西装的基本要求。

8. 男护士为什么在工作时要这样着装？

9. 简述男护士交谈的基本知识、实用方法和交谈技巧。

10. 简述男护士社会交往的基本知识和实用艺术。

11. 结合临床护理实际，谈谈男护士的护理操作如何达到护理礼仪的规范要求？

（李晓阳）

下 篇

模拟实训

第一章

基本概述

护理礼仪是护士在临床护理和卫生服务实践中所形成的一种被社会公认的、须严格遵守的行为规范和执业准则。它归属于职业礼仪范畴，是一种产生于护理服务过程之中，可具体展现护士素质修养和职业道德的特殊行为规范。具有很强的实践性、应用性和普及性，对培养高素质实用型护理人才，提高护理服务质量和优化护士整体形象具有重大作用和深远影响。

一、护理礼仪模拟实训基础知识

通常，所谓护理礼仪模拟实训是指教师指导学生充分利用学校营造的高仿真临床环境，合理选择适宜的模拟方式，有的放矢地对护理礼仪规范进行实践训练的活动。它是教师坚持贴近学生，联系岗位，增强技能，服务社会的基本原则，根据这门课程的教学实际，精心筛选有利于学生在校掌握护理礼仪实践技能，科学指导学生逐步获取护理礼仪的有效学习方法和训练技能。推行护理礼仪模拟实训，有利于学生全方位地适应医学模式转变（即从生物医学模式转变成"以病人为中心"的生物—心理—社会医学模式）所导致的护理职能变化，用高尚的护理道德，精湛的护理技术，优异的护理素质，礼貌的护理服务，不断促进良好的护理职业素质和自身修养的渗透融合，以强烈的护理职业美感，动态、及时地维护、促进广大人民的身心健康，从医疗卫生角度为我国社会主义现代化建设做出应有的贡献。

二、护理礼仪模拟实训主要方法

进行护理礼仪模拟实训，历来形式各异，方法众多。其中主要方法概括起来有以下几种：

（一）认准标准，掌握练法

在护理礼仪模拟实训前，教师应及时按实训计划，对学生进行周密细致的护理礼仪理论讲授和技能介绍，有针对性地帮助他们真正理解开展护理礼仪模拟实训的重要意义和实用价值，调动他们掌握护理礼仪基础知识和主要技能的积极性。教师在认准护理礼仪规范实训标准的基础上，要精心准备，合理施教，不失时机地向学生详细介绍每项护理礼仪技能的实训方法、操作要求和注意事项，并通过动作示范、技巧讲解、方法传授和指导答疑，切实帮助他们消除疑虑，树立信心，明确目标，掌握练法，有的放矢地踊跃参与护理礼仪模拟实训。

（二）观看课件，现场示范

周密组织学生反复观看有关护理礼仪操作技能的实训课件、DVD和录像带等视听教学资料，想方设法使他们对护理礼仪模拟实训形成感性认识，留下第一印象。同时，聘请临床护理教师到实训基地进行现场示范，通过不同形式的技术讲解、方法传授和现场观摩，用言传身教的育人行为，有效引导学生勤学方法，苦练技能，掌握技巧，学会实践，逐步成为护理礼仪服务的合格实践者。

（三）角色扮演，技能实训

注重严按护理礼仪模拟实训大纲要求，有计划有步骤地安排学生分别扮演医生、护士、病人、病人家属等角色，在高仿真临床环境中分别进行不同角色的言谈、举止模仿和护理礼仪模拟实训活动。通过护士的仪容礼仪、举止礼仪、服饰礼仪、言谈礼仪和社交礼仪实践，初步掌握与人打交道的本领。同时充分利用高仿真临床环境模拟各种复杂多变的临床护理场景，使学生仿佛身临其境地实践护理工作礼仪和护患礼仪，学会在今后的护理服务实践中，灵活熟练地运用所学的护理礼仪知识，以礼貌的言谈、和蔼的态度、得体的举止、熟练的操作给病人以亲人般的关怀，不断提高护理服务质量，缩短护患之间人际距离，慰藉、温暖病人的心灵，逐步成为病人的知心人、亲密者和好朋友，能真正得到他们的理解、欢迎和爱戴。

（四）规范训练，逐项过关

一丝不苟地按护理礼仪模拟实训大纲进行规范训练，采取多种训练方法和随机动态考核，形成学中练，练中学，动态考，考后改，勤总结，促改进的护理礼仪模拟实训机制，科学引领广大学生逐项掌握护理礼仪实践技能，以语言规范，礼貌热情，亲切温柔，端庄大方，敏捷娴熟，耐心细致的实训效果，使学生成为今后能优质执业，有效创业，深受病人欢迎、喜爱的高素质护理先生和白衣天使。

（李晓阳）

第二章

模拟实训

一、护士仪容礼仪模拟实训

在学校有关场所（护理礼仪实训室、风雨操场、学生公寓、附属医院等）组织护生进行仪容礼仪模拟实训，主要分两项实训科目进行。

（一）目光与眼神的模拟实训

1. 目的

严格按照训练要求，反复进行目光与眼神的模拟实训，学会注视。

2. 内容

（1）关注型注视：在适当长的时间内注视对方的双眼，表示关注者以聚精会神方式重视对方。

（2）公务型注视：在正规的公务活动中，注视对方的眼部至额头（即以双眼线为底线，从上顶角到前额的脸的上三角部分），表示关注者严肃认真，公事公办。

（3）社交型注视：适用于舞会、茶话会及各种类型友谊聚会等社交场合。关注者注视的范围为对方的眼部至唇部（即以双眼为上线，嘴为下顶角的脸的下三角部分）。

（4）近亲密型注视：注视对方的双眼至胸部，表示亲近、友善，适用于关系亲密的男女交往。

（5）远亲密型注视：注视对方眼部至裆部，也表示亲近、友善，适用于关系相距较远的熟人，但不适用于关系一般的异性。

（6）随意型注视：随意瞥视对方任一部位，表示注意或敌意，慎用于公共场合对陌生人的注视。

（二）微笑的模拟实训

1. 目的

严格按照训练要求，反复进行微笑的模拟实训，学会微笑。

2. 内容

（1）独自对镜训练法。

1）取厚纸一张，遮住眼睛下边部位。心里想着高兴的事，对着镜子口里念着普通话的"一"字音，使笑肌抬升收缩，鼓起双颊嘴角两端，做出微笑的口型，并自我"定格"。

2）用有关物品遮掩眼睛以下部位，单纯观察自己眼睛微笑的情况。这时使双眼自然地呈现出微笑的表情，随后放松面部肌肉，眼睛恢复原形，让目光中反射出含笑的神采。

3）学会自我观察，看镜子中自己的微笑是否达标。

（2）相互面对面训练法：每2名同学一组，面对面站立，相视微笑而"定格"；并彼此评价，指出不足后，再继续练习。

（3）临床实践训练法。

1）临床护理实习时，主动把事先制订的微笑训练计划交给或告诉护士长。

2）在从事每项临床护理工作中，请护士长有意观察或同学相互观察自己工作时的微笑表现。

3）工作之余要及时总结，相互交流，指出不足，共同优化微笑的质量。

二、护士举止礼仪模拟实训

（一）站姿实训

人的最基本姿势之一是站姿，实训得当的站姿表现人的静态美，也是发展不同动态美的基础和起点。

1. 规范站姿

（1）基本站姿

头正颈直，两眼平视，唇闭颌收，双肩平正，挺胸收腹，臀部夹紧，身体挺拔，两臂下垂，手指并拢，中指压裤缝，两腿挺直，膝盖相碰，脚跟并拢。身体正面重心线在两腿中间，并向上穿过脊柱及头部，重心落在双前脚脚掌，身体侧面重心落在骨盆正中（图2-1）。

（2）"V"字步站姿

适用于隆重、热烈或庄重的场合。在基本站姿的基础上，身体挺直，收腹提臀，双肩平正，下颌微收。两脚尖张角约45°，双脚呈"V"字形。膝部和脚后跟靠紧，脚尖平齐向前，右手握住左手，右手食指微翘，贴放在腹前脐下1寸或脐上1寸，或背在身后贴于臀部（图2-2）。

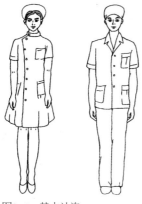

图2-1 基本站姿

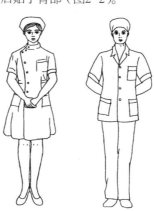

图2-2 "V"字步站姿

（3）正位丁字步站姿

在"V"字步站姿基础上移动右脚（或左脚）跟至另一脚内侧凹部，两脚互相垂直呈"丁"字步，双手在腹前叠放或相握（图2-3）。

（4）侧位丁字步站姿

一脚呈水平位，另一脚与之垂直（脚尖向正前方），其余要求与正位丁字步站姿相同（图2-4）。

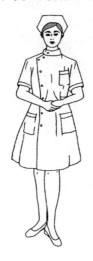
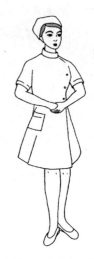

图2-3　正位"丁"字步站姿　　　　　　图2-4　侧位"丁"字步站姿

2. 基本站姿实训

基本站姿训练是体态训练中最基础的训练。

（1）站姿训练要领

1）训练身体重心的位置：掌握好身体重心，身体正直，重心平衡，能自然地改变站立姿势。

2）保持两脚位置与两脚间的距离：准确把握站立时两脚间的距离，使站姿更稳定，并与手和谐一致，使整个身体协调、自然。

3）训练挺胸、收腹、直腰、提臀：掌握挺胸、收腹、直腰、提臀的方法及技巧，重心上升、身躯挺拔。

4）训练面部表情：准确把握下颌微收的幅度，掌握面部微笑、平静等表情的要领，心情愉悦、精神饱满。

5）训练耐久性：站立耐久性是保证站姿优美的基础，也是对个人耐力的考验，能适应较长时间的站立。

（2）练习的方法

1）靠墙训练：背靠墙站立，使枕部、肩胛骨、臀部、小腿、足跟紧贴墙面，全身肌肉绷紧，可在身体和墙面接触点上放一张纸片，以纸片不落下为标准来达到强化和检验效果的目的。

2）背靠背训练：两人一组，背靠背站立，使双方的枕部、肩胛骨、臀部、小腿、足跟相贴，在两人的肩部、背部、小腿等相靠处各放一张纸片，以纸片不落下为标准来达到强化和检验效果的目的。

上面的两种方法可以训练站立动作的稳定性，还可以使后脑、肩部、臀部、小腿、脚跟保持在一个水平面上。

3）顶书训练：头端正，颈部自然挺直，下颌向内微收，目光平视，面带微笑，把书本放在头顶，保持头、躯体平稳。这种方法可以矫正低头、仰脸、歪头、晃头及左顾右盼的不良姿态。

4）提踵训练：找一高低相差10 cm左右的台阶，脚掌站在高处，脚跟悬空，全身肌肉绷紧，保持站立姿势，身体挺拔向上，进行上下颠动练习，或身体挺直提臀，静止不动，以练习平衡感。

5）听乐助练：站姿实训时应边站边听一些轻松愉快的音乐，以便减轻疲劳，调整心态，激发兴趣，避免枯燥，利用轻音乐配合站姿实训，这种助训方法可推广到其他姿势的实训。

（二）坐姿实训

优美的坐姿往往给人留下舒适安详，端庄稳重的印象，所以，体态美离不开规范的坐姿美。

1. 规范坐姿

（1）基本坐姿。女士入座后应抬头挺胸，下颌微收，目视前方，两肩平正，上身与大腿、大腿与小腿均呈直角，双膝并拢，两脚平落，脚跟靠紧，足尖向前，只坐椅子的1/2～2/3，双手相叠自然地放在大腿上。

男士可双脚分开与肩等宽，双手分别置于两腿近膝部位（图2-5）。

（2）双腿叠放式坐姿。入座后上身保持坐姿，两腿交叉叠放垂地，并使悬空的脚尖向下（图2-6）。

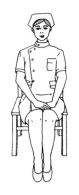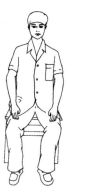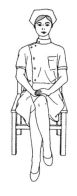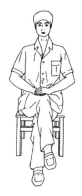

图2-5　基本坐姿　　　　　图2-6　双腿叠放式坐姿

（3）双腿叠放平行式坐姿。在上身保持坐姿的基础上，使双腿叠放呈一条直线，两脚并拢，将双脚向一侧斜放，使其与地面呈45°（图2-7）。

（4）双腿斜放式坐姿。适用于较低的座位，两腿并拢，将双脚向一侧斜放，使它与地面的夹角约呈40°，双手在左腿或右腿上叠放（图2-8）。

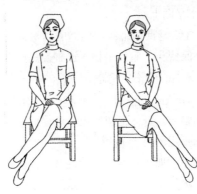
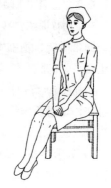

图2-7　双腿叠放平行式坐姿　　　　　　　　　图2-8　双腿斜放式坐姿

（5）脚尖点放式坐姿。这种坐姿有正、侧位之分。前者两脚自然下垂于地面，脚尖面向正前方，双脚一前一后，后脚尖落地，双手在一侧大腿上叠放（图2-9）。后者从一侧入座后，同样形成两腿前后分开，后脚尖落地，且双手叠放于一侧大腿上的姿势（图2-10）。

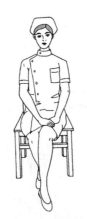
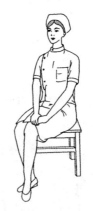
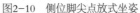

图2-9　正位脚尖点放式坐姿　　　　　图2-10　侧位脚尖点放式坐姿

2. 规范坐姿实训

按要求在学校体育馆、形体房、教室或宿舍反复实训基本坐姿，实训时坚持从左侧入座，通过照镜自练，示范互练，现场指导，及时矫正等措施练好基本坐姿后，再实训其他坐姿。

坐姿训练。

（1）就座前的动作训练：就座时走到座位前再转身，然后右脚后退半步，触及座位边缘，平稳地就座，尽量使动作轻盈，从容自如。女士就座前用单手或双手抚平身后衣物。

（2）坐姿训练：女士就座后，保持上部身体直立，右腿并左腿成端坐，双手轻放在一侧的大腿上，练习正襟危坐式、双腿斜放式、前伸后屈式等，同时配合面部表情。

（3）离座训练：离座起立时，右腿先向后退半步，然后上部身体直立站起，收右腿，从侧还原到入座前的位置。

（三）走姿实训

走姿是指以站姿为基础的行走姿势，它被应用于护士的大部分工作时间，体现了一种职业动态美。通常，护士的规范走姿协调稳健，轻盈敏捷，匀速自如，干练优美，是活跃在医院的一道风景线。

1. 规范走姿

（1）基本走姿。上身正直，抬头挺胸，下颌微收，两眼平视，面带微笑，收腹立腰，脚尖向前，重心稍向前倾，两臂自然摆动，步伐正直，两脚踩在一条直线上。步幅均匀，每步相距约一脚长度。步态轻盈，行走时抬起脚的脚腕向下用力，使脚掌平行于地面。起步时身体前倾，重心落在前脚掌，同时使另一脚抬起，伸直膝盖，落步无声。

行姿训练要领。

1）训练摆臂：注意双肩不可过于僵硬、注意纠正双臂左右摆动的毛病。

2）训练步位步幅：在地上划一条直线，纠正"外八字"或"内八字"及脚步过大或过小。行走时检查自己双脚两侧行走的轨迹应呈一条直线，同时应保持步幅适中，使前脚脚跟与后脚脚尖相距一脚长。

3）训练稳定性：将书本放在头顶，保持行走时头正、颈直、目不斜视，防止书本滑落。也可以两臂侧平举，两手各放一本书，练习行走者的稳定性。

4）训练协调性：配以节奏感较强的音乐，行走时注意掌握好走路的速度、节拍，保持身体平衡，动作协调。

（2）女士的走姿。抬头颈直，挺胸收腹，下颌微收，两眼平视，两腿略靠拢沿一直线小步前进，步履匀称、轻盈，直接展示女士端庄秀丽、文雅温柔之美。

（3）男士走姿。挺胸抬头，收腹直腰，上身平稳，双肩平正，两眼平视，展示男士刚强豪健的阳刚风貌。

（4）持物走姿。护士持物方法多样，但使用最多的是端治疗盘、持病历夹和推治疗车等。

1）端盘走姿：以站姿或走姿为基础，双手托治疗盘底边缘中部，拇指不放入盘内，掌指托盘，双肘部紧靠腰部，上臂与前臂呈90°，行走取放平稳，不能触及工作服（图2-11）。

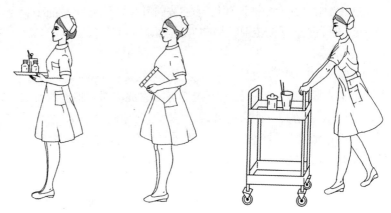

图2-11 端治疗盘走姿   图2-12 持病历夹走姿   图2-13 推治疗车走姿

2）持病历夹走姿：取站姿或走姿，左手握住病历夹边缘中部，放在前臂内侧，靠紧腰部，病历夹前缘上翘，右手自然下垂，行走时，右手以肩关节为轴，前后自然摆动（图2-12）。身体挺直，协调、自然。

3）推车走姿：护士在车后用双手扶住车把，两臂均匀用力，重心落在前臂，上身略向前倾，平直、匀速推车，入室前将车停稳，用手轻轻推开门后方可推车入室，切忌以车撞门或用脚踢门，入室后应立即关门，再推车至病床前（图2-13）。

2. 规范走姿实训

（1）练准起步前姿势。抬头，挺胸，收腹，两目平视，防止膝、腰、背部弯曲，外观全身呈一条直线。

（2）把握起步重心。起步时，身体略前倾，在前移脚的脚掌上落下重心，随着前脚落地，后脚离地，始终保持膝盖伸直，在踏下一步时再稍松弛，以保证步态优美。

（3）脚尖前伸，步幅适中。行走时向前伸出的脚，应保持脚尖向前，步幅适中，使前脚脚跟与后脚脚尖相距一脚长。

（4）始终直线前进。走姿实训前，可用粉笔在地面上画一条直线，以引导双脚行走。行走时，则可放一本书在头顶上，以防左右摇摆，腰、脚部保持直线前行，有效避免"内八"字或"外八"字、脚步过大或过小等毛病。

（5）双肩平衡摆动自然。双肩在行走时应保持平稳，并以肩关节为轴，手背与上身的夹角小于30°，两臂进行有节奏地自然摆动。此时手腕应配合，掌心向内，摆动幅度为30°左右。

（6）步态综合训练。走姿实训时各种动作应协调，可选节奏感较强的音乐相配，以促使护生掌握行走速度、节拍，使行走动作自然协调。

（四）蹲姿实训

蹲姿是指人蹲下来的姿势，常用于取低处或落地物品、帮助别人或照顾自己。

1. 规范蹲姿

（1）基本蹲姿。以站姿为基础，下蹲时左脚在前，右脚稍后，两腿靠拢往下蹲，左脚全着地，左小腿与地面约呈90°，右脚跟提起，右脚掌着地，形成左高右低蹲姿，臀部朝下，以右腿为主支撑身体。下蹲时左手从身后向下捋平衣裙，在左侧大腿上将双手掌心向下叠放。

（2）常用蹲姿。

1）单膝点地式：在站姿基础上，下蹲后一腿弯曲，另一腿跪着。

2）双腿交叉式：以站姿为基础，下蹲时双腿交叉在一起。

2. 规范蹲姿实训

1）在站姿基础上，右脚稍后退半步，两腿靠紧下蹲，左手从身后向下捋平衣裙，同时头略偏左侧，努力使动作协调、自然优美。

2）采取基本蹲姿拾物，将左手放在左膝上，右手或双手拾物站起，右脚向前半步，然后再行走，这样较为雅观。

3）以小组或两人的方式，相互学习，彼此矫正，互促规范，学会蹲姿。

4）结合所学的站姿、走姿、坐姿、蹲姿等知识进行连贯实训。

蹲姿的训练：

1）在站姿基础上，右脚后退半步与左脚形成大"丁"字形，身体重心落在两腿之间。

2）上身保持直立状态，双手抚平身后衣物。

3）下蹲时两腿紧靠，右脚掌着地，小腿垂直于地面，左脚脚跟提起，脚尖着地，微微屈膝，双腿形成单膝点地式或双腿高低式。

4）移低身体重心，直下腰拿取物品。

5）起立，挺胸收腹，调整重心。

6）右脚回归原位，与左脚形成"V"字形。

（五）行礼实训

1. 鞠躬礼

取站姿，双眼平视，上身向前倾斜15°～30°，随即恢复原态（图2-14、图2-15）。

实训方法：练习行礼应注意以髋为轴，上身挺直，随轴心运动向前倾斜，在自己前方1～2 m处落下目光，双手相握或交叠，随身体前倾而自然下垂。纠正低头含胸、弯腰驼背，或仰首观望、目光游移等不良的行礼姿态，并使双手不按腹部或扶着双腿，以免有损行礼者的风度与形象。实训时，各小组内成员应按行礼实训要求练习相互行礼或集体行礼（图2-16）。

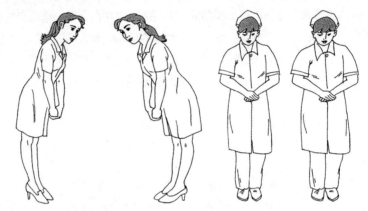

图2-14　15°鞠躬礼　图2-15　30°鞠躬礼　图2-16　鞠躬礼

2. 握手礼和点头礼

两人一组，相互注视对方，面带微笑练习施礼;设定情境，以角色扮演方式，进行握手礼与点头礼的分组实训。

三、护士服饰礼仪模拟实训

在学校构建的模拟病区或附属医院病房进行护士挂牌着装训练，要求参照标准，认真实践，动态考评，人人过关，达到从事护理工作时着装的基本要求。在学校护理实验室、教室等场所开展护生非工作时的着装训练和首饰、手表的选戴实训，同样对照规范要求，分别进行西装、裙装、旗袍、休闲服的选用、穿着和首饰、手表的选戴实践，通过示教互学、切磋互助、现场评价等实训运作，有效地提高广大护生的服饰礼仪实践能力。

四、护士言谈礼仪模拟实训

在学校教室或护理实验室建立一个模拟病区，严格按模拟实训计划进行角色扮演，分别扮演病人、陪护、护士等角色，模拟在各种复杂多变的护理工作场景中，有效开展言谈交流，让学生通过言谈礼仪模拟实训来学习言谈方法，熟练掌握如何礼貌地善待病人，如何轻松自如地与病人交流沟通，如何融洽友善地与同事交往相处等言谈技巧，争取成为一名高素质的现代文明护士。

五、护士社会交往礼仪模拟实训

认真设计校内日常社交模拟场所，有计划地按教学要求和护理礼仪实训大纲组织护生分别进行互通电话，上网沟通，见面介绍，互送名片，书信联系，文书管理，参加舞会，出席宴请，待人接物，受邀做客，出门送客，馈赠礼品等内容的实训，通过现场示范、角色扮演、反复实践、随机测评，促使护生熟练地进行日常社交活动实践，成为善于与人打交道的知书达理型的护理人员。

六、护理工作礼仪模拟实训

建立模拟病区，在学校临床护理实验室构建高仿真的模拟病区，像医院病房那样为学生提供多种护理操作场所（或在有条件的学校附属医院病房内直接进行）。进行角色扮演，有计划地参照上述常见护理操作礼仪范例中的情景，组织广大护生分别扮演病人、陪护、护士等角色，充分做好礼仪化实训的各项准备。

学会礼貌做人。认真开展护理操作礼仪规范实践训练，依据不同的护理操作场景，要求护士在模拟实训中，学会以和蔼的态度、得体的举止、礼貌的言谈、熟练的技能为"病人"提供优质护理服务，真正掌握护理操作的礼仪技巧，通过礼貌和蔼地善待病人，真正得到病人的理解、配合和支持，成为一名深受群众欢迎的白衣天使。

七、护患礼仪模拟实训

按护患礼仪教学要求设计，构建模拟护理环境，有计划地分批组织护生进行适当的角色扮演和配套的护患礼仪实践，逐步掌握对不同年龄阶段病人的护理礼仪技能。

按年龄段分别制订儿童、少年、青年人、中年人和老年人常见疾病的健康教育计划，并按教学计划要求进行模拟性健康教育。

八、男护士护理礼仪模拟实训

男护士的护理礼仪模拟实训，要求认真参照女护士的标准，客观结合男护士的实际，逐项进行严格规范的护理礼仪模拟实训，以增强他们的护理礼仪操作技能，达到预定的模拟实训目的。

郑重声明

高等教育出版社依法对本书享有专有出版权。任何未经许可的复制、销售行为均违反《中华人民共和国著作权法》，其行为人将承担相应的民事责任和行政责任；构成犯罪的，将被依法追究刑事责任。为了维护市场秩序，保护读者的合法权益，避免读者误用盗版书造成不良后果，我社将配合行政执法部门和司法机关对违法犯罪的单位和个人进行严厉打击。社会各界人士如发现上述侵权行为，希望及时举报，本社将奖励举报有功人员。

反盗版举报电话　（010）58581897　58582371　58581879
反盗版举报传真　（010）82086060
反盗版举报邮箱　dd@hep.com.cn
通信地址　北京市西城区德外大街 4 号　高等教育出版社法务部
邮政编码　100120

短信防伪说明

本图书采用出版物短信防伪系统，用户购书后刮开封底防伪密码涂层，将 16 位防伪密码发送短信至 106695881280，免费查询所购图书真伪。

反盗版短信举报

编辑短信"JB，图书名称，出版社，购买地点"发送至 10669588128

短信防伪客服电话

（010）58582300

学习卡账号使用说明

本书所附防伪标兼有学习卡功能，登录"http://sve.hep.com.cn"或"http://sv.hep.com.cn"进入高等教育出版社中职网站，可了解中职教学动态、教材信息等；按如下方法注册后，可进行网上学习及教学资源下载：

（1）在中职网站首页选择相关专业课程教学资源网，点击后进入。

（2）在专业课程教学资源网页面上"我的学习中心"中，使用个人邮箱注册账号，并完成注册验证。

（3）注册成功后，邮箱地址即为登录账号。

学生：登录后点击"学生充值"，用本书封底上的防伪明码和密码进行充值，可在一定时间内获得相应课程学习权限与积分。学生可上网学习、下载资源和提问等。

中职教师：通过收集 5 个防伪明码和密码，登录后点击"申请教师"→"升级成为中职课程教师"，填写相关信息，升级成为教师会员，可在一定时间内获得授课教案、教学演示文稿、教学素材等相关教学资源。

使用本学习卡账号如有任何问题，请发邮件至："4a_admin_zz@pub.hep.cn"。

图书在版编目（CIP）数据

护理礼仪 / 李晓阳主编. —2版. —北京：高等教
育出版社，2011.1（2015.4重印）
ISBN 978-7-04-031196-9

Ⅰ.①护… Ⅱ.①李… Ⅲ.①护理－礼仪－专业学
校－教材 Ⅳ.①R47

中国版本图书馆CIP数据核字（2010）第237253号

- -

策划编辑	刘惠军
责任编辑	周素静
封面设计	张志奇
版式设计	张志奇
责任校对	杨雪莲
责任印制	朱学忠

书名	护理礼仪（第二版）（附学习卡/防伪标）
作者	李晓阳

出版发行	高等教育出版社
社　　址	北京市西城区德外大街4号
邮政编码	100120
购书热线	010-58581118
咨询电话	400-810-0598
网　　址	http://www.hep.edu.cn
	http://www.hep.com.cn
网上订购	http://www.landraco.com
	http://www.landraco.com.cn

印　　刷	北京信彩瑞禾印刷厂
开　　本	787×1092　1/16
印　　张	17.75
字　　数	290 000
版　　次	2005年11月第1版
	2011年1月第2版
印　　次	2015年4月第7次印刷
定　　价	29.90元

本书如有缺页、倒页、脱页等质量问题，
请到所购图书销售部门联系调换。